临床内科检查与治疗

林范珍　陈秀　张德亮　崔媛媛　王炳勇　李团◎主编

吉林科学技术出版社

图书在版编目（CIP）数据

临床内科检查与治疗/林范珍等主编.--长春：吉林科学技术出版社，2024.3
ISBN 978-7-5744-1170-8

Ⅰ.①临…Ⅱ.①林…Ⅲ.①内科-疾病-诊疗Ⅳ.①R5

中国国家版本馆 CIP 数据核字(2024)第 064056 号

临床内科检查与治疗

主　　编	林范珍　等
出 版 人	宛　霞
责任编辑	梁丽玲
封面设计	树人教育
制　　版	树人教育
幅面尺寸	185mm×260mm
开　　本	16
字　　数	305 千字
印　　张	13
印　　数	1~1500 册
版　　次	2024 年 3 月第 1 版
印　　次	2024 年 12 月第 1 次印刷

出　　版　吉林科学技术出版社
发　　行　吉林科学技术出版社
地　　址　长春市福祉大路5788号出版大厦A座
邮　　编　130118
发行部电话/传真　0431-81629529 81629530 81629531
　　　　　　　　　81629532 81629533 81629534
储运部电话　0431-86059116
编辑部电话　0431-81629510
印　　刷　廊坊市印艺阁数字科技有限公司

书　　号　ISBN 978-7-5744-1170-8
定　　价　80.00元

版权所有　翻印必究　举报电话：0431-81629508

编委会

主 编 林范珍（临沂市人民医院）

陈　秀（枣庄市立医院）

张德亮（曹县中医医院）

崔媛媛（高唐县人民医院）

王炳勇（诸城市林家村中心卫生院）

李　团（泰安市第一人民医院）

目 录

第一章　循环系统疾病 (1)
　第一节　急性心力衰竭 (1)
　第二节　慢性心力衰竭 (9)
　第三节　稳定性心绞痛 (20)
　第四节　非ST段抬高型急性冠状动脉综合征 (24)
　第五节　急性心肌梗死 (39)

第二章　呼吸系统疾病 (50)
　第一节　急性气管与支气管炎 (50)
　第二节　肺炎 (53)
　第三节　支气管哮喘 (75)
　第四节　慢性阻塞性肺疾病 (93)
　第五节　急性呼吸窘迫综合征 (104)
　第六节　支气管扩张症 (117)
　第七节　肺脓肿 (121)

第三章　消化系统疾病 (126)
　第一节　急性胃炎 (126)
　第二节　慢性胃炎 (130)
　第三节　消化性溃疡 (142)
　第四节　溃疡性结肠炎 (146)

第四章　神经系统疾病 (159)
　第一节　偏头痛 (159)
　第二节　蛛网膜下隙出血 (166)
　第三节　短暂性脑缺血发作 (181)
　第四节　高血压脑病 (188)

参考文献 (201)

第一章 循环系统疾病

第一节 急性心力衰竭

急性心力衰竭又称急性心功能不全。是由心脏做功不正常引起血流动力学改变而导致的心脏和神经内分泌系统的异常反应的临床综合征。机械性循环障碍引起的心力衰竭称机械性心力衰竭。心脏泵血功能障碍引起的心力衰竭,统称泵衰竭。由各种原因引起的发病急骤、心排血量在短时间内急剧下降、甚至丧失排血功能引起的周围循环系统灌注不足称急性心力衰竭。

一、诊断

(一)症状

根据心脏排血功能减退程度、速度和持续时间的不同,以及代偿功能的差别,分下列4种类型表现:昏厥型、心源性休克型、急性肺水肿型、心脏骤停型。

1.昏厥型

又称之心源性昏厥,以突发的短暂的意识丧失为主。发作时间短暂,发作后意识立即恢复。并伴随面色苍白、出冷汗等自主神经功能障碍的症状。

2.心源性休克型

早期见神志清醒、面色苍白、躁动、冷汗、稍有气促;中期见神志淡漠、恍惚、皮肤湿冷、口唇四肢发绀;晚期见昏迷、发绀加重、四肢厥冷过肘膝、尿少。同时见颈静脉怒张等体循环淤血症状。

3.急性肺水肿型

突发严重气急、呼吸困难伴窒息感,咳嗽,咯粉红色泡沫痰(严重者由鼻、口涌出)。

4.心脏骤停型

意识突然丧失(可伴全身抽搐)和大动脉搏动消失,并伴呼吸微弱或停止。

(二)体征

1.昏厥型

意识丧失,数秒后可见四肢抽搐、呼吸暂停、发绀,称阿-斯综合征。伴自主神经功能障碍症状,如冷汗、面色苍白。心脏听诊可发现心律失常、心脏杂音等体征。

2.心源性休克型

早期脉搏细尚有力,血压不稳定,有下降趋势,脉压<2.7kPa(<20mmHg);中期神志恍惚、淡漠,皮肤呈花斑纹样,厥冷,轻度发绀,呼吸深快,脉搏细弱,心音低钝,血压低,脉压小,尿量减少;晚期昏迷状态,发绀明显,四肢厥冷过肘、膝,脉搏细或不能触及,呼吸急促表浅,心音低钝,呈钟摆律、奔马律。严重持久不纠正时,合并消化道出血,甚至DIC。

3.急性肺水肿型

端坐呼吸,呼吸频率快,30~40移/分,严重发绀,大汗,早期肺底少量湿啰音,晚期两肺布满湿啰音,心脏杂音常被肺内啰音掩盖而不易听出,心尖部可闻及奔马律和哮鸣音。

4.心脏骤停型

为严重心功能不全的表现,昏迷伴全身抽搐,大动脉搏动消失,心音听不到,呼吸微弱或停止,全身发绀,瞳孔散大。

(三)检查

1.X线检查

胸部X线检查对左心衰竭的诊断有一定帮助。除原有心脏病的心脏形态改变之外,主要为肺部改变。

(1)间质性肺水肿:产生于肺泡性肺水肿之前。部分病例未出现明显临床症状时,已先出现下述一种或多种X线征象。①肺间质淤血,肺透光度下降,可呈云雾状阴影;②由于肺底间质水肿较重,肺底微血管受压而将血流较多地分布至肺尖,产生肺血流重新分配,使肺尖血管管径等于甚至大于肺底血管管径,肺尖纹理增多、变粗,尤显模糊不清;③上部肺野内静脉淤血可致肺门阴影模糊、增大;④肺叶间隙水肿可在两肺下野周围形成水平位的Kerley-B线;⑤上部肺野小叶间隙水肿形成直而无分支的细线,常指向肺门,即Kerley-A线。

(2)肺泡性肺水肿:两侧肺门可见向肺野呈放射状分布的蝶状大片雾状阴影;小片状、粟粒状、大小不一结节状的边缘模糊阴影,可广泛分布两肺,可局限一侧或某些部位,如肺底、外周或肺门处;重度肺水肿可见大片绒毛状阴影,常涉及肺野面积的50%以上;亦有表现为全肺野均匀模糊阴影者。

2.动脉血气分析

左心衰竭引起不同程度的呼吸功能障碍,病情越重,动脉血氧分压(PaO_2)越低。动脉血氧饱和度低于85%时可出现发绀。多数患者二氧化碳分压($PaCO_2$)中度降低,系PaO_2降低后引起的过度换气所致。老年、衰弱或神志模糊患者,$PaCO_2$可能升高,引起呼吸性酸中毒。酸中毒致心肌收缩力下降,且心电活动不稳定易诱发心律失常,加重左心衰竭。如肺水肿引起$PaCO_2$明显降低,可出现代谢性酸中毒。动脉血气分析对早期肺水肿诊断帮助不大,但据所得结论观察疗效则有一定意义。

3.血流动力学监护

在左心衰竭的早期即行诊治,多可挽回患者生命。加强监护,尤其血流动力学监护,对早期发现和指导治疗至关重要。

应用 Swan-Ganz 导管在床边即可监测肺动脉压(PAP)、肺毛细血管楔嵌压(PCWP)和心排血量(CO)等,并推算出心脏指数(CI)、肺总血管阻力(TPR)和外周血管阻力(SVR)。其中间接反映 LAP 和 LVEDP 的 PCWP 是监测左心功能的一个重要指标。在血浆胶体渗透压正常时,心源性肺充血和肺水肿是否出现取决于 PCWP 水平。当 PCWP 2.40~2.67kPa(18~20mmHg),出现肺充血,PCWP 2.80~3.33kPa(21~25mmHg),出现轻度至中度肺充血;PCWP 高于 4.0kPa(30mmHg),出现肺水肿。

肺循环中血浆胶体渗透压为是否发生肺水肿的另一重要因素,若与 PCWP 同时监测则价值更大。即使 PCWP 在正常范围内,若其与血浆胶体渗透压之差<0.533kPa(4mmHg),亦可出现肺水肿。

若 PCWP 与血浆胶体渗透压均正常,出现肺水肿则应考虑肺毛细管通透性增加。

左心衰竭患者的血流动力学变化先于临床和 X 线改变,PCWP 升高先于肺充血。根据血流动力学改变,参照 PCWP 和 CI 两项指标,可将左心室功能分为 4 种类型。

Ⅰ型:PCWP 和 CI 均正常。无肺充血和末梢灌注不足。予以镇静剂治疗。

Ⅱ型:PCWP>2.40kPa(18mmHg),CI 正常,仅有肺淤血。予以血管扩张剂加利尿剂治疗。

Ⅲ型:PCWP 正常,CI<2.2U(min·m^2)。仅有末梢灌注不足。予以输液治疗。

Ⅳ型:PCWP>2.40kPa(18mmHg),CI<2.2U(min·m^2)。兼有肺淤血和末梢灌注不足。予以血管扩张剂加强心药(如儿茶酚胺)治疗。

4.心电监护及心电图检查

可以发现心脏左、右房室肥大及各种心律失常改变。严重致命的心律失常如室性心动过速、紊乱的室性心律、室颤、室性自律心律,甚至心室暂停、严重窦缓、Ⅲ度房室传导阻滞等有助于诊断。

5.血压及压力测量

(1)动脉血压下降:心源性休克时动脉血压下降是特点,收缩压<10.6kPa(80mmHg),一般均在 9.2kPa(70mmHg),脉压<2.7kPa(20mmHg);高血压者血压较基础血压下降20%以上或降低 4kPa(30mmHg)。

(2)静脉压增高:常超过 1.4kPa(14cmH$_2$O)。

(3)左心室充盈压测定:左心室梗死时达 3.3~4kPa(25~30mmHg),心源性休克时达 5.3~6kPa(40~45mmHg)。

(4)左心室舒张末期压力:以肺楔压为代表,一般均超过 2.77kPa(20mmHg)。

(5)冠状动脉灌注压:平均<8kPa(60mmHg)。

(四)诊断要点

1.病因诊断

急性心力衰竭无论以哪种表现为主,均存在原发或继发原因,足以使心排血量在短时间内急剧下降,甚至丧失排血功能。

2.临床诊断

(1)胸部X线片见左心室阴影增大。

(2)无二尖瓣关闭不全的成人,于左心室区听到第三心音或舒张期奔马律。

(3)主动脉瓣及二尖瓣无异常而左心室造影见左心室增大,心排血量低于2.7L/(min·m^2)。

(4)虽无主动脉瓣及二尖瓣膜病变,亦无左心室高度肥大,但仍有如下情况者:①左心室舒张末期压力为1.3kPa(10mmHg)以上,右心房压力或肺微血管压力在1.6kPa(12mmHg)以上,心排血量低于2.7L/(min·m^2);②机体耗氧量每增加100mL,心排血量增加不超过800mL,每搏排血量不增加;③左心室容量扩大同时可见肺淤血及肺水肿。

(5)有主动脉狭窄或闭锁不全时,胸部X线检查左心室阴影迅速增大,使用洋地黄后改善。

(6)二尖瓣狭窄或闭锁不全,出现左心室舒张末期压升高,左心房压力或肺微血管压力增高,体循环量减少,有助于诊断由瓣膜疾病导致的心力衰竭。

(五)鉴别诊断

急性心力衰竭应与其他原因引起的昏厥、休克和肺水肿鉴别。

1.昏厥的鉴别诊断

昏厥发生时,心律、心率无严重过缓、过速、不齐或暂停,又不存在心脏病基础的,可排除心源性昏厥。可与以下常见昏厥鉴别。

(1)血管抑制性昏厥:其特点是①多发于体弱年轻女性;②昏厥发作多有明显诱因,如疼痛、情绪紧张、恐惧、手术、出血、疲劳、空腹、失眠、妊娠、天气闷热等,晕厥前有短时的前驱症状;③常在直立位、坐位时发生晕厥;④晕厥时血压下降,心率减慢,面色苍白且持续至晕厥后期;⑤症状消失较快,1~2日康复,无明显后遗症。

(2)直立性低血压性昏厥:其特点是血压急剧下降,心率变化不大,昏厥持续时间较短,无明显前驱症状。常患其他疾病,如生理性障碍、降压药物使用及交感神经截除术后、全身性疾病如脊髓炎、多发性神经炎、血紫质病、高位脊髓损害、脊髓麻醉、糖尿病性神经病变、脑动脉粥样硬化、急性传染病恢复期、慢性营养不良。往往是中枢神经系统原发病的临床症状之一。故要做相应检查,以鉴别诊断。

(3)颈动脉窦综合征:特点是①患者有昏厥或伴抽搐发作史;②中年以上发病多见,各种压迫颈动脉窦的动作,如颈部突然转动、衣领过紧均是诱因;③发作时脑电波出现高波幅慢波;④临床上用普鲁卡因封闭颈动脉窦后发作减轻或消失可支持本病诊断。

2.心源性休克与其他类型休克的鉴别诊断

由心脏器质性病变和(或)原有慢性心力衰竭基础上的急性心力衰竭而引发心源性休克,患者的静脉压和心室舒张末压升高,与其他休克不同。而且,其他类型休克多有明确的各类病因,如出血、过敏、外科创伤及休克前的严重感染等,可相应鉴别。另外,即刻心电图及心电监护有致命性心律失常,可有助于诊断。

3.急性心力衰竭肺水肿与其他原因所致肺水肿的鉴别诊断

(1)由刺激性气体吸入中毒引起的急性肺水肿的特点是:①有刺激性气体吸入史;②均有

上呼吸道刺激症状,重者可引起喉头水肿、肺炎及突发肺水肿,出现明显呼吸困难;③除呼吸道症状外,由于吸入毒物种类不同,可并发心、脑、肾、肝等器官损害。

(2) 中枢神经系统疾病所致的肺水肿,有中枢神经系统原发病因存在,如颅脑创伤、脑炎、脑肿瘤、脑血管意外等。

(3) 高原性肺水肿是指一向生活在海拔 1000m 以下,进入高原前未经适应性锻炼的人,进入高原后,短则即刻发病,长则可在两年后发病,大多在一个月之内发病,且多在冬季大风雪气候发病,亦与劳累有关。前驱症状有头痛、头晕,继之出现气喘、咳嗽、胸痛、咳粉红色泡沫样痰、双肺湿啰音、发绀等急性肺水肿症状。依其特定的发病条件不难诊断。

二、治疗

(一) 吸氧和辅助通气

应保证 AHF 患者气道通畅,SaO_2 维持在正常范围(95%～98%)(Ⅰ类,证据 C 级),如果增加吸氧浓度无效,可行气管内插管(Ⅱa 类,证据 C 级)。低氧血症的 AHF 患者应增加吸氧浓度(Ⅱa 类,证据 C 级),但无低氧血症的患者,增加吸氧浓度可能有害。研究证明,氧浓度过高会减少冠脉血流、降低心输出量、升高血压和增加全身血管阻力。

已有 5 项随机对照研究的结果表明,对于左心衰竭心源性肺水肿患者,与标准治疗比较,使用持续气道正压(CPAP)无创性通气治疗能改善 AHF 患者的氧合作用、症状和体征,减少气管内插管。另有 3 个使用无创性正压通气(NIPPV)随机对照试验的结果表明,NIPPV 能减少气管内插管,但并不能降低死亡率或改善远期心功能。Collins 等对 1980—2005 年的随机对照研究进行荟萃分析,结果显示,急性心源性肺水肿患者使用 CPAP 和 NIPPV 能明显减少气管内插管和机械通气(ESC Ⅱa 类,证据 A 级)。现有数据未显示它们能降低死亡率,但有下降的趋势。2007 年 ESC 公布了 3CPO 研究结果,急性心源性肺水肿患者接受无创通气治疗可更快改善代谢异常及呼吸窘迫,采用 CPAP 或 NIPPV 均可安全受益,但对 7 天及 30 天死亡率无影响。

有创性机械通气不用于可通过氧疗、CPAP 或 NIPPV 能有效逆转的低氧血症患者。使用气管内插管机械通气最常见的原因是,呼吸频率减少、高碳酸血症和意识障碍提示呼吸肌疲劳,以下情况也需要气管内插管机械通气:①缓解呼吸困难(减少呼吸肌做功)。②避免胃内容物反流入气管。③改善肺内气体交换,纠正高碳酸血症和低氧血症;或用于因长时间心肺复苏或应用麻醉药物所致意识不清患者。④保证气管灌洗,预防气管阻塞和肺不张。

(二) 血管扩张剂

如果血压正常但伴有低灌注状态、淤血体征、尿量减少,血管扩张剂应作为一线用药,用于扩张外周循环并降低前负荷。

1. 硝普钠

适用于严重心力衰竭患者和后负荷增加的患者,如高血压心力衰竭或二尖瓣反流患者,推荐从 0.3μg/(kg·min)起始(ESC 指南Ⅰ类,证据 C 级)。在 ACS 引起的 AHF 患者硝酸甘油优于硝普钠,因为硝普钠能引起"冠状动脉窃血综合征"。

2.硝酸酯类药物

小剂量硝酸酯类药物仅扩张静脉,随剂量增加也可扩张动脉,包括冠状动脉。合适剂量的硝酸酯类药物可以使静脉扩张和动脉扩张保持平衡,从而只减少左室的前负荷和后负荷而不减少组织灌注。

在急性心力衰竭患者中进行的两项随机试验显示,应用血流动力学允许的最大剂量的硝酸酯类药物与小剂量利尿剂配合,其效果优于单纯应用大剂量利尿剂(ESC 指南Ⅰ类,证据 B 级)。

2001 年欧美指南提出:当期望降低死亡率时,应当使用 ACEI,当期望改善症状时可以将 ACEI 和硝酸酯联合应用。2009 年美国 ACC/AHA 指南进一步肯定了硝酸酯对美国黑人心力衰竭患者的疗效,提出在采用 ACEI、β 受体阻滞剂和利尿剂并优化治疗后仍然有症状的美国黑人心力衰竭患者,可以联合使用肼曲嗪/硝酸酯治疗,并将其推荐强度由Ⅱa 级上升为Ⅰ级。血管扩张剂可作为伴有心绞痛或呼吸困难症状或高血压的辅助治疗,硝普钠、硝酸酯类、某些 α-阻断剂(如压宁定)仍可用于急性充血性心力衰竭的治疗。而血管扩张剂哌唑嗪、酚妥拉明因降压明显和反射性心动过速已不用于心力衰竭(Ⅲ,B 级)。

3.新型血管扩张剂重组 B 类利钠肽(脑钠肽,rhBNP)

实验显示,rhBNP 有舒张血管和利尿作用,使心力衰竭犬平均动脉压、左室舒张末压下降,尿量和尿钠排出量增加,能明显降低心力衰竭犬的心脏前后负荷,而不影响心脏收缩功能。对脑钠肽(BNP)进行的 10 项临床试验共有 941 名心力衰竭患者。其中,随机双盲 VMAC 试验观察了 489 名急性心力衰竭患者,结果表明在基础治疗的基础上,用药后 3 小时,与安慰剂相比,脑钠肽组患者呼吸困难好转的程度更明显;与硝酸甘油组相比,脑钠肽组患者的肺毛细血管楔压(PCWP)降得更低,但改善呼吸困难效果无差异,且对血压和心率影响不明显。奈西立肽,是重组人脑钠肽,与内源 BNP 相同,对静脉、动脉和冠脉均有扩张作用,从而降低前、后负荷,降低外周血管阻力,增加心排血量,但不直接增强心肌的收缩能力。它抑制肾素-血管紧张素-醛固酮系统和交感神经系统,尿钠排出量增加,改善血流动力学效果优于硝酸甘油,且不良反应更小,但可致低血压,对预后影响有待研究。荟萃分析资料显示,使用奈西立肽者血肌酐水平呈剂量依赖性升高。

FUSION-Ⅰ研究发现,每周静脉滴注奈西立肽 1 次、持续 3 个月可安全用于 CHF 门诊患者。进一步进行的 FUSIONⅡ试验,以 920 例慢性失代偿性心衰患者为研究对象,随机双盲应用奈西立肽或安慰剂每周一次或两周一次,治疗 12 周,随访 24 周。结果显示,两组间死亡率及住院率(因心衰或肾功能不全住院)无显著差异,未能改善患者的临床预后,治疗组也没有增加肾脏损害,该研究提示:重组 BNP 的序贯疗法对慢性心力衰竭无效,仅用于急性期治疗。PRECEDENT 研究发现,正性肌力药物多巴酚丁胺,可显著增加缺血性和非缺血性失代偿性 CHF 患者各种类型室性异位心律失常的发生,而奈西立肽与之相比不增加心率,可显著减少严重心律失常的发生。PROACTION 研究发现(237例患者)，标准治疗基础上，奈西立肽静脉滴注 12 小时后可使基线收缩压增高(>140mmHg)的失代偿性 CHF 患者的收缩压降低 28.7mmHg，而对基线收缩压正常患者，低血压的发生并未见增加，可在急诊室安全有效地使用。

美国 FDA 批准奈西立肽用于急性失代偿性心衰(ADHF)患者。美国 AHA/ACC、欧洲 ESC 和我国急性心衰指南为 IIa 类推荐应用。公布的 ASCEND-NF 试验，旨在评价其在 ADHF 患者应用的安全性和疗效。共入选 7000 多例因心衰住院患者，用药组持续不间断静脉滴注奈西立肽 7 天。结果显示，奈西立肽未加重肾功能损害，也未增加病死率，但 30 天的死亡和再住院率也未见下降，与安慰剂组相比，气急症状虽有轻度减少，但无显著差异。奈西立肽临床使用的经验仍有限，需要进一步观察。

(三)利尿剂

有液体潴留症状的急性或急性失代偿性心力衰竭患者应给予强力和速效的袢利尿剂(呋塞米、托拉塞米)，并推荐静脉使用。托拉塞米是具有醛固酮受体拮抗作用的袢利尿剂，半衰期较长，生物利用度为 76%～96%；吸收不受药物影响；利钠利尿活性是呋塞米的 8 倍，而排钾作用弱于呋塞米(因其抗醛固酮作用)；心功能改善作用优于呋塞米；可抑制 AngII 引起的血管收缩。首先静脉给予负荷量，随后持续静脉滴注比单剂"弹丸"注射更有效。噻嗪类和螺内酯可与袢利尿剂合用，这种联合治疗比使用单药大剂量利尿剂更有效且不良反应小。袢利尿剂与多巴酚丁胺、多巴胺或硝酸酯联合应用比单独使用利尿剂更有效和不良反应更小(ESC 指南 IIb 类，证据 C 级)。

利尿剂免疫指在足量应用利尿剂的条件下利尿剂作用减弱或消失，水肿持续存在的状态，约 1/3 的心衰患者发生。利尿剂免疫治疗包括：限制钠及水摄入、保持电解质平衡、低血容量时补充血容量、增加利尿剂剂量和(或)给药次数、静脉大剂量给药(比口服更有效)、静脉滴注给药(比静脉大剂量给药更有效)、几种利尿剂联合治疗、利尿剂与多巴胺或多巴酚丁胺联合应用、减少 ACEI 剂量，若上述治疗措施无效可考虑超滤或透析。

利尿剂不良反应包括神经内分泌激活(特别是 RAAS 和交感神经系统)，低钾、低镁和低氯性碱中毒，后者可能导致严重心律失常，利尿剂也可发生肾毒性和加重肾衰竭。过度利尿会降低静脉压、肺毛细血管楔压和心脏舒张期充盈。

(四)血管加压素受体拮抗剂

精氨酸血管加压素具有强烈的血管收缩、水潴留、增强 NE、AngII 及致心室重构等作用，是心衰恶化的因素之一。精氨酸血管加压素受体拮抗剂托伐普坦可选择性地阻断肾小管上的精氨酸血管加压素受体，并具有排水不排钠的特点，此类药物又称利水药。ACC 公布的 EVEREST 研究是一项随机双盲对照的临床试验，4133 例急性失代偿性心衰患者口服托伐普坦短期治疗(7 天及出院前)和长期治疗(平均随访 9.9 个月)，结果证实短期应用托伐普坦可使气促和水肿症状明显减轻，改善低钠血症。但长期治疗不能减少主要心血管事件，也不能降低死亡率。

(五)正性肌力药物

1.cAMP依赖性的正性肌力药物

cAMP依赖性的正性肌力药物包括:①β肾上腺素能激动剂,如多巴胺、多巴酚丁胺等;②磷酸二酯酶抑制剂,如米力农、氨力农以及依诺昔酮等。

多巴胺是一种内源性儿茶酚胺,是去甲肾上腺素的前体,它的作用是剂量依赖的,可以作用于多巴胺能受体、β肾上腺素能受体和α肾上腺素能受体3种不同受体。小剂量多巴胺[<2μg/(kg·min)]只作用于外周多巴胺能受体,降低外周血管阻力,其中以扩张肾、内脏、冠脉和脑血管床最明显,可改善肾血流、肾小球滤过率,增加肾脏低灌注和肾衰竭患者对利尿剂的反应;较大剂量[>2μg/(kg·min)]多巴胺刺激β肾上腺素能受体,增加心肌收缩力和心排出量。剂量>5μg/(kg·min)作用于α肾上腺素能受体,增加外周血管阻力,使左室后负荷、肺动脉压力和阻力增加,可能对心力衰竭患者有害。

多巴酚丁胺主要通过刺激$β_1$和$β_2$受体(3:1比例)起作用,小剂量多巴酚丁胺使动脉轻度扩张,通过降低后负荷增加心搏出量[2~20μg/(kg·min)],大剂量多巴酚丁胺使血管收缩。心率通常以剂量依赖的方式增加,心率增加的程度较其他儿茶酚胺类药物小,但因为加快房室传导,使心房纤颤患者心率增加比较明显。

PROMISE、PRIMEⅡ、VEST及PICO等试验均显示口服磷酸二酯酶抑制剂与安慰剂相比全病因死亡率、心血管死亡率、心脏猝死均增加,为此,试验被迫提前终止。DICE、OPTIME-CHF等试验表明,静脉用药与口服正性肌力药物相似,因心力衰竭加重而住院的患者用多巴酚丁胺和米力农并无额外益处。大量临床试验表明,上述药物短期用于急性心力衰竭时具有增加心肌收缩力和有益的血流动力学作用,但长期使用却增加死亡率,其确切机制尚未明了,可能与此类药物的致心律失常作用有关。由于磷酸二酯酶抑制剂增加心脏收缩功能,有利于加用β受体阻滞剂,而β受体阻滞剂可预防磷酸二酯酶抑制剂的致心律失常作用,当与β受体阻滞剂同时使用和(或)对多巴酚丁胺反应不佳时,先使用磷酸二酯酶抑制剂(Ⅱa类,证据C级)。ESC指南指出,此类正性肌力药适用于外周循环血液灌注不足(低血压、肾功能不全),无论有无淤血或肺水肿,经最佳剂量利尿剂和血管扩张剂治疗,但效果不佳的患者(Ⅱa类,证据C级)。米力农和依诺昔酮发生血小板减少症较氨力农少。由于此类药物增加了氧需求量和钙负荷,应谨慎应用。不主张慢性心力衰竭患者长期或间歇静脉滴注此类正性肌力药。可用于晚期、难治性心力衰竭或心脏移植前的终末期心力衰竭的患者,且尽量短期应用。

2.强心苷

通过抑制心肌Na^+-k^+-ATP酶,增加Ca^{2+}-Na^+离子交换,增加心肌收缩力。AHF时强心苷可轻度增加心排出量,降低充盈压。但对于AMI合并HF的患者,AIRE研究的亚组分析显示,强心苷对预后有不利影响,常预示威胁生命心律失常事件的发生,且使肌酸激酶升高更明显。ESC指出不推荐给予AHF患者具有正性肌力作用的强心苷,特别是急性心肌梗死后AHF。AHF时使用强心苷的指征是心动过速如心房颤动诱导的心衰,如心衰应用其他药物不能有效地控制心率时。AHF时,严格控制快速心律失常的心率能缓解心力衰竭的症状。洋地黄的禁忌证包括心动过缓,Ⅱ度或Ⅲ度房室传导阻滞,病态窦房结综合征,颈动脉窦过敏综合征,预激综合征,肥厚梗阻型心肌病,低钾血症和高钙血症。

3.Ca^{2+}通道增敏剂

欧洲心脏病学会急性心力衰竭指南和我国《急性心力衰竭诊断与治疗指南》均Ⅱa类推荐应用(B级证据)Ca^{2+}通道增敏剂。大规模临床试验证实,传统的正性肌力药β肾上腺素能激动剂在增强心肌收缩力的同时也增加心肌耗能,长期应用可增加心力衰竭患者的死亡率。静脉用Ca^{2+}通道增敏剂左西孟坦增加收缩蛋白对钙离子的敏感性,不增加细胞内Ca^{2+}浓度,发挥正性肌力作用,同时促进血管平滑肌ATP依赖的钾离子通道开放,扩张外周血管。首次评价左西孟坦的随机对照双盲研究(revive-2研究)及LIDO、RUSSLAN、CASINO研究均显示,左西孟坦在增加心排出量、降低死亡率方面优于多巴酚丁胺,短期使用能改善血流动力学效应及症状,半衰期长(80小时)。但大剂量左西孟坦可引起心动过速和低血压。

2007年公布的SURVIVE试验纳入了1327例左心室射血分数≤30%的急性失代偿性心力衰竭患者,结果显示,左西孟坦与多巴酚丁胺相比,5天和1个月死亡率没有差异,6个月死亡发生率也相似,分别为26%和28%。目前仍需要进一步证明其长期治疗效果以及更多地收集安全性数据。

除上述治疗,AHF的治疗还包括病因治疗、合并症的治疗,必要时应考虑主动脉内球囊反搏等治疗。

第二节 慢性心力衰竭

心力衰竭是指在有适量静脉血回流的情况下,由于心脏收缩和舒张功能障碍、心排血量不足维持组织代谢需要的一种病理状态。临床上以心排血量不足,组织的血液灌注不足,以及肺循环和体循环淤血为特征。慢性心力衰竭是由于器质性心脏病经过长期慢性心肌肥厚和扩张、心室重构所致。慢性心力衰竭是各种心脏疾病的严重阶段,其发病率高,5年生存率与恶性肿瘤相仿。

一、诊断

(一)症状

主要为左心衰竭,表现为肺部淤血和肺水肿、胸闷或呼吸困难、不能平卧、端坐呼吸,这时两肺满布干湿性啰音,咳白色或粉红色泡沫样痰。同时伴心、脑、肾等器官缺血和(或)淤血的表现,如头晕或意识淡漠、极度疲乏、肾功能不全、少尿等。若在慢性左心衰竭的基础上发生右心衰竭,即全心衰竭,则呈静脉系统淤血和全身液体潴留的表现,如颈静脉怒张、肝肿大、腹水、胸腔积液、全身低垂部位水肿。

(二)体征

(1)患者常有活动后呼吸困难,重症者有发绀、收缩压下降、脉快、四肢发冷、多汗等。

(2)通常在患者双侧肺底部可听到湿啰音,有时可闻及哮鸣音及干啰音。

(3)右心衰竭的患者可出现颈静脉怒张或肝静脉反流阳性,淤血性肝脏肿大与压痛。胸腔积液通常为双侧,如为单侧,多累及右侧。合并有心源性肝硬化的,则可见有腹腔积液,见于慢性右心衰竭或全心衰竭的晚期患者。

(4)呈对称性、凹陷性水肿,常见于身体下垂部位。可走动的患者,其心源性水肿最初常在傍晚时分出现于脚或踝部,经一夜休息后消失;卧床患者发生在骶部。晚期水肿加重并影响全身,可累及上肢、胸壁和腹壁,尤其是外阴部位。

(5)除基本心的脏病体征外,常发现心脏增大、奔马律、交替脉、相对性二尖瓣关闭不全的收缩期杂音。

(三)检查

1.实验室检查

(1)肝功能:淤血性肝病时,可有血清球蛋白、转氨酶升高。

(2)血电解质测定:长期利尿治疗容易发生电解质紊乱,可见有低血钾、低血钠,这常是难治性心力衰竭的诱因。

2.特殊检查

(1)二维超声及多普勒超声检查:可用于以下几方面:①诊断心包、心肌或心脏瓣膜疾病;②定量或定性房室内径、心脏几何图、室壁厚度、室壁运动、心包、瓣膜狭窄定量、关闭不全程度等,可测量左心室射血分数(LVEF)、左心室舒张末期容量(LVEDV)和收缩末期容量(LVESV);③区别舒张功能不全和收缩功能不全,LVEF<40%为左心室收缩功能不全,LVEF还能鉴别收缩功能不全或其他原因引起的心力衰竭;④LVEF及LVESV是判断收缩功能和预后的最有价值的指标,左心室收缩末期容量指数(LVESVI=LVESV/表面面积)达45mL/m² 的冠心病患者,其病死率增加3倍;⑤为评价治疗效果提供客观指标。

(2)放射性核素与磁共振显像(MRI)检查:核素心血管造影可测定左、右心室收缩末期、舒张末期容积和射血分数。通过记录放射活性、时间曲线,可计算出左心室的最大充盈速率和充盈分数,以评估左心室舒张功能。核素心肌扫描可观察室壁运动有无异常和心肌灌注缺损,有助于病因诊断。由于MRI是一种三维成像技术,受心室几何形状的影响较小,因而能更精确地计算收缩末期、舒张末期容积、心搏量和射血分数。MRI三维直观成像可清晰分辨心肌心内膜边缘,故可定量测定左心室重量。MRI对右心室心肌的分辨率亦很高,亦可提供右心室的上述参数,此外还可比较右心室和左心室的心脏搏击量,以测定二尖瓣和主动脉瓣的反流量,有助于判断基础疾病的严重程度。

(3)X线胸片:心脏的外形和各房室的大小有助于原发心脏病的诊断。心胸比例可作为追踪观察心脏大小的指标。肺淤血的程度可判断左心衰竭的严重程度。肺间质水肿时在两肺野下部肋膈角处可见到密集而短的水平线(Kerley-B线)。当有肺泡性肺水肿时,肺门阴影呈蝴蝶状。X线胸片还可观察胸腔积液的发生、发展和消退的情况。

(4)心电图:可有左心室肥厚劳损,右心室增大,V_1导联P波终末负电势($ptfV_1$)增大(每秒≥0.04mm)等。

(5)运动耐量和运动峰耗氧量(VO_{2max})测定:前者(最大持续时间,最大做功负荷)能在一定程度上反映心脏储备功能,后者是指心排血量能随机体代谢需要而增加的能力。但运动耐量更多地取决于外周循环的变化而非中心血流动力学变化,这是由于心力衰竭时外周血管收缩,因而心排血量的增加不一定伴有运动耐量的增加;运动耗氧量是动静脉血氧差和心排血量的乘积。在血红蛋白正常,无器质性肺部疾患时,动静脉血氧差恒定,因而运动峰耗氧量可反映运动时最大心排血量,是目前较好的能反映心脏储备功能的无创性指标,且可定量分级。VO_{2max}分级标准:A级:每分钟>20mL/kg;B级:每分钟10~20mL/kg;C级:每分钟10~15mL/kg;D级:每分钟<10mL/kg。

(6)创伤性血流动力学检查:应用漂浮导管和温度稀释法可测定肺毛细血管楔嵌压(PCWP)和心排血量(CO)、心脏指数(CI)。在无二尖瓣狭窄、无肺血管病变时。PCWP可反映左心室舒张末期压力。

(四)诊断要点

(1)根据临床表现、呼吸困难和心源性水肿的特点,以及无创和(或)有创辅助检查及心功能的测定,一般不难做出诊断。临床诊断应包括心脏病的病因(基本病因和诱因)、病理解剖、生理、心律及心功能分级等诊断。

(2)NYHA心功能分级:Ⅰ级:日常活动无心力衰竭症状。Ⅱ级:日常活动出现心力衰竭症状(呼吸困难、乏力)。Ⅲ级:低于日常活动出现心力衰竭症状。Ⅳ级:在休息时出现心力衰竭症状。

(五)鉴别诊断

1.左心衰竭的鉴别诊断

左心衰竭时以呼吸困难为主要表现,应与肺部疾病引起的呼吸困难相鉴别。虽然大多数呼吸困难的患者都有明显的心脏疾病或肺部疾病的临床症状,但部分患者心源性和肺源性呼吸困难的鉴别较为困难,慢性阻塞性肺部也会在夜间发生呼吸困难而憋醒,但常伴有咳痰,痰咳出后呼吸困难缓解,而左心衰竭时坐位时可减缓呼吸困难;有重度咳嗽和咳痰病史的呼吸困难常是肺源性呼吸困难。急性心源性哮喘与支气管哮喘发作有时鉴别较为困难,前者常见于有明显心脏病临床证据的患者,且发作时咳粉红色泡沫痰,或者肺底部有水泡音,则进一步支持本病与支气管哮喘的鉴别;呼吸系统疾病和心血管疾病两者并存时,有慢性支气管炎或哮喘病史者发生左心衰竭常并发严重的支气管痉挛,并出现哮鸣音,对支气管扩张剂有效者支持肺源性呼吸困难的诊断,而强心、利尿及扩张血管药有效,则支持心力衰竭是呼吸困难的主要原因。呼吸困难的病因难以确定时,肺功能测定对诊断有帮助。此外,代谢性酸中毒、过度换气及心脏神经官能症等,有时也可引起呼吸困难,应注意鉴别。

2.右心衰竭的鉴别诊断

右心衰竭和(或)全心衰竭引起的肝肿大、水肿、腹水及胸腔积液等应与缩窄性心包炎、肾源性水肿、门脉性肝硬化引起者相鉴别;仔细询问病史,结合相关体征及辅助检查以资鉴别。

二、治疗

(一)治疗原则

心力衰竭机制的研究成果及循证医学证据使药物治疗策略发生了极大的变化。20世纪50年代治疗模式是以增加心肌收缩力、改善症状为主;目前的治疗模式是以抑制心脏重构、阻断恶性循环,防止心力衰竭症状和心肌功能的恶化,从而降低心力衰竭的死亡率和住院率为主,即从改善短期血流动力学措施转为长期的、改善心肌的生物学功能的修复性策略。除药物治疗外,非药物治疗也得到了飞速的发展。

心力衰竭的治疗原则:①去除基本病因,早发现、早诊断、早治疗。②消除心力衰竭的诱因如控制感染、治疗心律失常特别是快速心室率的心房颤动;纠正贫血、电解质紊乱等。③改善生活方式,戒烟、戒酒,低盐、低脂饮食,肥胖患者应减轻体重。重度心力衰竭患者应限制入水量并每日称体重以早期发现液体潴留。④定期随访,积极防治猝死。⑤避免应用某些药物(如Ⅰ类抗心律失常药及大多数的钙拮抗剂等)。

(二)药物治疗

1.利尿剂

尽管利尿剂治疗心衰对死亡率的影响没有大规模的临床试验验证,但利尿剂是治疗心力衰竭的基础药物,控制液体潴留最有效。所有伴液体潴留的心力衰竭患者,均应给予利尿剂直至肺部啰音消失、水肿消退、体重稳定,然后用最小剂量长期维持,并据液体潴留情况随时调整剂量,一般需长期使用,可防止再次出现液体潴留。如利尿剂用量不足造成液体潴留,可降低血管紧张素转化酶抑制剂(ACEI)的效应,增加β受体阻滞剂负性肌力的不良反应;反之,剂量过大引起血容量减少,可增加ACEI和β受体阻滞剂的低血压反应并有出现肾功能不全的危险。

目前观点认为,合理使用利尿剂是有效治疗心力衰竭的基石。利尿剂应当早期与ACEI和β受体阻滞剂联合并维持应用,除非患者不能耐受。2007年中国《慢性心力衰竭诊断治疗指南》强调,利尿剂必须最早应用,以袢利尿剂(呋塞米、托拉塞米等)为首选,噻嗪类(氢氯噻嗪等)仅适用于轻度液体潴留、伴高血压和肾功能正常者。

2.ACEI

1987年发表的北欧依那普利生存率研究(CONSENSUS)第一次证明了ACEI能降低心力衰竭患者死亡率,紧接着FAMIS、CONSENSUS Ⅱ等大型临床研究也证实,急性心肌梗死

(AMI)早期应用ACEI能减少梗死面积的延展和心室重塑,有利于左心功能的恢复。SAVE及SOLVDT等研究显示AMI后伴有左心衰竭的患者使用ACEI可明显降低死亡率和再梗死率。HEART研究更进一步显示AMI早期(24小时)较延迟用药组(2周后)的左室射血分数(LVEF)改善明显;并且足量用药组效果优于低剂量组,降低死亡率也更显著。迄今为止已有40多项临床试验评价了ACEI对心力衰竭的作用,这些试验证实ACEI使不同程度心力衰竭的患者及伴有或不伴有冠心病的患者死亡危险性均降低,奠定了ACEI作为心力衰竭治疗基石的地位。

基于上述大量临床试验,美国和欧洲心力衰竭治疗指南认为:所有心力衰竭患者,无论有无症状,包括NYHA I级,均需应用ACEI,除非有禁忌证或不能耐受。且需早期、足量、长期使用,以改善症状、功能、生存和因心力衰竭住院率,减少急性心肌梗死后再梗。迄今为止还没有观察ACEI治疗AHF疗效的临床试验,但早期不稳定的AHF患者不主张使用ACEI(ESC指南Ⅱb类,证据C级)。ACEI应该从小剂量开始应用,逐渐加量,尽可能加量至大型临床研究证明的有效剂量(目标剂量),而不是单独基于症状改善。

3.血管扩张剂

V-HeFT Ⅱ试验表明,血管扩张剂对心力衰竭的疗效不如ACEI。非洲-美洲心力衰竭试验(A-HeFT),显示非洲裔美国心力衰竭患者在标准药物治疗的基础上,加用硝酸异山梨醇(ISDN)与肼苯哒嗪的固定剂量复方制剂可以显著提高治疗效果、降低死亡风险和其他重要临床事件的发生。ISDN能刺激产生一氧化氮而改善内皮功能,肼苯哒嗪具有血管扩张和抗氧化作用,理论上可增强硝酸盐的效果,但在大规模人群中进行的血管扩张剂治疗心力衰竭研究的post-hoc分析中,应用血管扩张剂者并未获得更大的临床益处。推测内皮功能和一氧化氮的活性在黑人和白人身上有种族差异。

4.地高辛

自1785年首次应用地高辛治疗心力衰竭,多年来一直认为地高辛为一正性肌力药,直到20世纪末才澄清这一经典药物治疗心力衰竭的作用机制,主要是通过降低神经内分泌系统的活性。自1977年至1997年共有16个双盲、随机、安慰剂对照试验证实,地高辛在治疗浓度时具有良好的正性肌力、血管扩张以及神经激素调节作用。1997年著名的DIG试验发现地高辛虽可降低患者因心力衰竭恶化的再住院率,但不能降低心力衰竭患者的死亡率。

地高辛主要用于改善心力衰竭患者的症状,或用于伴有快速心室率的心房颤动患者。在心力衰竭早期应用并不必要,不用于NYHA I级患者。收缩性心力衰竭患者应先使用能减少死亡和住院危险的药物如ACEI和β受体阻滞剂,如果体征和症状仍未缓解,才加用地高辛。长期应用地高辛,剂量在一般认可的治疗范围内,是否会产生不良的心血管作用,目前还不清楚。地高辛中毒的诊断主要是根据临床和心电图表现,而不能单独依赖于血药浓度。

5.钙通道阻滞剂(CCB)

PRAICE试验显示,氨氯地平与安慰剂相比,主要致死性或非致死性事件发生率无明显差异,氨氯地平有降低死亡率的趋势,并且对非缺血性心力衰竭疗效较好。其他如V-HeFT Ⅲ

(非洛地平缓释片)、DEFIANT-Ⅱ(长效尼索地平)等研究中,使用CCB的心力衰竭患者并未明显获益。由于缺乏循证医学证据支持CCB的有效性和安全性,FDA未批准CCB用于心力衰竭。鉴于安全性的考虑,即使用于治疗有心力衰竭的高血压或心绞痛患者,大多数CCB也应避免使用。目前为止,临床试验仅提供了氨氯地平和非洛地平长期应用安全性的资料,因此,它们可以用于伴有高血压和心绞痛的心力衰竭患者。地尔硫䓬和维拉帕米禁用于收缩性心力衰竭,更不宜与β受体阻滞剂合用。

6.β受体阻滞剂

β受体阻滞剂由于强负性肌力作用,既往是心力衰竭患者治疗的禁忌。目前临床实践证明,治疗心力衰竭初期β受体阻滞剂可降低LVEF,对心功能有明显的抑制作用,但治疗超过3个月后,则可改善心功能,并显著增加LVEF,这种急性药理作用与长期治疗截然不同的效应,被认为是内源性心肌功能的"生物效应",且是时间依赖性的。β受体阻滞剂可分为三代:第一代普萘洛尔,无心脏选择性,心力衰竭时耐受性差,不宜应用;第二代选择性β$_1$受体阻滞剂美托洛尔和比索洛尔有心脏选择性,没有抗氧化作用,在心力衰竭时耐受性好;第三代非选择性全面阻滞肾上腺素能α$_1$、β$_1$和β$_2$受体的β受体阻滞剂,有抗氧化作用。

目前已有至少20个以上的随机对照试验,超过10000例成人心力衰竭患者应用选择性β$_1$受体阻滞剂美托洛尔或比索洛尔治疗,结果显示能改善心力衰竭患者的长期预后,显著降低心力衰竭患者猝死的危险性。美托洛尔治疗心力衰竭的随机干预临床试验MERIT-HF结果显示,美托洛尔显著降低总死亡率、心脏性猝死发生率,且耐受性良好。CIBISⅠ~Ⅱ(心力衰竭比索洛尔研究)及其荟萃分析结果证实,无论患者的年龄如何,是否存在糖尿病和肾功能损害、是否同时应用地高辛、胺碘酮或醛固酮拮抗剂,比索洛尔均可改善患者的生存率,降低死亡率和猝死率。CIBISⅢ研究表明在轻中度心力衰竭患者中,比索洛尔初始治疗与ACEI初始治疗同样重要,均可作为首选治疗,可根据患者的具体情况做出决定。对"先用ACEI,然后再加用β受体阻滞剂"的观点给予了否定,强调尽早联合应用两类药物。CARMEN试验及后来的COPERNICUS试验证实,轻度和严重心力衰竭患者早期联合应用ACEI和卡维地洛治疗,具有有益的临床效应。COMET研究(欧洲卡维地洛与美托洛尔对比研究)的结果提示,治疗中、重度慢性心力衰竭,兼具β和α受体阻滞作用的卡维地洛比选择性β$_1$受体阻滞剂美托洛尔可能有明显的生存益处,推测选择性β$_1$受体阻滞剂,使衰竭心脏的β$_1$受体作用减弱,同时β$_2$受体和α$_1$受体作用增强。以阻断β$_1$受体为主,兼有适当的β$_2$受体和α$_1$受体阻断作用的非选择性β受体阻滞剂对心力衰竭治疗可能获益更大,但尚无大型临床试验的结果支持α$_1$受体阻滞或抗氧化作用对心力衰竭更有利,且该试验中选用的是短效美托洛尔,应用剂量低于平均剂量,非选择性β受体阻滞剂优于选择性β受体阻滞剂的结论目前仍有争议,有待更大规模的临床试验进行验证。人们普遍认为高龄患者对β受体阻滞剂的耐受能力差。COLAⅡ研究结果确立了卡维地洛长期治疗老年收缩性心力衰竭患者的良好疗效和耐受性,因此,对老年慢性心力衰竭患者不能因为顾患者的耐受力而不用β受体阻滞剂治疗。但并非所有的β受体阻滞剂对慢性心力衰竭均同样有益,如BEST研究显示,布新洛尔未能改善慢性心力衰竭患者的长期预后。据临床试验,只推荐使用比索洛尔、卡维地洛、琥珀酸美托洛尔。澳大利亚悉尼大学对≥70岁的慢性心力衰竭患者进行了SENIORS(奈比洛尔干预对老年人后果和再住院的效用)的研究,奈比洛尔在SENIORS研究中被证实有效,也被欧洲ESC指南推荐。另外β受体阻滞剂的剂型与剂量的选择对心力衰竭患者非常重要。即使是同一种β受体阻滞剂如果其剂型和剂量不同,也可能产生不同的临床效果。

目前已确立β受体阻滞剂在心力衰竭治疗中的地位,即从传统认为的禁忌证转变为常规治疗适应证,包括选择性$β_1$受体阻滞剂和全面阻滞肾上腺素能$α_1$、$β_1$和$β_2$受体的β受体阻滞剂。1999年美国建议,NYHA II、III级病情稳定的慢性收缩性心力衰竭患者需在ACEI和利尿剂基础上加用β受体阻滞剂,β受体阻滞剂必须从极小剂量开始,而且要尽早应用,并缓慢逐步递增剂量、剂量递增不少于两周间隔,直至最大耐受量后长期维持,除非有禁忌证或不能耐受。即使应用低剂量的β受体阻滞剂也比不用好。NYHA IV级心力衰竭患者,需待病情稳定(通常4日内未静脉用药;已无液体潴留并体重恒定)后,在严密监护下应用。2009年美国ACC/AHA指南提出:当容量负荷状态已调整到最佳状态,并成功停用静脉利尿剂、血管扩张剂和正性肌力药物后,推荐开始应用β受体阻滞剂。2004年9月美国心力衰竭学会第8届年会上发布的心力衰竭治疗指南中指出,慢性阻塞性肺疾病患者,甚至是偶然使用支气管扩张剂的哮喘患者并不是使用β受体阻滞剂的绝对禁忌证,但需权衡利弊用药。β受体阻滞剂治疗心衰剂量并非按患者治疗反应确定,心率是公认的$β_1$受体阻滞的指标。

7. 醛固酮拮抗剂

已证实人体心肌存在醛固酮受体,正常人体促肾上腺皮质激素刺激醛固酮的产生作用有限,且醛固酮首次通过肝脏的清除是完全的,在肝静脉很少或没有醛固酮。然而在心力衰竭时,血浆促肾上腺皮质激素浓度升高,结果致糖皮质激素水平增高和醛固酮分泌增加;心力衰竭时Ang II水平增高,也会刺激醛固酮合成分泌增多;另外,糖皮质激素、抗利尿激素、心钠素、儿茶酚胺、血浆高密度脂蛋白降低也能促使醛固酮分泌。同时由于肝脏的灌注降低,醛固酮的清除降低,进一步增高血浆醛固酮的浓度。醛固酮可加强Ang II对心肌结构和功能的不良作用,可引起低钾、低镁,可激活交感和降低副交感活性,在心肌细胞外基质重塑中起重要作用,从而促进心力衰竭的发展。

已证实,醛固酮拮抗剂,螺内酯对心力衰竭患者有益。RALES试验,入选1663例NYHA III级(70.5%)或IV级(29.5%)患者,在传统药物治疗基础上加小剂量螺内酯(平均26mg),可明显降低严重心力衰竭的发病率和死亡率,因疗效显著而提前结束这一试验。EPHESUS试验入选6000余例心肌梗死后伴左室收缩功能不全和有CHF表现的稳定期患者,随访16个月,结果表明,在ACEI和β受体阻滞剂常规治疗的基础上加用选择性醛固酮受体拮抗剂依普利酮(25~50mg/d)能够使AMI合并心力衰竭的患者进一步获益,心脏猝死的危险性和总死亡率下降,对LVEF<30%的患者这一有益作用更为显著。依普利酮是一种新型选择性醛固酮受体拮抗剂,对雄激素、孕激素受体的作用极小,不会增加男性乳房发育,较螺内酯安全性更佳。

心力衰竭患者短期应用 ACEI,可降低醛固酮水平,但长期应用常出现醛固酮的逃逸现象,不能保持血中醛固酮水平稳定持续的降低。由于"醛固酮逃逸"现象及醛固酮在心力衰竭中的病理生理作用,决定了心力衰竭治疗中醛固酮拮抗剂不可替代的作用。由于螺内酯阻滞醛固酮的负反馈,可激活 RAAS,故应与 ACEI 联合应用。2010 年公布的 EMPHASISHF 试验显示,依普利酮显著减少收缩性心力衰竭患者和轻微症状患者(NYHA Ⅱ级)的死亡风险和住院风险,依普利酮治疗轻度心衰也显示出获益。目前建议:重度心力衰竭 NYHA Ⅲ～Ⅳ级患者,心梗后有左室收缩功能障碍和心力衰竭表现或糖尿病心力衰竭患者,在常规治疗的基础上,应用小剂量的螺内酯 20mg/d,以改善生存,减少死亡率。醛固酮拮抗剂在轻、中度心力衰竭的有效性和安全性尚有待确定。如果出现了疼痛性男子乳腺发育(在 RALES 研究中占 10%),应当停用螺内酯。使用醛固酮拮抗剂前,男性血肌酐应低于 2.5mg/dL、女性低于 2.0mg/dL 且血钾低于 5.0mmol/L,使用中应严密监测肾功能和血钾。

8.Ang Ⅱ 受体阻滞剂

20 多年开发的特异性 Ag Ⅱ 受体 1 阻滞剂(ARB),为心力衰竭的治疗提供了新的途径,其作用机制是与 Ang Ⅱ 受体结合并阻滞经 ACE 和非 ACE 途径产生的 Ang Ⅱ,作用较 ACEI 更完全。理论上 ARB 的疗效应更佳,第一个研究 ARB 治疗心力衰竭的试验 VAL-HeFT 试验(缬沙坦治疗心力衰竭试验)入选 5010 例心衰患者,结果证明,在常规治疗基础上加用缬沙坦可使死亡率、致残率的危险性及再住院率进一步下降。分析心力衰竭中 7% 未服用 ACEI 单用缬沙坦的患者疗效,结果说明,缬纱坦对不能耐受 ACEI 的患者疗效显著。CHARM 试验(坎地沙坦对心力衰竭患者减少病死率和死亡率的评价)在使用基础治疗(包括 ACEI)加 ARB 可以降低慢性心力衰竭患者的病死率和病残率。但 VALIANT 试验(缬沙坦急性心肌梗死后患者的研究)结果不支持 ACEI 联合使用 ARB。VALIANT 试验结果与前述两项研究结果不同,原因可能与研究的患者群体不同有关,急性心肌梗死后心力衰竭病程不同于慢性心力衰竭,且 VALIANT 试验中 ARB 和 ACEI 同时使用,ARB 使用剂量较小(缬沙坦 80mg,2 次/d);而 VAL-HeFT 和 CHARM 试验中 ACEI 使用较长时间后才加用 ARB,此时 ACEI 可能产生 RAAS 逃逸现象,这种情况下加服较大剂量 ARB(缬沙坦 160mg,2 次/d)效果会比较好。ELITE Ⅱ 试验共入选 3152 例≥60 岁、有症状的 HF 患者。总死亡率在氯沙坦(12.5～50mg/d)和卡托普利(12.5～50mg/d,每天 3 次)两组无差异;猝死和心搏骤停复苏的发生率两组亦无差异,未能证实氯沙坦优于卡托普利。Jong 等对 1996 年至 2001 年 ARB 治疗心力衰竭的 17 个随机对照试验,共 12469 例患者进行了 Meta 分析,结果在降低全病因死亡率或心血管死亡率方面 ARB 并不比 ACEI 优越。但若用于 ACEI 不耐受的患者,仍可获得较好的疗效。

ARB 需达到较高的靶剂量水平,才能产生与 ACEI 类似的降低死亡率和发病率等益处,ARB 可用于不能耐受 ACEI 不良反应如咳嗽的心力衰竭患者,从而减少住院率。但须注意,ARB 也有引起血管性水肿的可能性。建议未应用过 ACEI 和能耐受 ACEI 的心力衰竭患者,仍以 ACEI 为首选。目前尚不推荐 ACEI、ARB、醛固酮拮抗剂这三种药物常规同时使用。

9.胺碘酮的应用

无症状、非持续性室性和室上性心律失常时,除 β 受体阻滞剂,通常不建议其他抗心律失常药物用于心力衰竭患者。持续性室性心动过速、室颤、曾经猝死复生、房颤或室上性心动过速伴快速室率或血流动力学不稳定者应予治疗,治疗原则与非心力衰竭者相同,但应避免应用Ⅰ类抗心律失常药物。胺碘酮延长动作电位时间,具有钾通道阻滞作用,对室上性和室性心律失常有效,并可恢复与维持房颤患者的窦性节律或提高电复律的成功率,且不增加心力衰竭患者的死亡危险性,是临床上唯一的无明显负性肌力作用的抗心律失常药。新近大规模安慰剂对照试验结果表明,甲亢或甲减、肝炎、肺纤维化及神经病变的副反应发生率相对低,小剂量(100～200mg/d)可减少副反应,是心力衰竭伴心律失常时药物治疗中较好的选择。

几项安慰剂对照的心力衰竭试验中,只有GESICA研究表明胺碘酮可改善生存率。胺碘酮对预防心力衰竭猝死或延长生存尚无确切有效的证据,且有一定的毒性,故不推荐心力衰竭患者常规预防性应用胺碘酮。

10.抗血小板及抗凝药物治疗

曾有研究提出,冠心病伴心力衰竭患者同时服用ACEI和阿司匹林会削弱ACEI的临床益处。至今最大规模的回顾性研究,对入选心肌梗死患者超过1000例以上的研究进行了系统分析,结果显示,同时接受ACEI和阿司匹林治疗的96712例心肌梗死患者与单用ACEI治疗者相比,降低30日总死亡率相对危险相似。目前尚无证据支持临床上ACEI与阿司匹林合用存在显著相互作用。

WATCH试验在NYHAⅡ～Ⅳ级且LVEF<35%的心力衰竭患者中,比较开放标签的华法林与双盲的抗血小板药物(160mg/日阿司匹林或75mg/日氯吡格雷)对主要终点——全因死亡率、非致死性心肌梗死及非致死性脑卒中的联合终点的影响。WATCH平均随访2年后提前结束,结果提示,华法林、阿司匹林和氯吡格雷三种药物治疗慢性心力衰竭患者结果相近似,死亡、非致命性心肌梗死或脑卒中的危险相近似。WARCEF试验通过2860例心力衰竭患者比较华法林与阿司匹林在预防死亡和脑卒中的作用,结果两组的卒中发生率和血管源性病死率无统计学差异。WASH研究结果表明无论是阿司匹林还是华法林在心力衰竭中预防性应用都不能降低死亡、心肌梗死和卒中,而且阿司匹林可能增加住院率。

一般认为,抗血小板和抗凝治疗对心力衰竭本身无使用的适应证。建议心衰伴有明确动脉粥样硬化疾病(例如CHD或Ml后)、糖尿病和脑卒中而有二级预防适应证的患者应用阿司匹林(Ⅰ类,C级)。心衰伴阵发或持续性AF,或曾有血栓栓塞史患者,应予华法林抗凝治疗(Ⅰ类,A级),并调整剂量,使INR保持在2～3之间。窦性心律患者不推荐常规抗凝治疗,但有明确的心室内血栓,或者超声心动图显示左心室收缩功能明显降低,心室内血栓不能除外时,可考虑抗凝治疗(Ⅱa类,C级)。

11.他汀类药物

基础研究表明,HMG-CoA还原酶抑制剂(他汀类药物)可以通过抗炎、抗氧化、抗自由基损伤、刺激血管及心肌组织中NO的合成、抑制心肌局部ACE的活性、降低局部AngⅡ水平、抑制基质金属蛋白酶的产生达到抑制心肌纤维化及心室重构的目的。另有研究表明,他汀类药物可以下调AngⅡ受体,改善心率变异性,这可能对预防恶性心律失常和改善预后有益。

美国洛杉矶大学医学院对9997例常规治疗同时接受他汀类药物治疗1年的心力衰竭患者进行了回顾分析,结果显示,心力衰竭患者接受较大剂量他汀类药物治疗后,房扑和房颤的患病率显著降低。澳大利亚Monash大学进行的UNIVERSE研究,观察他汀类药物对缺血性或非缺血性心力衰竭患者的影响,结果显示,大剂量瑞舒伐他汀对于收缩性心力衰竭患者降低胆固醇安全有效,但未能改善左心室重构。2007年美国心脏学会(AHA)公布了CORONA研究结果,该研究入选5011例NYHA Ⅱ～Ⅳ级缺血性病因引起的收缩性心力衰竭患者,结果提示:他汀类药物使高敏C反应蛋白水平明显下降,但未能降低复合心血管终点或全因死亡。曾经公布的GISSI-HF试验,入选症状性心力衰竭患者4574位,平均随访3.9年,冠心病占40%,NYHA Ⅲ或Ⅳ级分别为37%,试验表明他汀对于心力衰竭患者并未改善临床预后,无冠心病患者未见明显获益,由于不良事件很少,所以使用他汀类药物还是很安全的。他汀类药物对于慢性心力衰竭本身未发现确切的治疗作用。

12. 抗抑郁治疗在心力衰竭中的作用

2007年第56届ACC年会公布了一项研究,对近两万老年患者的心衰高危因素进行分析发现,抑郁与心衰有密切联系。

13. 窦结If抑制剂

伊伐布雷定为选择性窦结If抑制剂,可以与存在于窦结的If通道结合,减慢心脏跳动的速率,2010年公布的SHIFT研究显示,在现有优化的标准内科治疗基础上,伊伐布雷定对于心率仍大于70次/min的患者有益,使心血管死亡或心力衰竭住院数量显著减少18%,提示降低心率可以改善心衰患者的预后。

目前认为,伊伐布雷定是一种单纯降低心率的药物,尚未发现其具有心脏保护作用,故不能单独应用,应作为标准治疗后进一步治疗的辅助药物之一。可应用于在现有优化临床标准用药如利尿剂、β受体阻滞剂和ACEI达到最佳治疗后心率仍然偏快的心衰患者。

(三)非药物治疗

1. CRT治疗(Ⅰ类,A级)

NYHA心功能分级Ⅲ～Ⅳ级伴低LVEF的心衰患者,其中约1/3有QRS时间延长≥120ms,这种心室传导异常的心电图表现,常被用以确定心衰患者存在心室收缩不同步。心衰患者的左右心室及左心室内收缩不同步时,可致心室充盈减少、左室收缩力或压力的上升速度降低、时间延长,加重二尖瓣反流及室壁逆向运动,使心室排血效率下降。心室收缩不同步还会导致心衰患者死亡率增加。CRT治疗可恢复正常的左右心室及心室内的同步激动,减轻二尖瓣反流,从而增加心输出量。

(1)循证医学证据:迄今为止,已有4000多例心衰伴心室不同步患者在优化的药物治疗基础上加用CRT或CRT+ICD并与单独药物治疗做对比。药物治疗加用CRT或CRT+ICD组,均能显著改善生活质量、心功能分级和运动耐量。近期关于CRT治疗的荟萃分析表明,CRT降低住院率32%,降低总死亡率25%,对死亡率的效益在治疗3个月时趋于显著。2005年公布的CARE-HF为前瞻性、随机、多中心研究,入选813例NYHA心功能分级Ⅲ～Ⅳ级、

LVEF≤35%、QRS≥120ms患者,实际入选者平均QRS≥150ms,平均随访29.4个月。结果,CRT组总死亡率降低36%(P<0.001),死亡和住院的复合终点降低37%(P<0.001)。基于这一结果,2005年ACC/AHA以及ESC的慢性心衰指南均将CRT列为Ⅰ类推荐、A级证据。

至于CRT对房颤伴有心室不同步的心衰患者是否有益的问题,目前仅有两项小型研究,总例数少于100例。因此,CRT尚不适于推荐用于房颤患者。其他如"单纯"右束支阻滞、右室起搏伴心室不同步等,是否推荐应用CRT,目前均不明了,必须等待临床试验的结果。

(2)CRT的临床应用

①适应证:凡是符合以下条件的慢性心衰患者,除非有禁忌证,均应接受CRT:LVEF≤35%,窦性心律(窦律),左室舒张末期内径≥55mm,心脏不同步(目前标准为QRS>120ms);尽管使用了优化药物治疗,仍为NYHA Ⅲ~Ⅳ级(Ⅰ类,A级)。

②处理要点:严格遵循适应证,选择适当的治疗人群,应用超声心动图技术更有益于评价心脏收缩的同步性;提高手术成功率,尽量选择理想的左室电极导线置入部位,通常为左室侧后壁;术后进行起搏参数优化,包括AV和VV间期的优化;尽可能维持窦律,实现100%双心室起搏;继续合理抗心衰药物治疗。

2.ICD治疗

MERIT-HF试验中NYHA分级不同患者的死因分析表明,中度心衰患者一半以上死于心律失常导致的猝死,因此ICD对预防心衰患者的猝死非常重要,推荐应用于全部曾有致命性快速心律失常而预后较好的心衰患者。

(1)循证医学证据:MADIT-Ⅱ试验入选了心肌梗死后1个月、LVEF≤30%的患者心血管疾病防治指南与共识1232例,在平均随访20个月中,与常规药物治疗相比,ICD可减少31%的死亡危险性。SCD-HeFT试验共入选2521例中度心衰(NYHA心功能分级Ⅱ~Ⅲ级)患者,其中接受ICD、胺碘酮或安慰剂治疗各占1/3。结果显示:接受ICD治疗的死亡率较未置入ICD下降23%,而胺碘酮不能改善患者的生存率。为了验证联用ICD与CRT治疗是否使病死率进一步下降,COMPANION试验入选1520例,为NYHAⅢ~Ⅳ级并伴QRS≥120ms的心衰患者,随机分为药物治疗、CRT、CRT+ICD(CRT-D)3组进行前瞻性随访。结果显示,CRT与CRT-D均可减低联合终点事件(总死亡率和心衰入院率);CRT治疗使病死率呈下降趋势(下降24%);CRT-D治疗使病死率显著下降(下降36%)。上述临床试验显示ICD可以改善心衰患者的生存率,特别是中度心衰患者。

(2)ICD的临床应用

①适应证

a.心衰伴低LVEF者,曾有心脏停搏、心室颤动(室颤)或伴有血流动力学不稳定的室速,推荐置入ICD作为二级预防以延长生存(Ⅰ类,A级)。

b.缺血性心脏病,心肌梗死后至少40天,LVEF≤30%,长期优化药物治疗后NYHA Ⅱ~Ⅲ级,合理预期生存期超过1年且功能良好,推荐置入ICD作为一级预防减少心脏性猝死,从而降低总死亡率(Ⅰ类,A级)。

c.非缺血性心肌病,LVEF≤30%,长期最佳药物治疗后 NYHA Ⅱ~Ⅲ级,合理预期生存期超过1年且功能良好,推荐置入 ICD 作为一级预防减少心脏性猝死从而降低总死亡率(Ⅰ类,B级)。

d.对于 NYHA Ⅲ~Ⅳ级、LVEF≤35%且 QRS>120ms 的症状性心衰,可置入 CRT-D 以改善发病率和死亡率(Ⅱa,B级)。

②处理要点:心衰患者是否需要置入 ICD 主要参考发生心脏性猝死的危险分层以及患者的整体状况和预后,最终结果要因人而异。对于中度心衰患者,符合适应证,预防性置入 ICD 是必要的。重度心衰患者的预期存活时间和生活质量不高,不推荐置入 ICD。符合 CRT 适应证且为猝死高危人群,尤其是心肌梗死后或缺血性心肌病的心功能不全患者,有条件应尽量置入 CRT-D。

3.心脏移植

心脏移植可作为终末期心衰的一种治疗方式,主要适用于无其他可选择治疗方法的重度心衰患者。尽管目前还没有对照性研究,但公认对于特定条件的患者而言,与传统治疗相比,它会显著增加生存率、改善运动耐量和生活质量(Ⅰ类,C级)。除了供体心脏短缺外,心脏移植的主要问题是移植排斥,这是术后1年死亡的主要原因,长期预后主要受免疫抑制剂合并症影响。近年的研究结果显示,联合应用3种免疫抑制治疗,术后患者5年存活率显著提高,可达70%~80%。

联合应用 ACEI 和 β 受体阻滞剂以及近年的 CRT 治疗,显著改善了重度心衰患者的预后与生活质量,使许多患者免于心脏移植。

第三节 稳定性心绞痛

稳定型心绞痛是一组临床综合征,其特征是胸部、下颌、肩部、手臂或背部不适,通常因劳累诱发,经休息或舌下含服硝酸甘油(NTG)后消失或改善,由于冠状动脉疾病(CAD)导致血流受阻所致。内科治疗的方案专注于提高生存率和预防心肌梗死(MI),用药物治疗心绞痛症状,并根据病情确定是否用血供重建术。

一、病因

通常由于心外膜的一支或多支冠状动脉内粥样硬化性斑块阻塞血流造成区域性心肌缺血。引起稳定型心绞痛较少见的原因有肥厚型心肌病、主动脉瓣狭窄、冠状动脉痉挛、炎症性冠状动脉炎、冠状动脉肌桥、滥用可卡因、冠状动脉起源异常(其发生率在疑为冠状动脉疾病中高达6.6%)或其他少见的情况。分为由心肌需氧量增加(需求性心绞痛)或氧输送短暂下降(供应性心绞痛)所致的心绞痛。

二、临床表现

根据临床表现分以下几类。

1.典型的心绞痛

①不适的性质和时间;②由劳累或情绪紧张诱发;③休息或服用硝酸甘油可使症状消失或缓解。

2.非典型心绞痛

不适的性质不符合典型心绞痛的标准。

3.非心脏性

包括食管痉挛、胸壁和肺部病变。

三、诊断

1.病史

(1)心绞痛的特征性症状。

(2)冠状动脉疾病的危险因素(年龄、吸烟、高胆醇血症、糖尿病、高血压、冠状动脉病过早发病的家族史、有脑血管意外或周围动脉疾病史)。

(3)预测多支或左主干(LM)病变的指征:①典型的症状;②心肌梗塞病史;③糖尿病(DM)。

2.体格检查

(1)第三心音(S_3)、第4心音(S_4)或摩擦音(分别表示左心室收缩无力、僵硬、左心室壁肥厚或心包炎)。

(2)二尖瓣关闭不全(MR)或心尖部收缩期杂音(MR可能是由于乳头肌缺血)。

(3)矛盾性 S_2 分裂[左束支传导阻滞(LBBB)的证据]。

(4)啰音(心力衰竭)。

(5)血管疾病的证据[颈动脉杂音、腹主动脉瘤(AAA)]。

(6)胸壁触痛(非心脏的胸部疼痛)。

3.实验室评估

(1)全血细胞计数(CBC)、肌酐、空腹血糖、空腹血脂检查。

(2)考虑 C 反应蛋白、脂蛋白、脑钠肽(BNP)。

4.休息时的心电图(50%以上正常)

(1)心电图可能是在首次就医时或在心绞痛发作时记录。

(2)怀疑有血管痉挛性心绞痛时,应做动态心电图监测。

5.胸部 X 线检查

(1)疑有充血性心力衰竭、心脏瓣膜病、心包疾病时。

(2)疑有显著的肺部疾病时。

6.超声心动图

(1)如果怀疑有显著的心脏瓣膜病或左心室功能不全时。

(2)评估局部室壁运动异常。

7.无创影像学检查

(1)冠状动脉钙化[电子束(EBCT)或非对比剂多排螺旋CT]：①测试结果阴性可排除显著的冠状动脉疾病。②对已知有冠状动脉疾病患者的随访尚无定论。

(2)多排螺旋CT血管造影：①是诊断冠状动脉异常极好的方法。②阴性结果可排除冠状动脉疾病。③可用于评估冠状动脉旁路移植术(CABG)的通畅情况。④局限性为存在运动的伪影(需要β受体阻滞药减缓心率)、钙化物没有任何功能性信息(如造影剂的流失或来自侧支的血流)；需要使用造影剂。

8.负荷试验

(1)心电图运动试验。①考虑用于中等验前概率患者的诊断。②由于验前概率较低,特别是对妇女的准确性低。③以下的情况不是心电图运动试验的适应证：已确诊的冠状动脉疾病、基础心电图异常(室性节律、LBBB、沃帕魏综合征、ST段显著压低、地高辛治疗)；正在服用β受体阻滞药无症状的患者(除非测试的目的是调整用药剂量)。

(2)影像负荷试验(超声心动图、核素检查、磁共振成像)：①运动负荷为首选或药物性负荷测试。②用于中等验前概率患者的诊断；冠状动脉旁路移植术或经皮冠状动脉介入治疗前的患者；基础的心电图异常或用地高辛的患者。③如有LBBB或室性节律、心肌灌注成像(与超声心动图负荷试验对比)为优选。④女性的心肌灌注显像(与超声心动图负荷试验对比)不够准确。

9.介入性冠状动脉造影

(1)突发性心脏性猝死(SCD)或严重室性心律失常的幸存者中,已知或可能为冠状动脉疾病的患者。

(2)无创性检查后诊断不明确者。

(3)患者由于疾病、残疾或肥胖,不适合做非介入性检查。

(4)因职业要求需要明确诊断者。

(5)怀疑有非动脉粥样硬化的病因：①痉挛、川崎病动脉炎、辐射诱导的血管病变。②验前概率高的左主干或三支的冠状动脉疾病。③心绞痛伴充血性心力衰竭或左心室功能不全。④在无创性检查中有高风险者。⑤尽管用了最大剂量的药物治疗,慢性稳定型心绞痛仍不能控制者。

四、风险的分层

1.最大的运动量是最强的预后指标

①用代谢当量(METs)最大运动负荷量、双倍的运动量测量。②运动诱发的显著ST段

压低或抬高。③平板运动试验的 Duke 评分可对风险性行量化性评估。

2.影像负荷试验

经皮冠状动脉介入治疗或冠状动脉旁路移植术(CABG)后的首选。

五、治疗

治疗原则为改善冠脉供血，降低心肌耗氧，降脂、抗炎、抗凝、抗栓，稳定并逆转动脉粥样硬化斑块。

(一)一般治疗

发作时应立刻休息，一般患者在停止活动后症状即可消除，平时应尽量避免各种确知的足以引起发作的因素，如①过度的体力活动、情绪激动、饱餐等，冬天注意保暖，平时避免烟酒，调整日常生活与工作量；②减轻精神负担；③保持适当的体力活动，以不发生疼痛为度；④治疗高血压、糖尿病、贫血等疾病。

(二)药物治疗

1.发作时的治疗

(1)立即停止活动，安静休息。

(2)药物治疗：硝酸甘油 0.3～0.6mg 置于舌下含化，迅速为唾液吸收，1～2 分钟见效。长时间反复应用可产生耐受性，效力降低，停用 10 小时以上，即可恢复疗效。不良反应有头痛、头胀、面红、心悸等，偶有低血压。硝酸异山梨酯 5～10mg 舌下含化，2～5 分钟见效，可持续 2～3 小时。也可用上述药物的气雾剂喷雾。同时可考虑应用镇静剂。

2.缓解期治疗

(1)抗血小板药物：阿司匹林可降低血液黏稠度，减少心绞痛发作，减少死亡和心肌梗死发生率，一般每日 75～150mg；氯吡格雷每日 75mg 单用或与阿司匹林合用。

(2)硝酸酯类制剂：硝酸异山梨酯 5～20mg 口服，每日 3 次，服后半小时起作用，持续 3～5 小时；缓释剂可持续 12 小时，可用 20mg，每日 2～3 次。5-单硝酸异山梨酯等长效硝酸酯类药物，每次 20～40mg，每日 2 次。硝酸甘油膏或贴片涂或贴在胸前或上臂皮肤而缓慢吸收，用于预防夜间心绞痛发作。要注意硝酸酯类药物的耐药性。

(3)β-受体阻滞剂：降低心率和血压，从而降低心肌耗氧，缓解心绞痛发作。注意与硝酸酯类合用有协同作用。只要无禁忌证，β-受体阻滞剂要坚持持续应用，不能停用，停用时要逐渐减量，以防反跳；哮喘患者禁用。常用口服制剂有：美托洛尔 25～150mg，每日 2～3 次，缓释片 100～200mg，每日 1 次；阿替洛尔 12.5～50mg，每日 1～2 次；比索洛尔 2.5～10mg，每日 1 次。兼有 α-受体阻滞作用的卡维地洛 25mg，每日 2 次。

(4)钙拮抗剂：扩张冠状动脉，解除冠状动脉痉挛；抑制心肌收缩力，减少心肌耗氧；扩张周围血管，降低动脉压，减轻心脏负荷，是治疗变异型心绞痛的首选药物。常用制剂有硝苯地平缓释片(10～20mg，每日 2 次)、硝苯地平控释片(30～60mg，每日 1 次)、地尔硫䓬(30～

120mg，每日3次）、维拉帕米（40～80mg，每日3次）或缓释剂240～480mg每日1次。

（三）介入治疗

临床观察显示，经球囊导管心肌血运重建术与内科保守疗法相比，前者能使稳定型心绞痛患者的生活质量提高（活动耐量提高），但是心肌梗死的发生和死亡率无显著差异；随着心血管新技术的出现，尤其新型药物涂层支架及新型抗血小板药物的应用，介入治疗不仅可以改善患者的生活质量，而且可以明显降低心肌梗死的发生率和死亡率。

第四节 非ST段抬高型急性冠状动脉综合征

冠心病是目前我国最常见的心血管疾病，急性冠状动脉综合征（ACS）是在冠状动脉粥样硬化的基础上，粥样斑块破裂、破损或出血、血管痉挛，导致血栓形成，继而完全或不完全闭塞性血栓形成的一组临床综合征。此时，心肌的氧需和氧供之间出现了急性或亚急性失衡，患者的症状严重程度及预后结果取决于缺氧的持续时间和程度，临床表现较为多变，包括不稳定型心绞痛（UA）、非ST段抬高型心肌梗死（NSTEMI）、ST段抬高型心肌梗死（STEMI）和心源性猝死（SCD）。

ACS的发病率和死亡率在我国逐年增加，且呈年轻化的趋势，及时的诊断和治疗是降低其致残率和致死率的关键。根据心电图表现可将ACS分为两类：①ST段抬高型ACS（STE-ACS）：即STEMI，具有典型的突发性胸痛和持续性ST段抬高，提示突发冠状动脉完全闭塞。②非ST段抬高型ACS（NSTE-ACS）：表现为突发胸痛（或其他缺血症状），心电图无ST段抬高，可出现持续或一过性ST段压低或T波倒置、低平、假性正常化，或心电图变化不明显；此时，冠状动脉虽严重狭窄，但常常存在富含血小板的血栓性不完全闭塞，根据心肌损伤血清标志物［肌酸激酶同工酶（CK-MB）或心脏肌钙蛋白（cTn）］的检测结果进一步划分为UA和NSTEMI。流行病学调查显示NSTE-ACS是临床上最常见的冠心病类型之一，较STEMI更为常见。多数STEMI的严重事件发生在入院前及入院后几天内，而NSTE-ACS严重心血管事件的风险则持续至发病后的数天到数周，两者6个月的死亡率类似，因此对于NSTE-ACS的治疗策略不仅针对急性期，还需注重远期治疗。

一、病因和发病机制

ACS虽然临床表现多样，但患者的冠状动脉具有相似的病理生理改变，即动脉粥样硬化斑块由稳定转变为不稳定，继而发生破裂，导致血栓形成，心肌供氧不能满足心肌对氧的需求。因此，ACS的病理生理过程可分为3个阶段：①不稳定斑块的破裂；②急性缺血事件的发生；③急性缺血事件后复发冠状动脉事件的风险。NSTE-ACS患者共同的病理生理机制主要包括：①斑块破裂：导致急性、非闭塞性的血栓形成；②斑块腐蚀：以血栓黏附于斑块表面而无斑块破裂为特征，尸检发现这种斑块腐蚀在NSTE-ACS中占25%～40%，女性多于男性。

1.斑块破裂

动脉粥样硬化病变存在于全身所有主要的血管,主要包括脂核和纤维帽。与稳定斑块相比,具有破裂危险的易损斑块形态学特征有:①大而富含脂质的核心(≥40%斑块体积);②胶原和平滑肌细胞缺少的薄纤维帽,血管外层扩张伴正向重塑;③纤维帽、脂质核心周围炎性细胞浸润(单核-巨噬细胞、T细胞、树突状细胞、脱颗粒的肥大细胞等);④斑块内新生血管增加及斑块内出血。斑块破裂的主要机制包括:单核巨噬细胞或肥大细胞分泌的蛋白酶(如胶原酶、凝胶酶、基质溶解酶等)消化纤维帽;斑块内 T 淋巴细胞通过合成 γ-干扰素抑制平滑肌细胞分泌间质胶原,使斑块纤维帽变薄;动脉壁压力、斑块位置和大小、血流对斑块表面的冲击;冠状动脉内压力升高、血管痉挛、心动过速时心室过度收缩和扩张所产生的剪切力以及斑块滋养血管破裂,诱发与正常管壁交界处的斑块破裂。斑块的大小、管腔的狭窄程度与斑块破裂的危险程度无关,回顾性分析发现,近 2/3 斑块破裂发生在管腔狭窄<50%的部位,几乎所有破裂发生在管腔狭窄<70%的部位。同时,冠状动脉造影发现,具有相同斑块数目及冠状动脉狭窄程度的患者,有些患者可长期无症状,而有些患者能发生严重的心脏事件。NSTE-ACS 患者通常存在多部位斑块破裂,因此多种炎症、血栓形成及凝血系统激活的标志物增高。

2.斑块腐蚀

通常指血栓黏附于斑块表面(无斑块破裂),但斑块与血栓连接处内皮缺失。这些斑块通常被认为相对容易形成血栓,但实际上,血栓发生的诱因常位于斑块外部,而并非斑块本身。多见于女性、糖尿病和高血压患者,易发生于轻度狭窄和右冠状动脉病变处。

继发性 NSTE-ACS 患者常有稳定型冠心病病史,冠状动脉外疾病导致心肌氧需与氧供不平衡,剧烈活动、发热、心动过速(如室上性心动过速、房颤伴快速心室率)、甲状腺功能亢进、高肾上腺素能状态、精神压力、睡眠不足、过饱进食、左心室后负荷增高(高血压、主动脉瓣狭窄)等均可增加心肌需氧量;而低血压、严重贫血、正铁血红蛋白血症及低氧血症等减少心肌氧供。另外,少数 NSTE-ACS 由非动脉硬化性疾病所致(如动脉炎、外伤、夹层、血栓栓塞、先天异常、滥用可卡因或心脏介入治疗并发症等)。

二、临床表现

1.症状

绝大多数 NSTE-ACS 患者有典型的缺血性心绞痛表现,通常表现为深部的、定位不明确的、逐渐加重的发作性胸骨后或者左胸部闷痛,紧缩感,可放射至左侧颈肩部、手臂及下颌部等,呈间断性或持续性,通常因体力活动和情绪激动等诱发,常伴有出汗、恶心、呼吸困难、窒息甚至晕厥,一般可持续数分钟至 20 分钟,休息后可缓解。以加拿大心血管病学会(CCS)的心绞痛分级为判断标准,UA 患者的临床特点包括:①静息时心绞痛发作>20 分钟(不服用硝酸甘油的情况下);②初发心绞痛:严重、明显及新发心绞痛(就诊前 1 个月内),表现为自发性心绞痛或劳力型心绞痛(CCS 分级Ⅱ或Ⅲ级);③恶化型心绞痛:原来的稳定型心绞痛最近 1 个月内症状加重,时间延长及频率增加(至少 CCS 分级Ⅲ级)。表现为 UA 的患者,如心肌损伤标志物(如 CK-MB、cTn)阳性,则应考虑 NSTEMI。

心绞痛发作时伴低血压或心功能不全,常提示预后不良。贫血、感染、炎症、发热和内分泌紊乱(特别是甲状腺功能亢进)易促进疾病恶化与进展。NSTE-ACS 的不典型临床表现有:右胸或者肩胛部疼痛、胸背部疼痛、牙痛、咽痛、上腹隐痛、消化不良、胸部针刺样痛或仅有呼吸困难等,这些常见于老年、女性、糖尿病、慢性肾功能不全或痴呆症患者,应注意鉴别。临床缺乏典型胸痛,特别是当心电图正常或临界病变时,常易被忽略和延误治疗,应注意连续观察。

2.体征

绝大多数 NSTE-ACS 患者无明显的体征。但常有出汗、焦虑,甚至坐立不安、期前收缩增多、心率加快等情况。患者血压通常正常,但如果患者疼痛和(或)焦虑严重,血压会由于肾上腺素释放而增高。UA 患者体温通常不高,但心肌梗死患者(包括 STEMI 和 NSTEMI)通常在心肌梗死 4~8 小时后出现低热,持续 4~5 天。心脏听诊常无阳性体征,但如出现第一心音减弱,则要注意有无急性左心功能不全或者房室传导阻滞的存在;第四心音常在胸骨旁能听到,表明左心室顺应性降低;如出现全收缩期杂音,应考虑有无二尖瓣反流。高危患者心肌缺血引起心功能不全时,可有新出现的肺部啰音或啰音增加、第三心音。

三、诊断和鉴别诊断

(一)诊断

1.病史及体格检查

(1)病史:对病史认真的询问是明确胸痛患者诊断的重要部分,大约 80% 的 NSTE-ACS 患者有冠状动脉疾病史,且本次胸痛发作常有诱因,如过量运动、情绪激动等,但是许多 NSTE-ACS 症状不典型,因此单纯的依赖病史是不够的。尽管典型心绞痛的胸部不适常被描述为胸闷或压迫感,但研究发现缺血相关胸痛的患者中有 1/4 表现为锐痛或刺痛。所有 NSTE-ACS 患者中 13% 表现为胸膜炎样疼痛,7% 触诊时可产生疼痛。提示 ACS 的胸痛特征有:①胸痛为压迫性、紧缩性、烧灼感、刀割样或沉重感;②无法解释的上腹痛或腹胀;③放射至颈部、下颌、肩部、背部、左臂或双上臂;④烧心、胸部不适伴恶心和(或)呕吐;⑤伴持续性气短或呼吸困难;⑥伴无力、眩晕、头晕或意识丧失;⑦伴大汗。提示非典型 ACS 的胸痛特征有:①胸痛为锐痛,与呼吸或咳嗽有关;②胸痛与转动身体或按压身体局部有关;③持续时间很短(<15 秒)。但非典型胸痛不能完全除外 ACS,应注意连续观察和鉴别。

(2)体格检查:绝大多数是正常的,包括胸部检查、听诊、心率及血压测定。体格检查的目的是发现外部诱因和排除非心源性胸痛表现(如主动脉夹层、急性肺动脉栓塞、气胸、肺炎、胸膜炎、心包炎、心瓣膜疾病),焦虑惊恐症状等。

2.心电图

静息 12 导联心电图是对疑诊 NSTE-ACS 患者进行筛查和评估的重要首选方法。ST-T 动态变化是 NSTE-ACS 最有诊断价值的心电图表现:症状发作时可记录到一过性 ST 段改变

(常表现为2个或2个以上相邻导联ST下移≥0.1mV)，症状缓解后ST段缺血性改变改善，或者发作时倒置T波呈"伪正常化"，发作后恢复至原倒置状态更具有诊断意义，并提示有急性心肌缺血或严重冠状动脉疾病。陈旧性束支传导阻滞提示患者有潜在的冠状动脉疾病，但新出现的或可能为新出现的束支传导阻滞是高危患者的标志。有无症状时均应记录心电图，症状发作时的12导联心电图非常有价值。必要时应将不同时间的心电图做前后比较，如果有动态ST-T变化，应考虑可能存在NSTE-ACS。但有胸痛症状的患者即使心电图正常也不能除外NSTE-ACS。TIMI-Ⅲb研究发现，60%的NSTE-ACS患者心电图无变化。

发作时心电图显示胸前导联T波对称性深倒置并呈动态改变，多提示左前降支严重狭窄(Wellen现象)。有冠心病病史的患者如出现胸前导联和(或)aVL导联的ST段改变时应加做后壁导联心电图，以明确是否存在后壁心肌梗死。变异型心绞痛常呈一过性ST段抬高。胸痛明显发作时心电图完全正常，还需考虑非心源性胸痛。NSTEMI的心电图ST段压低和T波倒置比UA更加明显和持久，并可有一系列演变过程(如T波倒置逐渐加深，再逐渐变浅，部分还出现异常Q波)。约25%的NSTEMI可演变为Q波心肌梗死，其余75%则为非Q波心肌梗死。反复胸痛的患者需进行连续多导联心电图监测，才能发现ST-T波变化及无症状性心肌缺血。

心电图不仅对NSTE-ACS的诊断非常关键，其类型及变化幅度也能为预后提供重要参考信息。ST段压低的患者在未来6个月内死亡风险最大；仅有单纯的T波变化的患者相比心电图正常的患者，长期风险并不增加；ST段压低的患者，随着压低的程度及ST段最低水平点的数目增加，其死亡风险或再发心肌梗死的几率也将增加。

3.心肌损伤标志物

心肌细胞损伤后坏死，细胞膜完整性破坏，导致这些细胞内大分子释放入循环血液，从而能够被检测到。主要的心肌坏死标志物包括肌红蛋白(MYO)、肌酸激酶(CK)、肌酸激酶同工酶(CK-MB)、心肌肌钙蛋白(cTnT、cTnI)，在NSTE-ACS患者的诊断和预后判断中十分重要。

(1)CK、CK-MB：迄今为止，CK、CK-MB仍是评估胸痛患者的重要生化指标。但由于它们在正常患者血中也有一定低水平的浓度；除心脏外还存在于其他组织中，特别是骨骼肌；这些特点限制了它们的预测价值。

(2)cTnT、cTnI：与传统的心肌酶(如CK、CK-MB)相比，cTn具有更高的特异性和敏感性，是理想的心肌坏死标志物。cTn在正常人体的血液中含量极少，因此具有高度的特异性。cTn的检测使我们能够发现1/3的CK-MB正常的UA患者的心肌坏死，目前已成为NSTEMI患者诊断和危险分层的必备条件，也为NSTE-ACS的早期诊断和预后提供了新的评估内容。高敏肌钙蛋白(hs-cTn)敏感性为cTn的10~100倍，胸痛发作3小时后即可检测到，因此，2011年ESC指南首次推荐hs-cTn对NSTE-ACS患者进行快速诊断筛查(Ⅰ,B)。

床旁生化标志物能快速提供NSTE-ACS的早期诊断及治疗指导。如果症状发作后3~4小时内cTn测定结果为阴性，应该在症状出现后6~9/12~24小时再次监测。但是cTn升高也可见于以胸痛为表现的主动脉夹层和急性肺动脉栓塞、非冠状动脉性心肌损伤(如慢性和急性肾功能不全、严重心动过速和过缓、严重心力衰竭、心肌炎、脑卒中、骨骼肌损伤及甲状腺功能减退等疾病),应注意鉴别。

4.影像学检查

冠状动脉CTA推荐用于没有明确冠心病病史,肾功能正常者检查,应考虑CT检查的辐射以及造影剂对患者的影响。超声心动图能发现严重心肌缺血引起的左心室射血分数(LVEF)降低和室壁节段性运动异常。利用影像学技术(如MRI、PET等)能进行心肌核素显像,评价心肌灌注、心肌细胞活力及心功能。

(二)鉴别诊断

临床上持续性胸痛除ACS外还可能会有其他疾病,特别是危重疾病,应注意鉴别。主动脉夹层是首先要鉴别的疾病,当夹层累及冠状动脉开口时可伴发ACS,心脏彩超、主动脉增强CT有助于鉴别。肺动脉栓塞常表现为突发呼吸困难、胸痛、咯血、晕厥等,心电图可出现典型SⅠQⅢTⅢ表现,血气分析、D-二聚体、肺动脉CT有助于鉴别。还应与以下疾病相鉴别:①其他心脏疾病:如心包炎、肥厚型心肌病伴发的非典型心绞痛;②骨骼肌肉疾病:颈椎、肩部、肋、胸骨等骨骼肌损伤,可表现为非特异性胸部不适,类似心绞痛的症状,但通常为局部疼痛;③病毒感染,如带状疱疹;④消化道疾病:如食管反流伴痉挛、消化道溃疡、胆囊炎等,常与心绞痛混淆;⑤胸腔内疾病:如肺炎、胸膜炎、气胸等都可导致胸部不适;⑥神经精神相关疾病:可表现为惊恐发作及过度通气,也可被误认为NSTE-ACS。

四、治疗

ACS的治疗策略主要包括3个方面:病变处冠状动脉血流的恢复与维持;缩小梗死面积、减轻再灌注损伤以及缺血后的功能障碍;稳定冠状动脉血管壁,协调其与循环血流的相互作用。NSTE-ACS与STE-ACS治疗的最大区别在于不需要溶栓治疗,重点在于抗缺血治疗、抗血小板和抗凝治疗。

(一)抗缺血药物治疗

有或无持续缺血等高风险特征的抗缺血治疗。

1.硝酸酯类

心绞痛时硝酸甘油/硝酸酯类用法。

硝酸甘油经舌下含服3次0.4mg,或每隔5分钟喷雾一次心绞痛仍不能缓解,且无血压下降的患者,开始静脉给予β受体阻滞剂,静脉给予硝酸甘油也有益。

(1)静脉硝酸甘油:初次每分钟10μg静脉滴注,每3~5分钟增加10μg直到症状缓解或出现血压下降。速度超过20μg/min后若仍无反应者,可以逐渐增至40μg/min。如果缺血症状和体征缓解,则不需要继续增加剂量,以免引起低血压反应。如果缺血症状和体征不缓解,可以增大剂量直至血压出现下降。用药前血压正常者用药后收缩压<110mmHg(14.7kPa);或

原有高血压的患者,平均动脉压降低>25%,则要非常警惕低血压反应。

静脉最大剂量为 200μg/min,如果无效再增加剂量也无法获得更多益处。静脉输入剂量维持在 300~400μg/h 者,可延长使用 2~4 周而不会增加高铁血红蛋白。

(2)硝酸酯类的耐药性:不是正在发作的难以控制的心绞痛,应以局部或口服硝酸酯制剂为主。硝酸酯类药代动力学耐受性依赖于用药的剂量和用药时间,任何形式的用药,连续治疗超过 24 小时都有可能发生耐药。如果需要硝酸甘油连续治疗超过 24 小时,为了维持治疗效果需要周期性增加输入速度,也可以采用低剂量和间断的定量输入法。胸痛和缺血症状消失 12~24 小时以上,可以尝试减少硝酸甘油的速度和剂量并逐渐改为口服给药,但不要突然停止静脉给药以免引起症状复发或缺血反跳。

2.止痛药物

在含服或静脉滴注硝酸甘油及充分抗缺血治疗后,疼痛仍持续存在或疼痛复发者可使用中枢镇痛药物。一般静脉注射吗啡 1~5mg,必要时可 5~30 分钟重复使用一次,吗啡具有较强的止痛和抗焦虑的作用,还具有扩张静脉、提高迷走神经张力减慢心率的作用。对于吗啡过敏或呼吸衰竭的患者可以使用盐酸哌替啶 50~100mg/次肌内注射。

3.β 受体阻滞剂

(1)临床疗效评估。近期的大型临床试验有 Kirshenbaum,MIAMI,Ryden,Norris,HINT,Robert,TIMI Ⅱ-B,ISIS-Ⅰ 等试验。随机双盲对照试验提示,β 受体阻滞剂可以避免或减少 13%UA 患者发展为 AMI;对近期发生的 AMI,即使在日常生活中,β 受体阻滞剂对有缺血及心衰患者都有降低病残率和(或)病死率;对于有疼痛发作的 AMI,静脉使用 β 受体阻滞剂可使这些高风险患者明显获益。

(2)临床应用。无禁忌证时应早期使用 β 受体阻滞剂;对高风险以及休息时胸痛的患者应尽早静脉给药,症状控制后再改为口服药物治疗,中低度危险患者可选用口服药物治疗。各种 β 受体阻滞剂的药动学、不良反应以及内在拟交感活性不同,目前没有证据证明哪一类制剂比另一类制剂更有效。

(3)禁忌证。下列情况属于禁忌:任何二度/三度房室传导阻滞,且无人工心脏起搏保护时;有哮喘病史或严重左心功能不全;显著窦性心动过缓(心率<50/min),或低血压(Bp<90/60mmHg)患者。对慢性阻塞性肺病患者应用 β 受体阻滞剂要保持高度警惕,初次可选用小剂量 $β_1$ 制剂,或选用短效的 $β_1$ 制剂治疗;如使用 2.5mg 美托洛尔静脉注射或 12.5mg 美托洛尔口服或艾司洛尔静脉 100μg(kg·min)给入,应完全避免其他 $β_2$ 受体阻滞剂的应用。

(4)临床常用的 β 受体阻滞剂。如表 1-1 所示。

4.钙离子拮抗剂(CCB)

(1)临床疗效评估:丹麦维拉帕米 MI 试验随机双盲与对照组比较,连续维拉帕米治疗 6 个月后治疗组与安慰剂组病死率两组无统计学显著差异(12.8% vs 13.9%);心肌再梗死率无统计学显著差异(7.0% vs 8.3%);12 个月后死亡率无统计学显著差异(15.2% vs 16.4%)。结论为维拉帕米对早期 AMI 的治疗未能改善生存率。

荷兰硝苯地平/美托洛尔试验结果提示：单独硝苯地平治疗组与安慰剂组比较MI或再发心绞痛增加16%；美托洛尔治疗MI或再发心绞痛减少24%；美托洛尔和硝苯地平联合治疗MI或再发心绞痛减少20%，但其治疗效果主要得益于美托洛尔。这种联合治疗无统计学意义，并且因为单一硝苯地平治疗的危害而提前终止了试验。

表1-1 临床常用的β受体阻滞剂

药物	选择性	部分拟交感活性	常用剂量
普萘洛尔(propranolol)	无	无	10～80mg,tid
美托洛尔(metoprolol)	β_1	无	25～100mg,bid～tid
阿替洛尔(atenolol)	β_1	无	12.5～50mg,qd～bid
噻吗洛尔(timolol)	无	无	10mg,bid
倍他洛尔(betaxolol)	β_1	无	10～20mg,qd
比索洛尔(bisoprolol)	β_1	无	5～10mg,qd
艾司洛尔(esmolol)(静脉用)	β_1	无	50～300μg/(kg·min)
拉贝洛尔(labetalol)	无	有	200～600mg,bid
吲哚洛尔(pindolol)	无	有	2.5～7.5mg,tid

NSTEMI发作后24～48小时给予地尔硫䓬或安慰剂治疗14天结果：可以降低CK-MB水平，再梗死和顽固性心绞痛及总病死率无明显增加。Gobel试验入选了129例不稳定性心绞痛患者，结果地尔硫䓬组心绞痛再发减少，随访1年表明心脏事件发生也更少。

(2)临床钙离子拮抗剂及其不良反应：多组资料已证明，所有钙离子拮抗剂主要限于控制UA的症状。二氢吡啶类制剂对死亡或MI复发率无持续效果，同时证明快释放的短效制剂如果不是早期给予β受体阻滞剂，可以增加严重的心脏不良事件。对于减慢心率的钙离子拮抗剂(主要是地尔硫䓬)，早期用于急性心肌缺血治疗被证明无害且提示有益。因此，当β受体阻滞剂有禁忌时，可选用减慢心率的钙离子拮抗剂。当有顽固症状时，可早期用于住院患者，甚至用于有轻度左室功能不全的患者。在不稳定性心绞痛冠状动脉痉挛理论盛行时期，几乎常规使用钙拮抗剂。随着这种理论接近终结及HINT(荷兰美托洛尔和硝苯地平试验)研究的阴性结果公布，ACS患者应慎重使用钙拮抗剂。所有抗缺血药物包括β受体阻滞剂，仅有地尔硫䓬的抗缺血作用强于硝酸盐类，这种获益长期存在。

5.血管紧张素转换酶抑制剂(ACE-Ⅰ)

现有ACE-Ⅰ用于AMI的临床试验主要入选了STEMI患者，在NSTEMI患者中缺乏评价ACE-I的随机临床试验。但是大多数AMI试验入选了部分NSTEMI患者，对冠心病高危患者的二级预防研究也证实了ACE-I的效益。因此，ACE-Ⅰ适用于AMI最初24小时内的患者，ACE-Ⅰ可在急诊室内开始使用，也可以稍后开始使用。ISIS-4亚组分析资料显示，NSTEMI患者得益于短期的ACE-Ⅰ治疗。最近的SMILE试验中的NSTEMI亚组，经佐芬普利治疗6周使主要终点事件发生率降低了65%，1年病死率降低了43%，提示NSTEMI患者早期使用ACE-Ⅰ是获益的。ACE-Ⅰ用于NSTEMI患者的建议见表1-2。

表1-2　ACE-Ⅰ用于NSTEMI患者的建议

Ⅰ类适应证：
　　(1)伴有左室收缩功能异常或慢性心力衰竭，使用硝酸甘油和β受体阻滞剂后仍有高血压的NSTEMI患者(证据水平B)
　　(2)伴有糖尿病的NSTEMI患者(证据水平B)
　　(3)伴有心力衰竭、左室收缩功能异常、高血压或糖尿病的NSTEMI患者出院时带药及出院后长期使用(证据水平A)
Ⅱa类证据：
　　(1)所有NSTEMI患者(证据水平B)
　　(2)所有NSTEMI患者出院时带药及出院后长期使用(B)

注：Ⅰ类：已证实和(或)公认有用和有效的操作或治疗；Ⅱ类：有用性/有效性的证据相矛盾和存在不同观点的操作或治疗；Ⅲ类：已证实和公认无用/无效，并在有些病例可能是有害的操作或治疗。A级证据：证据来自多个随机临床试验；B级证据：证据来自单个随机临床试验或非随机临床试验；C级证据：专家一致的意见。

血管紧张素受体拮抗剂(ARB)用于NSTEMI治疗还缺乏大规模随机对照的循证医学证据，现有的临床试验表明ARB并不优于ACE-Ⅰ。当患者不能耐受ACE-Ⅰ时可用ARB代替(Ⅰ类推荐，A级证据)。

6.其他药物

他汀类药物具有改善内皮功能、消除炎症反应、稳定斑块、预防血栓形成的多相性功效。所有NSTEACS患者入院早期(1～4天)即开始应用，LDL目标水平＜100mg/dL(＜2.6mmol/L)，推荐强化降脂目标是LDL＜70mg/dL(＜1.81mmol/L)，但要监测肝功能和防止横纹肌溶解等不良反应。曲美他嗪通过改善缺血细胞内的能量代谢，防止细胞内ATP水平下降，在维持细胞内环境稳定的同时确保离子泵的功能完善和跨膜钠-钾泵正常运转，减少细胞内酸中毒以及阻止心肌细胞内钠和钙的聚集，保护细胞收缩功能和限制氧自由基造成的细胞溶解和内膜损伤，可以不影响血流动力学而改善心肌代谢作用。KATP通道开放剂(如Nicorandil)已用于UA患者，初步的循证医学证据表明可进一步减少一过性心肌缺血、心动过速发作次数。此类药物进一步评价显示，可使35天死亡、MI、缺血复发降低14%，使6个月死亡、MI、顽固性缺血减少23%。但冠心病病死率和心血管非致命性事件复发率还需要进一步的观察。

(二)抗血小板及抗凝治疗

目前对于ACS的治疗有多种抗血小板及抗凝治疗药物，采用哪种药物及何时使用抗血小板及抗凝药物更具有讨论意义。通常，选择何种抗血小板及抗凝药物取决于2个因素：①是否给予早期介入治疗；②冠状动脉造影后采用的后续治疗。然而，不管选择何种治疗方案，ACS患者都需要嚼服一定剂量的阿司匹林(162～325mg)，对阿司匹林不耐受的患者需要口服氯吡格雷(300～600mg)。以下将分别详述各种治疗方案中抗血小板及抗凝药物的治疗、特殊剂量、不良反应、药动学特点等。

1.最初非手术治疗策略

在接受阿司匹林后,选择初步非手术治疗的患者,应当接受以氯吡格雷为起始药物的规范抗凝治疗。依诺肝素和磺达肝癸钠均是可以选择的抗凝治疗药物,此外,普通肝素(UFH)也是一种可以接受的治疗方案。需要注意的是,对于最终选择介入治疗的患者如果使用磺达肝癸钠,必须加入Ⅱa因子活性类抗凝药物(UFH),以防止导管相关血栓的形成。

2.最初介入治疗策略

在接受阿司匹林治疗后,选择初步介入治疗的患者,应当接受以依诺肝素、普通肝素、比伐卢定为主的抗凝治疗,在进行导管介入治疗前,建议加用第二种抗血小板药物治疗,第二种抗血小板药物可以应用氯吡格雷和替格瑞洛。普拉格雷通常可以在冠状动脉造影有明确的结果之后选用,GPⅡb/Ⅲa受体抑制药(例如依替巴肽和替罗非班)也可以考虑应用。

3.冠状动脉造影之后根据选择不同的治疗方案予以相匹配的治疗方案

(1)对于准备接受CABG手术的患者,建议持续应用阿司匹林持续治疗。对于已经接受氯吡格雷治疗的患者,建议术前停用氯吡格雷5天,而GPⅡb/Ⅲa受体抑制药类药物需要术前4小时停用。替格瑞洛虽然是P_2Y_{12}可逆抑制药,但是应用后的出血率和应用氯吡格雷CABG术前5天停用的出血率是没有明显差异的。通过TRITON-TIMI38试验的结果,相比CABG前应用氯吡格雷的患者,之前应用过普拉格雷患者的出血率相对更高,而且这种出血风险将在最后一次应用普拉格雷之后持续7天。普通肝素可以持续应用到CABG术前,但是,依诺肝素应在术前停用12~24小时,而比伐卢定应在术前停用3小时。

(2)对于准备接受PCI治疗的患者。所有患者均需要接受双重的抗血小板治疗。PCI之前,常规应用GPⅡb/Ⅲa受体抑制药的治疗方法目前已经不被允许,GPⅡb/Ⅲa受体抑制药可以在选择性PCI病案中选择辅助治疗应用。

(3)药物治疗。如果冠状动脉造影提示冠状动脉没有明确的冠状动脉梗阻的冠心病,是否需要继续应用抗血小板及抗凝治疗需要由医师抉择。如果冠脉造影结果提示明显的冠心病,建议接受阿司匹林的治疗,如果造影前没有接受氯吡格雷治疗则建议联合氯吡格雷治疗,GPⅡb/Ⅲa受体抑制药则应该停止治疗。肝素需要持续应用48小时,依诺肝素或磺达肝素则需要在整个住院期间均持续应用。比伐卢定则至少应用72小时。

4.阿司匹林

阿司匹林尽管是相对较弱的血小板聚集抑制药,但仍对小稳定型心绞痛的死亡率有着明显的影响。血小板激活有几种途径,而阿司匹林只是阻断血栓素A_2形成的途径。目前,对阿司匹林对于UA/NSTEMI的治疗剂量已经进行了5次重大的临床试验,测试的剂量也已经测试到从每口75mg到每日325mg。毕竟,阿司匹林的应用可以减少50%的死亡及非致死性的心肌梗死的概率。

(1)药动学:阿司匹林的抗血小板作用起效非常迅速,可以在15分钟内阻断大量的A_2血栓素聚集形成,并且可在60分钟内形成重要的血小板聚集阻滞药。ACS的患者应当尽可能快地给予阿司匹林治疗。因为阿司匹林对于环氧化酶的阻断是不可逆的,所以它的抗血小板作用可以持续7～10天。

(2)用量:除非药物禁忌(如持续性出血及阿司匹林过敏),对于可疑为 UA 的患者,应当立即给予患者 162～325mg 剂量的阿司司林(咀嚼并吞咽)。对于已经接受 PCI 的患者,放置金属裸支架(BMS)的患者建议予以 162～325mg/d 的阿司匹林治疗至少 1 个月,对于放置雷帕霉素洗脱支架的患者建议应用阿司匹林 3 个月,对于放置紫杉醇洗脱支架的患者建议应用阿司匹林 6 个月,并且无限期地持续应用 81～162mg/d 剂量的阿司匹林。二级预防治疗这种后续的剂量是可以适当减少的,阿司匹林剂量通常为 81～162mg/d,而且这种持续的治疗应当是无限期进行的。

5.噻氯匹定

噻氯匹定是第一种商业应用的噻吩吡啶类药物,噻氯匹定和其他噻吩吡啶类药物通过抑制二磷腺苷合成来抑制血小板聚集。对于 UA 患者,噻氯匹定和阿司匹林具有相似性,可以明显减少 6 个月内的死亡及心肌梗死的概率。目前认为噻氯匹定会增加 1%～5%的中性粒细胞缺乏症,所以对于 UA/NSTEMI 患者不推荐作为第一线的噻吩吡啶的药物。现在用于对氯吡格雷或普拉格雷不耐受或禁忌的患者。

(1)药动学:噻氯匹定具有延迟显效的作用,通常应用 2～3 天以后才可以达到药物作用峰值。

(2)不良反应:噻氯匹定可以增加中性粒细胞缺乏症(1%～5%的患者),并且认为很少与血栓性血小板减少性紫癜(TTP)相关。

(3)剂量:噻氯匹定的负荷剂量为 500mg,通常以 250mg 每日 2 次服用。

6.氯吡格雷

氯吡格雷是第二种商业应用的噻吩吡啶类药物,并且在此类药物中应用最为广泛。在 CURE 试验中,对于 UA/NSTEMI 患者,联合应用氯吡格雷和阿司匹林比单独应用阿司匹林有着更低的心血管性死亡,非致命性心肌梗死及卒中的概率(9.3% vs. 11.4%,P=0.001),联合应用有着更低的顽固性缺血、心力衰竭或血供重建的概率。但是对于经历 CABG 术的患者,氯吡格雷有着更高的大出血风险(3.7%氯吡格雷 vs. 2.7%阿司匹林)。在一项 CURE 的试验中,PCI-CURE,对于接受 PCI 的 UA/NSTEMI 患者,氯吡格雷预处理的 PCI 患者在 30 天时有着更低的心血管死亡、非致命心肌梗死及紧急靶血管血管重建的概率(4.5% vs. 6.4%),长期氯吡格雷治疗能够降低心血管死亡、心肌梗死及血管重建的概率,同时并不会明显增加大出血风险。氯吡格雷负荷剂量预处理的优势,已经从 CREDO 临床试验中得到进一步证实。该试验中,以 300mg 负荷剂量之后持续 75mg/d 治疗 1 年的患者与只接受 75mg/d 治疗剂量 1 个月而无负荷剂量的患者相比可以减少 1 年内 26.9%的死亡、心肌梗死及卒中的概率。

(1)药动学:氯吡格雷是一种前体药物,需要通过代谢转变成为有活性的药物发挥作用。同时给予 300mg 的氯吡格雷和噻氯匹定药物,2 小时以后再进行药物监测,发现氯吡格雷相比噻氯匹定起效更快。如果剂量调节到 600mg,氯吡格雷的起效会更快。

(2)不良反应:氯吡格雷一般耐受性良好。氯吡格雷的过敏反应很少会引起皮肤弥散性荨麻疹,同时也有病例报道提示应用氯吡格雷会引发 TTP。

(3)剂量:氯吡格雷的常用负荷剂量为 300mg,但是近来的试验表明,在应用 600mg 的负荷剂量的氯吡格雷后,可更快速更强地抑制血小板,进行 PCI 能够有效减少 PCI 术后的缺血性事件。CURRENTOASIS-7 试验表明对于最终行 PCI 的 ACS 患者,予以负荷剂量 600mg 氯吡格雷的患者相比 300mg 负荷剂量的患者有着更低的心血管死亡、心肌梗死和卒中概率。这种减少缺血终点的代价是增加了患者的大出血风险。氯吡格雷的维持剂量通常为 75mg/d。

7.普拉格雷

普拉格雷是最近出现的商用的噻吩吡啶类药物。临床前研究证实,普拉格雷比氯吡格雷有着更强效的抗血小板作用,TRITON-TIMI38 试验中,对表现为 ACS 计划行 PCI 的患者,普拉格雷相比氯吡格雷有着更有效的抗血小板作用。此试验共有 13608 名患者参加,应用普拉格雷的患者相比应用氯吡格雷的患者在心血管死亡、非致命心肌梗死及非致命卒中的风险明显减少(9.9% vs. 12.1%,$P<0.001$)。然而,应用普拉格雷带来的益处是以明显增加晚期出血风险为代价的,这种出血风险包括了大出血(2.4% vs. 1.1%,$P=0.03$)和致命性出血(0.4% vs. 0.1%,$P=0.002$)。如果患者有短暂性脑缺血或卒中的病史,使用普拉格雷是绝对禁忌;如果患者年龄≥75 岁或体重<60kg,使用普拉格雷是相对禁忌,这种情况下收益可能小于损伤。

(1)药动学:和氯吡格雷一样,普拉格雷是一种前体药物,在应用 60mg 负荷剂量的普拉格雷后,90% 的患者在第 1 小时内获得了≥50% 的血小板抑制率,最高可以达到 80%。在持续应用普拉格雷 3~5 天后,血小板聚集的稳态达到之前的 70%。在停药后 5~9 天才能恢复,血小板聚集回到基线水平。

(2)不良反应:和氯吡格雷一样,普拉格雷通常耐受性良好,罕见过敏反应,然而像鼻出血和挫伤后的皮下出血等出血表现并不少见。

(3)剂量:普拉格雷的负荷剂量是 60mg,之后的每日维持剂量为 10mg。

8.替格瑞洛

替格瑞洛是近期被 FDA 许可的非噻吩吡啶的 P_2Y_{12} 受体拮抗药,不像氯吡格雷和普拉格雷,替格瑞洛不是一种前体药物,并且不需要药物活化作用。在 PLATO 试验中,对于 ACS 患者,替格瑞洛相比氯吡格雷能够明显减少 1.9% 的主要不良心血管事件风险和 1.4% 的死亡风险。这种收益足以增加非操作的出血风险为代价的。此外,应用替格瑞洛 14% 的患者出现了呼吸困难的表现。

剂量:替格瑞洛的负荷剂量是 180mg,它的维持剂量是 80mg 每日 2 次。在 2011 年的 UA/NSTEMI 指南中,替格瑞洛并没有被 FDA 认可,目前并不推荐使用。

9.肝素

对于 UA 患者,肝素联合阿司匹林可以减少缺血事件的发生,在一项联合 6 个临床试验的荟萃分析中指出,肝素联合阿司匹林治疗相比单用阿司匹林减少 33% 的死亡率和非致命性心肌梗死的发生率,这个数据还没有达到一个明显的统计学差异,肝素的疗效会在停止治疗后逐渐消退。

(1)疗程:即使应用肝素的最适疗程仍不清楚,目前的试验仍表明只有持续地应用3~7天的肝素后才能达到临床获益。目前,肝素通常是在血管造影及PCI术后才停用。

(2)反弹性缺血:反弹性缺血是由于肝素应用期间的凝血酶的聚集和随后的血小板聚集导致的。目前有试验表明,此种缺血在联合阿司匹林时减弱。

(3)建议:对于NSTE-ACS患者拟行介入或非手术治疗时,静脉注射肝素都可以作为抗凝治疗方案,当出现肝素禁忌时不可应用(例如活动性出血、高敏患者或既往有肝素诱导血小板减少症病史)。

(4)剂量:起始阶段,肝素按体重给予剂量(60U/kg),随后以15U/(kg·h)注射。APTT需要每隔6小时监测一次,直到APTT稳定在50~70秒,之后可间隔12~24小时监测一次。标准的肝素应用方案中,随后的肝素用量要基于APTT的水平来调整。

10.低分子肝素(LMWH)

低分子肝素相比肝素的好处是更高的生物利用度、更固定的给药方案、更有效的血栓抑制、更少见的肝素诱导性血小板减少症和不必持续监测APTT水平所带来的较低费用。

(1)与肝素相比:一项涉及17157名UA/NSTEMI患者的荟萃分析,指明低分子肝素和肝素在患者受益上并没有明显差异(OR=0.88,95% CI:0.69~1.12,P=0.34)。在ESSENCE试验中,对于UA/NSTEMI患者,应用低分子肝素及依诺肝素的患者相比普通肝素在30天时有着更低的死亡,心肌梗死及近期复发心绞痛的概率(19.8% vs. 23.3%,P=0.016)。使用依诺肝素治疗的患者,经历血供重建术更少,大出血率相似。在TIMIUB试验中,使用依诺肝素的UA/NSTEMI患者,相比应用UFH的患者,在43天时有着更低的死亡、心肌梗死及紧急血管重建(17.3% vs.19.7%,P=0.048)。低分子肝素在此组疾患者群中比常规肝素更优越,除了需要紧急24小时内CABG术的患者,低分子肝素是可以替代肝素治疗的方案。在SYNERGY试验中,9978名高风险因素的NSTE-ACS患者,低分子肝素有着不次于但也不优于普通肝素的效果。此试验中30天内的死亡或心肌梗死概率低分子肝素组是14%而普通肝素组为14.5%(P=0.396)。相比普通肝素组,被随机分配到分子肝素组的患者有着更高的出血概率(9.1% vs. 7.6%,P=0.008)。该组数据统计分析还指出,交叉应用依诺肝素和普通肝素的患者还可能有着额外的出血风险。

(2)剂量:依诺肝素的规范应用剂量为每12小时1mg/kg皮下注射,没有常规的实验室监测指标。但是在临床治疗中,某些情况下(如肾功能不全、严重肥胖)可以通过监测抗Xa因子来监测低分子肝素用量。接受肝素治疗的UA/NSTEMI或经历PCI的患者其抗Xa水平能到达多少,尚未确定。但是通常接受低分子肝素治疗的患者的抗Xa水平在0.5~1.0U/mL。

(3)建议:对于NSTE-ACS患者无论是接受非手术治疗还是接受早期介入治疗的,依诺肝素是可以作为一个可接受的抗凝治疗药物。

11.直接凝血酶抑制药(DTIs)

相比UFH,DTIs对与血凝块结合的凝血酶的抑制功能更为有效,并且不会被血浆蛋白及血小板因子4所灭活。水蛭素是老一代的直接凝血酶抑制药,目前并不再应用于临床治疗,已经被它的衍生物比伐卢定所代替。

(1)比伐卢定(以前称水蛭肽):比伐卢定是水蛭素的一种衍生物,相比水蛭素它具有更短的半衰期且可以可逆性抑制凝血酶。在ACUITY试验中,13819名UA/NSTEMI患者,比伐卢定联合GPⅡb/Ⅲa抑制药的临床疗效不次于肝素联用Ⅱb/Ⅲa抑制药的疗效(30天发生缺血概率对比7.7% vs. 7.3%)。

(2)建议:目前指南建议比伐卢定联合ⅡbGP/Ⅲa抑制药可以作为选择性的抗凝治疗方案或者作为NSTE-ACS患者拟行介入治疗之前的抗凝治疗方案。目前不建议将比伐卢定作为药物用于非手术治疗患者。

12.Xa因子抑制药

磺达肝癸钠是一种肝素戊多糖的类似物,在凝结瀑布中选择性地抑制凝血酶Xa网子,相比普通肝素,通过更长的半衰期可以持续地减少血浆蛋白的结合,这些属性转化为临床实际效果就是磺达肝癸钠具有更持续的抗凝作用。可以给予每日1次固定剂量来应用。

(1)与依诺肝素比较:在OASIS-5试验中20078名UA/NSTEMI患者,应用磺达肝癸钠的患者(2.5mg每日1次肌内注射)和应用依诺肝素的患者相比(1.0mg/kg每日2次肌内注射)。在9天内的死亡、心肌梗死或难治性缺血的联合终点的发生的概率上是相似的,而且应用磺达肝癸钠的患者有着更低的大出血概率(2.2% vs. 4.1%,P=0.001)。但是在这个试验中,提到试验中导管相关性血栓的发病率有所增加,而且试验方案是有所改变的,由一开始在PCI期间不允许应用开放标签的肝素治疗到可以应用。

(2)剂量:磺达肝癸钠对于UA/NSTEMI患者的应用剂量为每日1次2.5mg肌内注射。磺达肝癸钠经由肾清除,禁用于肌酐清除率(CrCL)<30mL/min的患者。

(3)建议:磺达肝癸钠建议应用在准备接受保守药物治疗的患者的抗凝治疗,对于行药物治疗且出血风险增加的患者,应用磺达肝素是更优的治疗。然而考虑到OASIS-5试验中应用磺达肝癸钠出现的导管相关性血栓的风险,对于拟行冠状动脉造影及介入治疗的患者建议应用肝素治疗。

13.GPⅡb/Ⅲa受体抑制药

血小板聚集要求激活在血小板表面的GPⅡb/Ⅲa受体,相邻的血小板的GPⅡb/Ⅲa受体结合纤维蛋白原分子,随后逐渐形成血栓。阻断GPⅡb/Ⅲa受体可以抑制血小板聚集并减少血栓的形成。阿昔单抗、抗人GPⅡb/Ⅲa受体的鼠科单克隆抗体,在停止注射药物的数日内与受体紧密结合,抑制血小板聚集。除与GPⅡb/Ⅲa受体结合外,阿昔单抗还抑制其他受体,包括内皮细胞上的玻连蛋白受体及白细胞MAC-1受体。埃替非巴肽是一种从蛇毒中提取的环肽类抑制药,它起效更快,半衰期短。因为它的半衰期短,所以需要持续给药来维持血小板聚集的最强抑制。替罗非班同样为一种可用的GPⅡb/Ⅲa受体抑制药。

在UA患者行PCI时的应用:目前FDA已经批准阿昔单抗和埃替非巴肽作为PCI期间的辅助治疗药物。替罗非班被批准作为治疗UA患者的药物,可以持续到血管介入使用。

(1) EPIC 试验是关于阿昔单抗在行 PTCA 的高危 UA 患者中应用的研究。489 名患者，阿昔单抗在 30 天降低主要缺血事件率（12.8%安慰剂 vs.1.8%阿昔单抗，P=0.012），主要是因为降低了死亡或心肌梗死的发生率。这种受益在长期（3 年）随访中持续存在。在 EPILOG 试验中，联合应用阿昔单抗和肝素可以明显减少 30 天的死亡、心肌梗死或紧急血管重建的发生率（11.7% vs. 5.2%低剂量肝素组，P=0.001），应用阿昔单抗对于行 PCI 低中危患者同样受益。在 EPILOG 试验中，在给予较低的根据体重校正的肝素剂量时，阿昔单抗和安慰剂对照组有着相似的出血概率。在 CAPTURE 研究中，PCI 术前 18～24 小时予以阿昔单抗治疗可减少死亡、心肌梗死及紧急的血管重建发生率（10.8% vs. 15.4%，P=0.017）。接受阿昔单抗治疗的患者同样也有较高的血栓溶解，提高操作成功率。在 EPISTFNT 试验中，放置支架联合应用阿昔单抗，不良缺血事件的发生率及长期（1 年）死亡率均明显低于单用支架治疗的患者。阿昔单抗（以 0.25mg/kg 为初始剂量再予以 10μg/min 维持 12 小时）通常用于 ACS 患者的 PCI 术中。

(2) 替罗非班：在 RESTORE 试验中，ACS 患者在 72 小时内行 PCI，予以肝素和阿司匹林治疗外，给予替罗非班治疗或安慰剂。替罗非班可减少短期的死亡、心肌梗死或因 PTCA 失败的紧急血管重建或复发性缺血，未增加大出血发生率。在 PRISM 试验中，对 UA 患者进行替罗非班治疗[30 分钟内予以 0.6μg/(kg·min) 剂量注射，随后以 0.15μg/(kg·min) 剂量注射]可以减少 32%的 48 小时内死亡、心肌梗死、难治性缺血的发生率（3.8% vs. 5.6%，P=0.01）。即使替罗非班组的死亡率明显减少，但在 30 天内的复合终点没有明显的不同（3.6% vs. 2.3%）。值得注意的是在治疗期间只有很少一部分患者接受 PCI 的治疗（1.9%）。在 PRISM-PLUS 试验中，替罗非班联合应用肝素相比单独应用肝素组，可以明显减少死亡、心肌梗死或难治性缺血发生率，在 7 天时（12.9% vs. 17.9%，P=0.004），30 天时（18.5% vs. 22.3%，P=0.03），6 个月时（27.7% vs. 32.1%，P=0.02）。

(3) 在 PURSUIT 试验中评估埃替非巴肽：虽然在 UA/NSTEMI 患者中应用埃替非巴肽出血风险会增加，但埃替非巴肽[予以 180μg/kg 的初始剂量，随后以 1.3 或 2.0μg/(kg·min) 剂量注射]，在 30 天时比安慰剂组减少死亡或非致命性心肌梗死发生率（14.2% vs. 15.7%，P=0.04）。

(4) 独立于 PCI 之外的应用：对于 UA 患者无论是否进行 PCI 治疗，埃替非巴肽和替罗非班都被证实是患者基础治疗方案。一项对 CAPTURE、PURSUIT 及 PRISM-PLUS 的荟萃分析中指出，GPⅡb/Ⅲa 受体抑制药对于 UA/NSTEMI 患者可以减少死亡和非致命心肌梗死的 34%发生率，提示这种早期收益可能是独立于 PCI 治疗存在的。然而在 GUSTOIV-ACS 试验中，UA/NSTEMI 患者接受阿昔单抗团注射后，继以阿昔单抗 24 小时或 48 小时持续注射治疗组，相比应用肝素和阿司匹林的传统治疗，疗效没有显示出更佳。此外，这几组在 30 天内的死亡或心肌梗死上都有着相似的发生率（8.0%安慰剂组，8.2% 24 小时静脉注射组，9.1% 48 小时静脉注射组）。在前 48 小时内使用药物，而此组试验中只有 1.6%的患者在接受药物治疗同时进行了 PCI 治疗。在此试验中，对于并不是早期接受介入治疗的患者，阿昔单抗并没有体现出更好的疗效。

(5)建议：对于接受 PCI 治疗的患者,应用 GPⅡb/Ⅲa 受体抑制药效果显著。在当今抗凝血药治疗的时代和用大负荷剂量的氯吡格雷(600mg)的治疗,目前并不清楚 PCI 联合 GPⅡb/Ⅲa 受体抑制药的确切功效。在 ISARREACT 2 试验中,2022 名拟行 PCI 的 NSTE-ACS 患者,随机分配为阿昔单抗组和对照组,对照组应用 600mg 的氯吡格雷治疗。结果接受阿昔单抗治疗的患者减少了 25% 的死亡、心肌梗死或急性血管重建的发生率。但是在此试验中,这种受益仅在肌钙蛋白升高的患者中观察到。同样,ACUITY 试验显示,对于在血管造影前至少 6 小时应用比伐卢定联合至少 300mg 负荷剂量的氯吡格雷进行预治疗的患者,使用 GPⅡb/Ⅲa 抑制药并不是必需的。对于拟行早期介入治疗的 UA/NSTEMI 患者,ACC/AHA 指南指出对于低风险的患者,应用 GPⅡb/Ⅲa 受体抑制药或氯吡格雷都是适合的,而对于具有早期复发缺血症状或者选择延迟冠状动脉造影的高危患者,联合应用这两种药物更为有利。对于拟行 PCI 治疗而不考虑延迟冠状动脉造影的患者,可选择阿昔单抗作为上游治疗的 GPⅡb/Ⅲa 受体抑制药。另外,埃替非巴肽或阿昔单抗是更受偏爱选择的 GPⅡb/Ⅲa 受体抑制药。

(6)GPⅡb/Ⅲa 受体抑制药的受益的亚组

①肌钙蛋白阳性：几项研究表明肌钙蛋白升高的患者更能从治疗中获益。在 CAPTURE 试验中,肌钙蛋白升高的 UA 患者相比正常水平的肌钙蛋白患者,应用阿昔单抗治疗能有更低的死亡或非致命性心肌梗死发生率。同样的结果在同时代较早的应用阿司匹林和氯吡格雷 ISAR-REACT 2 试验得到验证。因此,肌钙蛋白阳性具有更高的心血管事件风险的患者,能够从 GPⅡb/Ⅲa 受体抑制药得到更大的收益。

②糖尿病：在一项对患有糖尿病的 ACS 患者的数据分析中,联合应用 GPⅡb/Ⅲa 受体抑制药能够有效减少 30 天时死亡率(6.2% vs. 4.6%,P=0.007)。对于合并糖尿病拟行 PCI 的 ACS 患者,能够从 GPⅡb/Ⅲa 抑制药中获得更多的收益(死亡率 4.0% vs. 1.2%,P=0.002)。在这组数据分析中,GPⅡb/Ⅲa 受体抑制药在非糖尿病患者中并没有表现明显减低死亡率(3.0% vs. 3.0%)。当患者首次住院拟行 PCI 治疗时,糖尿病患者能够从 GPⅡb/Ⅲa 受体抑制药获得更多收益。

(7)关于口服 GPⅡb/Ⅲa 受体抑制药：口服 GPⅡb/Ⅲa 受体抑制药并没有显示出获益并且可能会增加病死率。静脉用的 GPⅡb/Ⅲa 受体抑制药和口服用的区别目前并不清楚。一个可能的解释是,口服抑制药相比静脉用抑制药是部分拮抗活性,并有可能导致纤维蛋白原聚集和血小板聚集。

14.纤维溶解药物

即使对于 ST 段抬高型心肌梗死的患者,溶栓疗法能减少死亡率并且提高左心室功能。但是对于 UA 及 NSTEMI 患者使用此种疗法可能会带来较差的预后。在一项对 UA 患者进行纤溶疗法的荟萃分析中指出,接受纤溶治疗的患者有着更高的死亡或非致命心肌梗死的发生率(9.8% 纤维蛋白溶解疗法 vs. 6.9% 安慰剂)。缺乏凝血蛋白酶,可能会导致纤维蛋白溶解后,形成血栓形成的环境。纤维蛋白溶酶的增加,血小板被激活,保持这种血栓形成的前状态。

因为应用纤溶治疗的患者没有闭塞的血栓形成,所以纤维溶解蛋白药物并不能明显地提高UA患者冠状动脉的血流量。

(三)再灌注治疗

有以下高风险指征的 NSTEACS 患者,都应该尽早完成 CAC,以便早期实施 PCI 或 CABC:①尽管经过充分的抗缺血和抗血小板及抗凝治疗,在休息或低活动量时仍发生心绞痛或心肌缺血;②NSTEACS 患者,血清 TnT 或 TnI 阳性且水平逐渐升高;③经治疗症状稳定后新出现的或推测是新出现的 ST 段压低;④再发心绞痛或缺血伴随心力衰竭症状,S_3 奔马律,肺部湿性啰音明显增多或肺水肿,新的恶化的二尖瓣反流;⑤恶性室性心律失常;⑥非创伤性负荷试验证明属于高风险的患者;⑦左室收缩功能降低(EF<0.4);⑧PCI 干预治疗在 6 个月以内;⑨血流动力学不稳定;⑩之前曾行 CABG 治疗。过去,FRISC-Ⅱ、MITI、TACTICS-TIMI18、VINO、RITA3 和 ISAR COOLE 等试验也已经证明,早期介入干预可以明显改善非 ST 段抬高的 ACS 患者的预后。ACC/AHA 推荐的 UA/NSTEMI 的早期介入治疗和保守治疗的策略。

2010 年 ESC 指南有关 NSTE-ACS 血运重建建议:

侵入策略适用于:①GRACE 积分>140 或至少有一个高危指标;②症状反复发作;③负荷试验可诱发心肌缺血。早期侵入策略(<24 小时)适用于 GRACE 积分>140 或多项其他高危指标,晚期侵入策略(72 小时以内)适用于 GRACE 积分<140 或无多项其他高危指标,但缺血风险极高(顽固性心绞痛、相关性心力衰竭、心律失常、血流动力学不稳定)患者应考虑行急诊(<2 小时)冠脉造影。下列患者不宜采取侵入性策略:①整体风险较低;②诊断和介入治疗风险较高。由此可见,直接早期侵入优于早期保守策略,早期侵入优于晚期侵入策略,CRACE 积分>140 的高危患者应尽可能在 24 小时内紧急造影,发生血栓事件或 MI 风险高的患者应立即接受造影,低危患者也应在住院期间(最好 72 小时内)完成 PCI。

第五节 急性心肌梗死

一、流行病学

急性心肌梗死(MI)是北美及欧洲导致死亡的主要杀手之一。每年,估计有 785000 名美国人会出现新发心肌梗死,另有 47000 人会出现再发心肌梗死。每 25 秒就会有一个美国人出现急性心肌梗死,每一分钟就会有人死于心肌梗死。在 2007 年,每 6 个死亡的患者中就会有一个是冠心病引起的死亡。近 30 年急性心肌梗死的发病率和死亡率已急剧下降,这归功于冠心病监护病房、溶栓治疗、导管为基础的再灌注和他汀类药物的问世。随着经济发展,人口老龄化及糖尿病和肥胖的全球发病率增加,在未来会有更多动脉粥样硬化性心脏病的出现。

二、病理生理学

对大多数患者来说,冠状动脉斑块破裂是急性心肌梗死的始发因素。冠状动脉粥样硬化的纤维帽破裂使得内皮底层下的基质暴露于循环血液的有形成分中,从而导致血小板活化、凝血酶产生和血栓形成。没有破裂但有侵蚀的冠状动脉斑块也可导致血栓形成,并造成高达的25%的心肌梗死。急性冠脉综合征(ACS)是一个动态的过程,包括血管的完全闭塞,血管部分闭塞及再灌注。在没有显著侧支的血管闭塞性血栓最经常导致急性 ST 段抬高型心肌梗死(STEMI)。STEMI 和非 ST 段抬高型心肌梗死(NSTEMI)病理生理学是相似的,这可解释它们在 ACS 中的最终结果相似,坏死程度和死亡率相近。对 ST 段抬高的识别显得尤为重要,因为它通常需要紧急再灌注治疗。

三、定义

2007 年欧洲心脏病学会(ESC)、美国心脏病学会基金会(ACCF)、美国心脏学会(AHA)和世界心脏联盟(WHF)等组织联合发布专家共识,对急性心肌梗死进行了重新定义。心脏肌钙蛋白水平升高和(或)降低超过参考值上限(URL)99 百分位值,要求检测采用的变异系数<10%,同时有缺血的证据。缺血被定义为任何缺血的症状,心电图变化提示新发的缺血,心电图(ECG)上出现进展的病理性 Q 波或梗死的影像学证据。心肌梗死定义中还包括:心源性猝死(SCD)伴心肌缺血的证据[新 ST 段抬高、左束支传导阻滞(LBBB)或冠状动脉血栓];经皮冠状动脉介入治疗(PCI)后患者的生物标志物升高>3 倍 URL 及冠状动脉旁路移植术(CABG 后)的患者生物标志物升高>5 倍 URL;经证实的支架内血栓形成也被列在这个新定义中。传统的心肌梗死被定义为满足以下任何一个条件:系列心电图发现新的病理性 Q 波,影像学有心肌梗死的证据或发现心肌梗死愈合或正在愈合的病理学证据。

四、临床诊断

对于任何有胸痛病史并怀疑心源性原因的患者,都应该在 10 分钟内获得心电图,并及时决定是否需要再灌注治疗。如果心电图显示有急性 ST 段抬高或新出现的 LBBB,表示应进行直接 PCI 或溶栓再灌注的紧急治疗。在评估期间,应同时进行有针对性的病史采集和体格检查。如果患者的病史支持心肌缺血但心电图并不符合再灌注治疗的条件,那么患者有可能是不稳定型心绞痛或 NSTEMI。

(一)症状和体征

(1)典型症状是严重的,胸骨后的压迫样疼痛被形容为压榨或压缩样的感觉,并常会放射到左臂,常有濒死感。类似于心绞痛,但通常是更严重的,持续时间较长(通常>20 分钟),而且不能通过休息或含化硝酸甘油缓解。心肌梗死的疼痛程度不会瞬间达峰,如果是那样,更有可能是肺栓塞或主动脉夹层。

①胸部不适感可放射至颈部、下颌、背部、肩膀、右臂和上腹部。疼痛仅出现在上述部位并不伴有胸痛也是可能的。定位于上腹部的心肌缺血性疼痛常被误诊为消化不良。急性心肌梗死也可以没有胸部疼痛，尤其是那些手术后的患者、老年人和伴有糖尿病的患者。

②如果为突发性疼痛，放射到背部，并被描述为撕裂或刀割样疼痛，应考虑主动脉夹层的可能性。

(2)相关症状可能包括出汗、呼吸困难、乏力、头晕、心悸、急性意识障碍、消化不良、恶心或呕吐。胃肠道症状常发生在下壁心肌梗死的患者。

(二)体检

在一般情况下，体格检查并不能明显增加急性心肌梗死的诊出率。但是，体检能够有助于排除其他类似急性心肌梗死的诊断，在危险分层和判断可能发生的心力衰竭中是极为重要的，并且这种基础检查有助于监测急性心肌梗死可能出现的机械并发症。

1.危险分层

有助于治疗决策的制订并可以给患者及其家属提供有益的建议，包括但不限于年龄、心率、就诊时的血压及是否存在肺水肿及第三心音。

2.机械并发症

新出现的收缩期杂音通常预示有二尖瓣关闭不全或室间隔穿孔的机械并发症。这些并发症的早期诊断依赖于就诊时早期基础查体的认真记录。

五、鉴别诊断

ST段抬高心肌梗死的鉴别诊断包括：累及根部的急性主动脉夹层，也可以有缺血的状况；伴有ST段抬高，但没有缺血的疾病，如左心室(LV)肥大或早期复极异常；有胸痛症状，但没有缺血的疾病，如心肌炎或心包炎。

(一)心包炎

心包炎典型的胸痛是仰卧时加重，而在坐直或稍向前倾时症状减轻。在诊断心包炎时必须注意除外急性心肌梗死，但心包炎可以与急性心肌梗死同时出现。急性心包炎的心电图异常也可能与急性心肌梗死相混淆。弥散性ST段抬高是急性心包炎的标志，但这种心电图表现也可能出现在冠心病左主干或大的前降支病变导致的急性心肌梗死。PR段压低，T波高尖或心电图异常与临床症状不符可能有利于心包炎的诊断。心包炎的ST段抬高往往呈弓背向下的图形，而急性心肌梗死的ST段抬高通常是弓背向上的。心包炎除了在aVR和V_1导联中，不会出现对应导联ST段压低。早期T波倒置不是急性心包炎的特征。超声心动图不仅可以评价心肌梗死或心包炎导致心包积液的渗出情况，而且可以发现急性心包炎患者虽有持续性疼痛和ST段抬高但缺乏室壁运动异常。

(二)心肌炎

与心包炎相似，心肌炎的症状和心电图可以与急性心肌梗死相似。超声心动图在区分这种综合征与急性心肌梗死时用处不大,因为节段性左心室运动障碍可能在两种疾病中都出现。完整的病史常可提示更隐匿的起病过程及与心肌炎有关的病毒综合征情况。

(三)急性主动脉夹层

典型主动脉夹层的疼痛为尖锐、胸部撕裂样疼痛,并放射到胸背部。如有这种类型的疼痛及放射形式,则应在给予抗凝、抗血小板或溶栓的治疗前彻底排除夹层可能。近端的夹层延展至冠状动脉开口也可以导致急性心肌梗死。胸部 X 线片可显示纵隔增宽。经胸超声心动图可显示在近端升主动脉夹层撕裂的内膜。如果不能明确诊断,可进一步行食管超声心动图(TEE)、计算机断层扫描(CT)或磁共振成像(MRI)检查。

(四)肺栓塞

气短并伴有胸膜性的疼痛,但没有肺水肿的证据,表明肺栓塞可能。超声心动图检查有助于排除室壁运动异常,并可以识别肺栓塞导致的右心室(RV)扩张和功能障碍。

(五)食管疾病

胃食管反流疾病、食管运动功能紊乱和食管痛觉过敏可以引起胸痛,这种疼痛与心脏缺血性疼痛非常类似。这些疾病也常可以与冠状动脉疾病同时存在,由此导致诊断的复杂性增加。在处理冠脉病变前应先评估有无食管疾病。有些症状可能提示但不能诊断食管源性胸痛,例如症状出现于餐后、抗酸药有效和缺乏放射性疼痛。

(六)急性胆囊炎

急性胆囊炎可以与急性下壁心肌梗死有类似的症状和心电图表现,两者疾病也可以共存。右上腹压痛、发热和白细胞计数升高提示胆囊炎可能,可进一步通过肝胆亚氨基二乙酸(HIDA)的核医学扫描来进行诊断。

六、实验室检查

(一)肌钙蛋白

由于肌钙蛋白 T 和肌钙蛋白 I 具有高度的敏感性,可床旁快速检测,所以是检出不稳定型心绞痛和 NSTEMI 非常有用的指标,并被广泛应用。目前,从血管闭塞到血清标志物能够被监测出来会有一定的延迟时间,这影响了它们在急性 STEMI 的诊断作用;然而,高敏肌钙蛋白 T 测定法的发展使得我们能够更快地检测出心肌坏死。此外,数据表明,单次测定 72 小时后的急性心肌梗死的肌钙蛋白 T 浓度可以预测梗死面积的大小,且与再灌注无关。没有缺血性心脏疾病的肌钙蛋白升高可以出现在充血性心力衰竭(CHF)、主动脉夹层、肥厚型心肌病、肺栓塞、急性神经系统疾病、心肌挫伤或药物毒性的患者。

(二)肌酸激酶(CK)

CK 水平升高对于急性 ST 段抬高型心肌梗死的患者价值较小。因为通常需要 4～6 小时才能看出有明显的 CK 水平升高,初始正常值并不能排除有血管最新的完全闭塞。心包炎和心肌炎也可导致 CK 和肌酸激酶同工酶(CK-MB)水平升高,并且可以出现广泛的 ST 段抬高。CK 水平在衡量急性心肌梗死的面积大小和判断梗死时间上要比诊断方面更加有用。CK 峰值水平出现在 24 小时,但在接受成功再灌注的患者中会出现峰值提前。CK 的假阳性可以出现在多种情况,包括骨骼肌疾病或外伤(如横纹肌溶解)。

(三)肌红蛋白

受损的心肌细胞迅速释放这种蛋白质进入血流。峰值水平出现在 1 小时和 4 小时,使得急性心肌梗死的早期诊断成为可能。但是,肌红蛋白缺乏心脏特异性,从而限制了它的临床应用。有研究表明,它可能在再灌注治疗中发挥风险分层的作用。

七、诊断检查

(一)心电图

1.明确的心电图诊断 ST 段抬高型心肌梗死

要求连续 2 个或更多的导联 ST 段抬高 1mm 以上,在对应导联上常出现 ST 段的压低。在 $V_2 \sim V_3$ 导联,诊断要求对于男性患者 ST 段抬高 2mm 以上;女性患者抬高 1.5mm 以上。

2.心电图分类

ST 段升高可以进一步分为五种亚组情况,可与梗死相关动脉和死亡风险相关。

3.左束支传导阻滞

(1)新出现的 LBBB 并伴有持续症状的急性心肌梗死可能会提示广泛的急性前壁心肌梗死,累及近端左冠状动脉前降支,应按照急性 STEMI 进行管理。

(2)如果基线条件下有 LBBB 或者缺乏既往心电图,诊断急性 STEMI 如满足条件可以达到>90%的特异性。

(3)右束支传导阻滞(RBBB)可能会使心电图 $V_1 \sim V_3$ ST 段抬高的解释有些复杂。但应该说 RBBB 不会掩盖 ST 段抬高。

(二)超声心动图

超声心动图检查如果缺乏阶段性室壁运动异常,会提示那些有 LBBB 并有持续性症状的患者不一定存在急性心肌梗死的诊断。但值得注意的是,LBBB 的患者即使没有缺血的情况,也可能存在间隔的运动异常。

八、治疗

对 ST 段抬高的急性心肌梗死(AMI)诊疗的关键是应早发现、早住院,加强院前就地处理。治疗原则是尽快恢复心肌的血流灌注,到达医院后 30 分钟内开始溶栓或 90 分钟内开始冠状动脉介入治疗,以挽救濒死的心肌、防止梗死范围扩大、缩小心肌缺血范围,并保护心脏功能。同时,应及时处理严重心律失常、泵衰竭和各种并发症,防止猝死。

对非 ST 段抬高的急性心肌梗死的治疗可以应用抗凝抗血小板的抗栓治疗,而不采用纤维蛋白溶解药物溶栓;是否进行 PCI 治疗,根据本地本医院条件和经验决定。

(一)ST 段抬高的急性心肌梗死

1.一般治疗

(1)监测:持续心电、血压和血氧饱和度监测,及时发现和处理心律失常、血流动力学异常和低氧血症。

(2)卧床休息:可降低心肌耗氧量,减少心肌损害。对血流动力学稳定且无并发症的 AMI 患者卧床休息 1~3 日,而对病情不稳定及高危患者卧床时间应适当延长。

(3)建立静脉通道:保持给药途径畅通。

(4)镇痛:AMI 时剧烈胸痛使患者交感神经过度兴奋,产生心动过速、血压升高和心肌收缩功能增强,从而增加心肌耗氧量,并易诱发快速性室性心律失常,应迅速给予有效镇痛剂。可给哌替啶 50~100mg 肌内注射或吗啡 3~5mg 静脉推注,必要时 1~2 小时后重复 1 次,若有胸痛,每 4~6 小时可重复应用,注意该药可导致呼吸功能抑制,并有恶心、呕吐、低血压等不良反应。一旦出现呼吸抑制,可每隔 3 分钟静脉推注纳洛酮 0.4mg(最多 3 次)以拮抗之。

(5)吸氧:AMI 初发时即使无并发症,也应给予鼻导管吸氧,以纠正因肺淤血和肺通气或血流比例失调所致的缺氧。在严重左心衰竭、肺水肿和有机械并发症的患者,多伴有严重低氧血症,需要面罩加压给氧或气管插管机械通气给氧。

2.再灌注治疗

对 ST 段抬高的 AMI 应该尽早进行心肌再灌注治疗。1 小时内溶栓治疗的开通率可达 80% 以上,随着时间的延长开通率不断降低,最佳时间是在发病后前 3 小时内。尤其对前壁心肌梗死、低血压(收缩压<100mmHg)或心率增快(>100 次/min)的患者治疗意义更大。经皮介入治疗越早实施挽救心肌越多,患者预后越好。

(1)溶栓治疗:AMI 溶栓治疗与安慰剂相比可明显降低病死率,症状出现后越早进行溶栓治疗降低病死率效果越明显(IA),但对梗死后 6~12 小时仍有胸痛及 ST 段抬高的患者溶栓治疗仍可获益。溶栓治疗获益的机制为挽救濒死心肌和预防心肌梗死后心室重塑。

(2)药物治疗

①硝酸酯类药物:AMI 患者使用硝酸酯类药物可轻度降低病死率。AMI 早期通常给予硝酸甘油静脉滴注 24~48 小时。对 AMI 伴再发性心肌缺血、充血性心力衰竭或需处理的高血压患者更为适宜。a.静脉滴注硝酸甘油应从低剂量(每分钟 10μg)开始,可酌情逐渐增加剂量,每 5~10 分钟增加 5~10μg,直至症状控制;b.血压正常者动脉收缩压降低 10mmHg 或高血压患者动脉收缩压降低 30mmHg,为有效治疗剂量范围;c.在静脉滴注过程中,如果出现心率明显加快或收缩压≤90mmHg,应减慢滴注速度或暂停使用;d.静脉滴注硝酸甘油的最高剂量以不超过每分钟 200μg 为宜,过高剂量可增加低血压的危险,对 AMI 患者是不利的;e.硝酸甘油持续静脉滴注的时限为 24~48 小时,开始 24 小时一般不会产生耐药性,后 24 小时若硝酸甘油的疗效减弱或消失可增加滴注剂量。因为中长效的硝酸酯类药物作用时间长,血流动

力学不易纠正,所以中长效的硝酸酯不推荐在 AMI 时应用。

硝酸酯类药物的不良反应有头痛、反射性心动过速和低血压等。该药的禁忌证为 AMI 并发低血压(收缩压≤90mmHg)或心动过速(心率>100 次/分),下壁伴右心室梗死时即使无低血压也应慎用。

②抗血小板治疗:冠状动脉内斑块破裂诱发局部血栓形成是导致 AMI 的主要原因。在急性血栓形成中,血小板活化起着十分重要的作用。抗血小板治疗已成为 AMI 的常规治疗,溶栓前即应使用。阿司匹林和氯吡格雷是目前临床上常用的抗血小板药物。

a.阿司匹林:阿司匹林通过抑制血小板内的环氧化酶使血栓烷 A_2(血栓素 A_2)合成减少,达到抑制血小板聚集的作用。阿司匹林的上述抑制作用是不可逆的。由于每日均有新生的血小板产生,而当新生血小板占到整体的 10% 时,血小板功能即可恢复正常,所以,阿司匹林需每日维持服用。阿司匹林口服的生物利用度为 70% 左右,1~2 小时内血浆浓度达高峰,半衰期随剂量增加而延长。AMI 急性期阿司匹林使用剂量应在每日 150~300mg 之间,首次服用时应选择水溶性阿司匹林或肠溶阿司匹林嚼服以达到迅速吸收的目的,3 日后改为小剂量每日 75~150mg 维持。

b.氯吡格雷:氯吡格雷主要抑制 ADP 诱导的血小板聚集。口服后起效快,不良反应明显低于噻氯匹定,现已替代噻氯匹定。初始剂量 300mg,以后剂量每日 75mg 维持。

③抗凝治疗:凝血酶是使纤维蛋白原转变为纤维蛋白并形成血栓的关键环节。因此,抑制凝血酶至关重要。抑制途径包括抑制凝血活酶(Ⅹa因子)生成和直接灭活凝血酶(Ⅱa因子)。显然抑制上游Ⅹa比抑制下游Ⅱa对于预防血栓形成更有效。目前在防治急性冠脉综合征中,经大型临床试验证实有效的为普通肝素和低分子量肝素。

a.普通肝素:对于 ST 段抬高的 AMI,肝素作为溶栓治疗的辅助用药,而对于非 ST 段抬高的 AMI,肝素则作为常规的治疗用药。一般使用方法是先静脉推注 5000U 冲击量,继之以每小时 1000U 维持静脉滴注,每 4~6 小时测定 1 次 APTT 或 ACT,根据 APTT 或 ACT 调整肝素剂量,使 APTT 保持在 50~80 秒。静脉给药肝素一般使用时间为 48~72 小时,以后可改用皮下注射肝素钙 7500U,每 12 小时注射 1 次,治疗 2~3 日。如果存在体循环血栓形成的倾向,如左心室附壁血栓形成、心房颤动或有静脉血栓栓塞史的患者,静脉肝素治疗时间可适当延长或改口服抗凝药物。肝素作为 AMI 溶栓的辅助治疗,随溶栓制剂不同,用法亦有不同。R-tPA 为选择性溶栓剂,半衰期短,对全身纤维蛋白原影响较小,血栓溶解后仍有再次血栓形成的可能,故需要充分抗凝治疗。尿激酶和链激酶均为非选择性溶栓剂,消耗因子Ⅴ和Ⅷ,大量降解纤维蛋白原。因此,溶栓期间不需要继续充分抗凝治疗,溶栓后 6 小时开始测定 APTT 或 ACT,待 APTT 恢复到对照值 2 倍以内时(约 70 秒)开始给予皮下肝素治疗。对于就诊晚已失去溶栓治疗机会、临床未显示自发再通或经溶栓治疗临床判断未能再通的患者,肝素静脉滴注治疗是否有利并无充分证据。相反,对于大面积前壁心肌梗死的患者有增加心脏破裂的倾向。此情况下以采用皮下注射肝素治疗较为稳妥。

b.低分子量肝素:低分子量肝素为普通肝素的一个片段,平均分子量在 4000~6500,抗Ⅹa

因子的作用是普通肝素的2～4倍,但抗Ⅱa因子的作用弱于后者。由于倍增效应,预防血栓形成的效应,低分子量肝素优于普通肝素。大量随机临床试验研究ESSENCE、TIMILIB和FRAXIS等证明,低分子量肝素在降低不稳定性心绞痛患者的心脏事件方面优于或者等于静脉滴注普通肝素。鉴于低分子量肝素应用方便、不须监测凝血时间、出血并发症低等优点,建议用低分子量肝素代替普通肝素。

④β-受体阻滞剂(IA):β-受体阻滞剂通过减慢心率、降低血压和减弱心肌收缩力来减少心肌耗氧量,对改善缺血区的氧供需平衡、缩小心肌梗死面积、降低急性期病死率有肯定的疗效。在无禁忌证时应及早足量应用。常用的β-受体阻滞剂为美托洛尔、阿替洛尔,前者常用剂量为每次25～100mg,每日2～3次,后者为每次6.25～50mg,每日2次。用药时须严密观察,使用剂量必须个体化。在急症情况下,如前壁AMI伴有剧烈胸痛和高血压,β-受体阻滞剂可静脉使用,美托洛尔静脉注射剂量为每次5mg,间隔3～5分钟后可再给予1～2次,若血压和心率稳定,每次50mg每日4次口服,然后每次75～100mg每日2次维持治疗。β-受体阻滞剂治疗的禁忌证为:a.病态窦房结综合征,窦性心率<50次/分;b.休克,收缩压小于90mmHg;c.中、重度左心衰竭(≥KillipⅢ级);d.Ⅱ、Ⅲ度房室传导阻滞或P-R间期>0.26秒;e.哮喘;f.末梢循环灌注不良。

相对禁忌证:a.动脉收缩压<100mmHg;b.周围血管疾病;c.胰岛素依赖性糖尿病;d.心率<60次/分。

⑤ACE抑制剂:CCS-1(中国心脏研究-1)研究已确定AMI早期使用ACE抑制剂能降低病死率,尤其是前6周的病死率降低最显著,而前壁心肌梗死伴有左心室功能不全的患者获益最大。在无禁忌证的情况下,溶栓治疗后血压稳定即可开始使用ACE抑制剂。ACE抑制剂使用的剂量和时限应视患者情况而定。一般来说,AMI早期ACE抑制剂应从低剂量开始逐渐增加剂量。如初始给予卡托普利6.25mg作为试验剂量,1日内可加至12.5mg或25mg,次日加至12.5～25mg,每日3次。长期应用可以防止心肌梗死后的心室重塑。

ACE抑制剂的禁忌证:①AMI急性期动脉收缩压小于90mmHg;②临床出现严重肾功能衰竭(血肌酐>265μmol/L);③有双侧肾动脉狭窄病史者;④对ACE抑制剂过敏者;⑤妊娠、哺乳妇女等。

(二)非ST段抬高的急性心肌梗死

1.药物治疗

除了溶栓治疗外,所有ST段抬高的AMI的药物治疗均适用于非ST段抬高的AMI的治疗。此外,非ST段抬高的AMI适用的治疗措施如下。

(1)血小板膜糖蛋白(GP)Ⅱb/Ⅲa受体拮抗剂:当血小板被活化后,血小板膜GPⅡb/Ⅲa受体改变,其构型与纤维蛋白原二聚体的一端结合完成血小板聚集,所以GPⅡb/Ⅲa受体被认为是血小板聚集的最后共同途径。目前,临床使用的血小板GPⅡb/Ⅲa受体拮抗剂有以下3种:阿昔单抗、依替非巴肽和替罗非班。临床研究显示,以上3种药物的静脉制剂在接受介入治疗的急性冠状动脉综合征(ACS)患者均有肯定的疗效,在非介入治疗的ACS患者中疗效不能肯定。口服制剂在治疗非 ST 段抬高的 ACS 患者中疗效不优于阿司匹林。

(2)低分子量肝素:临床试验研究显示,在非 ST 段抬高的 ACS 患者中使用低分子量肝素在降低心脏事件方面优于或等于静脉滴注肝素的疗效。由于其使用方便、不需监测凝血时间、不会产生普通肝素引起的血小板减少症,现已主张用低分子量肝素替代普通肝素治疗非 ST 段抬高的急性冠状动脉综合征患者。

(3)钙拮抗剂:在 AMI 治疗中不作为一线用药。临床试验研究显示,无论 Q 波或非 Q 波心肌梗死的早期或晚期,即使合用 β-受体阻滞剂,给予速效硝苯地平不能降低、甚至可增加再梗死发生率和病死率。因此,在 AMI 治疗中不宜使用钙拮抗剂。对于无左心衰竭的非 Q 波 AMI 患者,服用地尔硫䓬可能降低再梗死发生率,有一定的临床益处。AMI 并发快速心房颤动(心室率>100 次/分),且无严重左心功能障碍的患者,可静脉使用地尔硫䓬,5 分钟内缓慢推注 10mg,随之 5~15μg(kg·min)维持静脉滴注,静脉滴注过程中需密切观察心率、血压的变化,如心率<55 次/分,应减少剂量或停用,静脉滴注时间不宜超过 48 小时。AMI 后心绞痛频发,禁忌应用 β-受体阻滞剂的患者,应用此药可获益。

2.介入治疗

对非 ST 段抬高的 AMI 紧急介入治疗是否优于保守治疗现尚无充分证据。由于多支严重狭窄病变、陈旧性心肌梗死以及合并高血压、糖尿病在非 ST 段抬高的 AMI 患者中更常见,紧急介入治疗的风险反而大于 ST 段抬高的 AMI 患者。因此,较为稳妥的策略是:首先对非 ST 段抬高的患者进行危险性分层,低危险度的患者可择期行冠状动脉造影和介入治疗,对于中危险度和高危险度的患者紧急介入治疗应为首选,而高危险度患者合并心源性休克时应先插入主动脉内气囊反搏(IABP),尽可能使血压稳定后再行介入治疗。

(三)急性心肌梗死溶栓治疗

1.溶栓治疗的适应证

(1)两个或两个以上相邻导联 ST 段抬高(胸导联≥0.2mV、肢体导联≥0.1mV)或 AMI 病史伴新发生的左束支传导阻滞、起病时间<12 小时、年龄<75 岁(ACC/AHA 指南列为 I 类适应证)。

(2)对前壁心肌梗死、低血压(收缩压<100mmHg)或心率增快(>100 次/min)的患者治疗意义更大。

(3)对 ST 段抬高且年龄≥75 岁这类患者无论是否溶栓治疗,AMI 死亡的危险性均很大。研究表明,年龄≥75 岁的患者溶栓治疗降低病死率的程度低于 75 岁以下患者,治疗益处相对降低,但是对年龄≥75 岁的 AMI 患者溶栓治疗每 1000 例患者仍可多挽救 10 人生命。因此,慎重权衡利弊后仍可考虑溶栓治疗(ACC/AHA 指南列为 IIa 类适应证)。

(4)ST 段抬高的 AMI 发病时间在 12~24 小时者,溶栓治疗获益不大。但是,对于有进行性缺血性胸痛、广泛 ST 段抬高并经过选择的患者,仍可考虑溶栓治疗(ACC/AHA 指南列为 IIb 类适应证)。

(5)对高危心肌梗死患者,就诊时收缩压>180mmHg 和(或)舒张压>110mmHg,由于此类患者颅内出血的危险性较大,应认真权衡溶栓治疗的益处与出血性脑卒中的危险性。先应镇痛、降压(如应用硝酸甘油静脉滴注、β-受体阻滞剂口服等),将血压降至150/90mmHg时再行溶栓治疗,降压是否能降低颅内出血的危险性尚未得到证实。对此类患者若有条件应考虑直接PTCA或支架置入术(ACC/AHA指南列为Ⅱb类适应证)。而对于虽有ST段抬高,但起病时间>24小时,缺血性胸痛已消失者或仅有ST段压低者,不主张溶栓治疗(ACC/AHA指南列为Ⅲ类适应证)。

2.溶栓治疗的禁忌证

(1)既往发生过出血性脑卒中、1年内发生过缺血性脑卒中或脑血管事件;颅内肿瘤。

(2)近期(2~4周)有活动性内脏出血(月经除外)。

(3)可疑主动脉夹层。

(4)入院时严重且未控制的高血压(>180/110mmHg)或慢性严重高血压病史。

(5)目前正在使用治疗剂量的抗凝药(INR为2~3),已知的出血倾向。

(6)近期(2~4周)有创伤史,包括头部创伤、创伤性心肺复苏或较长时间(>10分钟)的心肺复苏。

(7)近期(<3周)接受外科大手术。

(8)近期(<2周)在不能压迫部位的大血管穿刺。

(9)曾使用链激酶(尤其5日~2年内使用者)或对其过敏的患者,不能重复使用链激酶。

(10)妊娠。

(11)活动性消化性溃疡。

3.溶栓治疗的并发症

轻度出血时是指皮肤、黏膜淤斑,肉眼及显微镜下血尿,或小量咯血、呕血等(穿刺或注射部位少量淤斑不作为并发症);重度出血是指大量咯血或消化道大出血、腹膜后出血等引起失血性低血压或休克需要输血者;危及生命的出血包括颅内、蛛网膜下隙、纵隔内或心包出血。再灌注性心律失常是短暂的,尤其多见于溶栓治疗的结束阶段,应该注意监测,及时处理,并注意其对血流动力学影响。一过性低血压及变态反应多见于应用链激酶或重组链激酶时。

4.溶栓剂的使用方法

(1)尿激酶:我国应用最广的溶栓剂,根据我国的大量临床试验结果,目前建议剂量为150万单位于30分钟内静脉滴注,配合肝素钙皮下注射7500~10000U每12小时1次或低分子量肝素4000~5000U腹部皮下注射,每日2次。

(2)链激酶或重组链激酶:根据国际上进行的大量临床试验及国内的研究,建议150万单位于1小时内静脉滴注,配合肝素钙皮下注射7500~10000U每12小时1次或低分子量肝素4000~5000U腹部皮下注射,每日2次。

(3)重组组织型纤溶酶原激活剂(rt-PA):国外较为普遍的用法为加速给药方案(即GUSTO方案)。首先静脉注射15mg,继之在30分钟内静脉滴注0.75mg/kg(不超过50mg),再在60分钟内静脉滴注0.5mg/kg(不超过35mg)。给药前静脉推注肝素5000U继之以每小时 1000U 的速率静脉滴注,以 APTT 结果调整肝素给药剂量,使 APTT 维持在 60~80 秒。鉴于东西方人群凝血活性可能存在差异,以及我国脑出血发生率高于西方人群,我国进行的 TUCC(中国 rt-PA 与尿激酶对比研究),临床试验应用 rt-PA 50mg(8mg 静脉注射,42mg 在 90 分钟内静脉滴注,配合肝素静脉应用,方法同上)也取得了较好疗效。其 90 分钟冠状动脉造影通畅率明显高于尿激酶。出血需要输血及脑出血发生率与尿激酶溶栓无显著差异。

第二章 呼吸系统疾病

第一节 急性气管与支气管炎

急性气管-支气管炎是病毒或细菌感染、物理、化学性刺激或过敏因素等对气管-支气管黏膜所造成的急性炎症。该病大多数由病毒感染所致,其中成人多为流感病毒和腺病毒引起,儿童则以呼吸道合胞病毒或副流感病毒多见。此外,还有柯萨奇病毒、鼻病毒、冠状病毒等。肺炎支原体、肺炎衣原体亦是本病的常见病原体。细菌感染在本病占有重要地位,但有资料显示,细菌感染在本病所占比例不超过10%,常见的致病菌有肺炎链球菌、流感嗜血杆菌、金黄色葡萄球菌、卡他莫拉菌以及百日咳杆菌等。百日咳杆菌感染以往认为主要在儿童发病,但近年来在年轻人感染有所上升。虽然细菌感染作为致病因子在本病所占比例不高,但值得重视的是,该病常在病毒感染的基础上合并细菌或支原体、衣原体感染,病毒感染抑制肺泡巨噬细胞的吞噬能力以及纤毛上皮细胞的活力,造成呼吸道免疫功能低下,使细菌、支原体和衣原体等病原菌有入侵的机会。非生物性病因中,有粉尘、刺激性气体(包括二氧化氮、二氧化硫、氨气、氯气等)、环境刺激物(包括二氧化碳、烟雾、臭氧)等。

一些常见的过敏源包括花粉、有机粉尘、真菌孢子等的吸入,可引起气管-支气管的过敏性炎症。

其病理改变主要为气管、支气管黏膜充血、水肿、黏液腺体肥大、分泌物增加,纤毛上皮细胞损伤脱落,黏膜及黏膜下层炎症细胞浸润,以淋巴细胞和中性粒细胞为主。急性炎症消退后,气管、支气管黏膜结构可完全恢复正常。

该病为常见的呼吸道疾病,以咳嗽症状为主,在健康成人通常持续1~3周。常继发于病毒性或细菌性上呼吸道感染。以冬季或气候突变时节多发,有自限性。

一、诊断标准

1.临床表现

起病往往先有上呼吸道感染的症状,如鼻塞、流涕、咽痛、声音嘶哑。全身症状有发热、轻度畏寒、头痛、全身酸痛等,全身症状一般3~5天可消退。开始一般为刺激性干咳,随着卡他症状的减轻,咳嗽逐渐明显并成为突出症状,受凉、吸入冷空气、晨起、睡觉体位改变或体力活动后咳嗽加重。咳嗽症状一般持续1~3周,吸烟者可更长。如为百日咳杆菌感染,咳嗽症状常超过3周以上,通常可达4~6周。超过半数可伴有咳痰,开始时常为黏液痰,部分患者随着病程发展可转为脓性痰。相当一部分患者由于气道高反应性发生支气管痉挛时,可表现为气急、喘鸣、胸闷等症状。

该病体征不多,主要有呼吸音增粗、干性啰音、湿性啰音等,支气管痉挛时可闻及哮鸣音,部分患者亦可无明显体征。

2.辅助检查

(1)血常规:病毒感染时,血白细胞计数可降低,当有细菌感染时,血白细胞总数及中性粒细胞比例增高。

(2)X线胸片:一般无异常或仅有肺纹理增粗。

3.注意事项

(1)根据以上临床表现往往可得到明确的临床诊断,进行相关的实验室检查则可进一步做出病原学诊断。须注意与肺炎、肺结核、支气管扩张症、肺脓肿、肺癌等鉴别,以上疾病常以咳嗽、咳痰为主要症状,但胸部X线检查可发现各自特征性的影像学改变。

(2)肺功能检查可发现相当一部分患者气道反应性增高,但通常为一过性。由于本病部分患者气道反应性增高,少数患者可闻及干性啰音,应注意与支气管哮喘相鉴别。

(3)流行性感冒的症状与本病相似,但流行性感冒以发热、头痛、全身酸痛等全身症状为主,而本病以咳嗽等呼吸道症状为主要表现。

(4)该病很少超过3周,如咳嗽超过3周称为"亚急性咳嗽",超过8周称为"慢性咳嗽",应注意是否由于后鼻漏、哮喘、吸入性肺炎、胃食管反流等疾病所致。

二、诊断和鉴别诊断

(一)诊断依据

急性气管-支气管炎的诊断主要依靠病史、咳嗽和咳痰等临床症状,两肺闻及散在干、湿啰音,结合外周血象和胸部X线检查结果,可对本病做出临床诊断。对于导致急性气管-支气管炎的病原微生物,一般采用病毒分离、血清学检测以及痰液分析进行明确,但是鉴于本病的自然转归周期一般不做常规推荐。但是对于疑似流感和百日咳患者,必须行相关病原微生物检测。

(二)鉴别诊断

鉴别诊断如表2-1所示。

表2-1 急性气管-细支气管炎鉴别诊断

疾病名称	疾病特点
支气管哮喘急性发作	哮喘病史,起病急,有过敏源接触史
慢性阻塞性肺疾病急性发作	慢性阻塞性肺疾病病史,呼吸困难重,中老年抽烟患者多见
流行性感冒	起病急,全身中毒症状重,伴发热,气道症状较轻

续表

疾病名称	疾病特点
充血性心力衰竭急性发作	心脏病史,有劳累、感染诱因、端坐呼吸、粉红色泡沫痰
胃食管反流性咳嗽	反酸、嗳气、食欲缺乏、夜间熟睡后症状明显
肺炎	胸部影像学异常
鼻后滴漏综合征	鼻部卡他倒流感明显,鼻部病史
鼻窦炎	鼻部症状明显伴鼻塞、鼻部压痛等

1. 流行性感冒

流行性感冒的症状与急性气管-支气管炎颇相似,但从流感的广泛性流行、急骤起病、全身明显的中毒症状、高热和全身肌肉酸痛等鉴别并不困难,病毒分离和补体结合试验可以确诊。

2. 急性上呼吸道感染

鼻咽部症状明显;一般无显著的咳嗽、咳痰;肺部无异常体征;胸部 X 线正常。

3. 急性气管-支气管炎应与小气道的急性炎症

哮喘及毛细支气管炎相鉴别,后两者常表现为进行性咳嗽并伴有喘息、气急、呼吸窘迫及低氧血症;支气管扩张则表现为慢性咳嗽及支气管的永久扩张;急性支气管炎的病程初期难以同上呼吸道感染鉴别,但前者常表现为咳嗽时间更长(大于 5 天),且肺功能检测显示异常,即 FEV_1 小于预计值的 80%,气道反应性增高,激发试验阳性,但在随后的 5~6 周会恢复正常。大多情况下,如患者的生命体征正常,体检肺部无干、湿啰音,则患肺炎的可能性较小,不需要进一步的检查,但在老年患者除外,因为老年性肺炎患者常缺乏特异的症状及体征。其他肺部疾病如肺结核、肺癌、肺脓肿、麻疹、百日咳等在发病时均可能出现类似急性气管-支气管炎的临床症状,应根据这些疾病的临床特点逐一加以鉴别。

三、治疗及预后

(一)治疗

一般患者无需住院治疗。有慢性心肺基础疾病者,流感病毒引起的支气管炎导致严重通气不足时,需住院接受呼吸支持和氧疗。

剧烈干咳或少痰者,可适当应用镇咳剂,如右美沙芬、喷托维林。咳嗽有痰或痰不易咳出者可用盐酸氨溴索、桃金娘油提取物化痰。若咳嗽持续不缓解,可考虑应用可待因或吸入糖皮质激素缓解症状。伴有支气管痉挛、气流受限时可用 β_2-受体激动剂沙丁胺醇、氨茶碱。

大多数急性-支气管炎的患者都接受抗生素治疗。但国外应用抗生素治疗气管-急性支气管炎的六项对照研究表明,抗生素并无明显的治疗效果,研究表明,抗生素与支气管扩张剂的疗效是一致的,对缓解症状并无显著性差别。因此,临床医师在治疗急性-支气管炎患者时应避免滥用抗生素。盲目应用抗生素会导致耐药菌的产生、二重感染等一些严重后果。但如果患者出现发热、脓性痰和重症咳嗽,则是应用抗生素的指征。肺炎支原体、衣原体和百日咳杆菌感染推荐阿奇霉素治疗5天(第一天500mg,每天1次。第2~5天250mg,每天1次),流感病毒甲型流感和乙型流感感染可予以奥司他韦(75mg,每天2次)治疗5天。全身不适及发热为主要症状者应卧床休息,多饮水,服用阿司匹林、对乙酰氨基酚等退热剂。

在流行性感冒流行期间,如有急性气管-支气管炎的表现应该应用抗流感的治疗措施。

(二)预后与预防

多数患者的预后良好,但少数治疗延误或者不当、反复发作的患者,可因病情迁延发展为慢性支气管炎。积极锻炼,增强体质,避免过度劳累。冬季注意保暖,避免上呼吸道感染;戒烟。做好环保工作,治理空气污染。改善劳动卫生条件,生产车间要防止有害气体、酸雾和粉尘的外逸。

第二节 肺炎

一、社区获得性肺炎

1.概述

社区获得性肺炎(CAP)是指在医院外罹患的感染性肺实质(含肺泡壁,即广义上的肺间质)炎症,包括具有明确潜伏期的病原体感染在入院后潜伏期内发病的肺炎。

需注意的是以下患者:近90天内曾住院两天以上;长期居住在护理院或慢性病护理机构;近30天内接受过静脉治疗(抗生素、化学药物)、伤口处理;在医院或血液透析门诊部接受透析治疗。这类患者虽然在社区起病,但不具有CAP病原学的典型特征,部分文献将此定义为卫生保健相关性肺炎(HCAP)。因此有专家建议,"社区相关性肺炎"比"社区获得性肺炎"能更好地反映疾病的性质,强调了其病原谱的社区相关性的特征。

CAP是最常见的感染性疾病之一,CAP发病率为5~11/(1000人·年)。CAP病死率与患者年龄、病情严重程度等有关,门诊患者病死率一般低于1%,住院患者为4.0%~18.0%,ICU患者30天病死率达24%~50%。CAP消耗了大量的医疗资源,根据2010年全球疾病负担调查报告,以CAP为代表的下呼吸道感染是全球范围内伤残调整寿命年(DALY)第二位的疾病。

CAP为肺实质的急性感染,临床可表现为发热、咳嗽、咳痰、呼吸困难、胸膜性疼痛等,肺部体检可出现湿啰音、肺实变体征、病侧胸廓扩张受限等体征,以及出现相应的胸部影像学改变。大多的CAP患者可治愈,治愈后不遗留瘢痕,结构以及功能均可恢复如前。病情严重者可出现气体交换障碍,并发呼吸功能衰竭。重症CAP患者有较高的病死率。

由于老龄人口及免疫力低下等人群的数量增加,可致CAP的临床表现多样化,致病微生物种类多元化,且耐药性日益增加,使得CAP的诊断和治疗越来越困难。在面对CAP的诊治工作时,临床医生应当全面了解CAP相关的发病机制、病理生理、病原学特点等基础知识,熟练掌握CAP的临床表现及诊治措施,以更深入地理解CAP的疾病特点,从而在临床工作中能更好地处理各类问题。

2.病因及发病机制

因宿主年龄、基础疾病、免疫功能状态及所在地域不同,肺炎的病原体也有较大差异。常见致病原有肺炎链球菌、肺炎支原体、流血嗜血杆菌、肺炎衣原体、肺炎克雷伯杆菌、金黄色葡萄球菌、流感病毒等,少见致病菌包括铜绿假单胞菌、鲍曼不动杆菌等。

正常的呼吸道免疫防御机制,使气管隆突以下的呼吸道保持无菌。感染因子必须通过宿主防御机制的缺陷进入这些部位。是否发生肺炎决定于两个因素:宿主因素和病原体。如果病原体数量多、毒力强和(或)宿主呼吸道局部和全身免疫防御系统受损,即可发生肺炎。

病原体可通过下列途径引起肺炎:上呼吸道定植菌的误吸、空气吸入、血行播散、邻近感染部位蔓延、既往的潜伏感染激活等。肺炎还可通过误吸胃肠道的定植菌(胃食管反流)和通过人工气道吸入环境中的致病菌引起。

鼻咽或口咽分泌物的误吸是导致下气道被细菌污染的主要机制之一。清醒时,声门反射防止了误吸的发生;而睡眠时,约50%的正常人会吸入少量咽部分泌物。由于每毫升的口咽分泌物含 $10^7 \sim 10^{11}$ 微生物,即使只吸入 0.001mL 的分泌物,其包含的细菌也可能超过了100000个,这一数量的病原体足够引起肺炎。

引起肺炎的另一主要机制是吸入空气中含有致病微生物的小的、悬浮的飞沫,这些飞沫通常大小为 $0.5\sim1\mu m$。由于这一方式携带的微生物数量不多,只有相对有侵入性、毒力强的病原微生物才能引起疾病,如结核分枝杆菌、嗜肺军团菌、鼠疫耶尔森菌、炭疽杆菌等,部分病毒感染也可通过这种方式传播。

血行播散也可引起肺炎。血源性肺炎在感染葡萄球菌属或患右侧心内膜炎的患者中较为常见,以及静脉吸毒者,在免疫缺陷患者中革兰阴性菌血症较为常见。

极少情况下,肺部感染可直接由肺部穿透伤引起,或由邻近器官的感染蔓延而来(如细菌性或阿米巴肝脓肿、并殖吸虫病),或由邻近软组织感染蔓延而来。

3.病理生理和病理

CAP的典型病理改变包括充血水肿期、红色肝样变期、灰色肝样变期及溶解消散期。病原体在肺泡滋生繁殖,引起肺泡毛细血管充血、水肿,肺泡内浆液渗出及红白细胞浸润,白细胞吞噬细菌,继而纤维蛋白渗出物溶解吸收,肺泡重新充气。这种典型改变主要见于肺炎球菌引起的大叶性肺炎。其他致病原,如病毒、支原体、卡氏肺孢子虫等引起的CAP则没有这种典型改变。此外,由于抗生素的广泛应用,肺炎球菌的大叶性肺炎也较少见这种典型的病理分期。

除金黄色葡萄球菌、铜绿假单胞菌、肺炎克雷伯菌、军团菌等可引起肺组织的坏死性病变而形成空洞外,大多数CAP治愈后多不留瘢痕,肺的结构和功能均可恢复。极个别患者肺泡内纤维蛋白吸收不完全,甚至有成纤维细胞形成,形成机化性肺炎。

4.临床表现及辅助检查

(1)临床表现

①症状:a.发热,以高热多见,多伴寒战;b.咳嗽,可为干咳;c.咳痰,可为黏痰,多为脓性痰,

少许患者痰中可见血丝或少量咯血;d.呼吸困难;e.胸膜性胸痛;f.部分患者发病前曾有上呼吸道感染症状;g.可出现全身中毒症状,如乏力、头痛、肌肉酸痛、恶心、呕吐、腹泻等;h.老年人临床症状不特异,可表现为全身无力、食欲下降、意识状态改变等。

②体征:CAP患者常有发热,部分患者可表现为低体温,这往往与预后不良有关。患者可有呼吸频率增快和心动过速。受累肺区可闻及湿啰音,有肺实变的表现,如患侧呼吸音降低、叩诊实音、触觉语颤增强和语音增强、出现支气管管性呼吸音等。部分患者可有胸膜摩擦音。

(2)辅助检查

①一般化验检查:对于收入院时血氧饱和度<92%的患者,或有重症肺炎表现的患者,应做动脉血气分析以判断氧合情况。外周血白细胞计数升高提示细菌感染,常伴有中性粒细胞增多及核左移,血沉增快。支原体或衣原体肺炎白细胞计数正常或稍高,病毒性肺炎白细胞计数常正常或降低。肾功和肝功异常可能提示严重感染或存在基础疾病,尿素值升高是较严重肺炎的标志。连续测定C反应蛋白、降钙素原等炎症因子有助于判断治疗反应。

②影像学检查:影像学检查对确定CAP的诊断很有必要,因为即使病史、体格检查或实验室检查的结果组合在一起也无法可靠地确定诊断。影像学检查主要包括胸片和胸部CT。可出现斑片浸润影、叶或段实变影、磨玻璃影或间质性改变,伴或不伴胸腔积液。

③病原学检查:确定感染的微生物有助于进行特异的治疗,从而避免使用不必要的广谱抗菌药物。微生物学检查还有助于监测CAP致病原的流行病学变化趋势。但尽管积极采用各种诊断方法,只有约50%的CAP患者能最终确定致病原。

对于门诊CAP患者,不必普遍进行病原学检查,初始经验性治疗无效或群集性发病时才需要进行。对于住院CAP患者,应进行血培养,合格痰标本的革兰染色和培养、嗜肺军团菌的尿抗原检测(在流行地区或暴发期间)、抗酸杆菌染色和痰培养(如果临床病史或影像学表现提示结核)、真菌染色、痰培养以及真菌血清学(如果临床病史或影像学表现提示真菌感染)、痰检肺孢子菌(如果临床病史或影像学表现提示),核酸扩增检测检查肺炎支原体、肺炎衣原体、鹦鹉热衣原体、贝氏柯克斯体、军团菌属和呼吸道病毒(在流行地区或暴发期间),以及胸水的培养和镜检(如果存在明显胸水)等。对收入ICU的患者,加做气管抽吸物、使用保护性毛刷的支气管镜取得的标本以及支气管肺泡灌洗液的革兰染色和培养等。侵入性诊断技术主要用于经验性治疗无效、怀疑特殊病原感染,而常规方法获得的标本无法明确致病原者,以及抗感染后无好转、需要与非感染性肺部病变鉴别者,可经支气管镜留取下呼吸道标本或通过经皮肺穿刺活检留取标本。

5.诊断和鉴别诊断

(1)诊断标准

①社区发病。

②肺炎相关临床表现:a.新近出现的咳嗽、咳痰或原有呼吸道疾病症状加重,伴或不伴脓痰、胸痛、呼吸困难及咯血;b.发热;c.肺实变体征和(或)闻及湿性啰音;d.外周血白细胞>10×10^9/L或<4×10^9/L,伴或不伴细胞核左移。

③胸部影像学检查显示新出现的斑片状浸润影、叶或段实变影、磨玻璃影或间质性改变，伴或不伴胸腔积液。

符合①、③及②中任何1项，并除外肺结核、肺部肿瘤、非感染性肺间质性疾病、肺水肿、肺不张、肺栓塞、肺嗜酸性粒细胞浸润症及肺血管炎等后，可建立临床诊断。

(2)鉴别诊断：CAP的临床症状、体征及辅助检查结果往往缺乏特异性，应注意相鉴别疾病的临床表现、影像学表现及实验室检查特点，积极展开病原学检查，必要时应采用侵入性诊断技术以采集标本。可采用诊断性治疗以帮助明确诊断。

6.治疗及预后

(1)治疗原则

①评估CAP病情的严重程度，选择治疗场所。

②推测CAP可能的病原体及耐药风险，及时启动经验性抗感染治疗。

③合理安排病原学检查，一旦得出病原学结果，就可参考体外药敏结果进行目标性治疗。

④动态评估CAP经验性抗感染效果，初始治疗失败时查找原因，并及时调整方案。

⑤同时应重视辅助性治疗措施。

(2)治疗方法及具体措施

①选择治疗场所：采用CURB-65评分作为判断CAP患者是否需要住院治疗的标准：a.评分0~1分：原则上门诊治疗即可；b.2分：建议住院或在严格随访下的院外治疗；c.3~5分：应住院治疗。注意应结合患者年龄、基础疾病、社会经济状况、胃肠功能及治疗依从性等综合判断。

重症CAP有条件时需收住ICU治疗。符合下列1项主要标准或≥3项次要标准者可诊断为重症肺炎。主要标准：a.需要气管插管行机械通气治疗；b.脓毒症休克经积极液体复苏后仍需要血管活性药物治疗。次要标准：a.呼吸频率≥30次/min；b.氧合指数≤250mmHg(1mmHg=0.133kPa)；c.多肺叶浸润；d.意识障碍和(或)定向障碍；e.血尿素氮≥7.14mmol/L；f.收缩压<90mmHg需要积极的液体复苏。

②经验性抗感染治疗：在确立CAP临床诊断并安排合理病原学检查及标本采样后，需要根据患者年龄、基础疾病、临床特点、实验室及影像学检查、疾病严重程度、肝肾功能、既往用药和药物敏感性情况分析最有可能的病原并评估耐药风险，及时实施初始经验性抗感染治疗。由于不同地域病原流行病学分布和抗菌药物耐药率可能不一致，治疗建议仅是原则性的，需结合患者所在地区具体情况进行选择。

在流感流行季节，对怀疑流感病毒感染的CAP患者，应积极应用神经氨酸酶抑制剂抗病毒治疗，即使发病时间超过48小时也推荐应用。

抗感染治疗一般可于热退2~3天且主要呼吸道症状明显改善后停药，但疗程应视病情严重程度、缓解速度、并发症以及不同病原体而异，不必以肺部阴影吸收程度作为停用抗菌药物的指征。通常轻中度CAP患者疗程5~7天，重症以及伴有肺外并发症患者可适当延长抗感染疗程。非典型病原体治疗反应较慢者疗程延长至10~14天。金黄色葡萄球菌、铜绿假单胞菌、克雷伯菌属或厌氧菌等容易导致肺组织坏死,抗菌药物疗程可延长至14~21天。

③目标性抗感染治疗:抗菌药物的选择最终应遵循药敏试验的结果以及当地微生物学专家意见,并根据当地数据选择合适抗菌药物剂量。

④抗感染治疗的评估及处理:初始治疗后72小时应对病情进行评价,根据患者对初始治疗的反应可分为治疗有效或治疗失败,并进行相应处理。初始治疗后评价主要包括临床表现、生命体征、血常规、C反应蛋白、降钙素原等实验室检查指标、微生物学指标,以及胸部影像学检查等几个方面。注意临床症状改善的患者不推荐常规复查胸部影像,症状或体征持续存在或恶化时,应复查影像学检查。

经治疗后达到临床稳定,可认定为初始治疗有效,可继续原有抗感染药物治疗,对达到临床稳定且能接受口服药物治疗的患者可改用口服制剂进行序贯治疗。

初始治疗后患者症状无改善,需要更换抗感染药物,或初始治疗一度改善又恶化,病情进展,认为初始治疗失败。出现局部或全身并发症是初始治疗失败的危险因素,应进一步检查和确认,进行相关处理。其他要考虑初始治疗未覆盖的非细菌性微生物或耐药菌感染以及非感染性疾病的可能,应积极进行病原检测及鉴别诊断,重新核实CAP的诊断,明确是否为非感染性疾病;必要时采用侵入性检查技术,明确是否为分枝杆菌、真菌、病毒等特殊微生物感染;结合病原学结果评价所用药物是否覆盖致病菌或致病菌是否耐药,谨慎调整抗感染药物,并重复病原学检查。此外,与患者免疫系统相关的缺陷可能会阻碍肺炎的治疗,应注意纠正患者的基础情况。

⑤辅助治疗:抗感染药物是通过宿主的免疫功能来发挥作用的,因此CAP患者,尤其重症病情迁延者或有较严重基础疾病者,必须重视抗感染以外的综合治疗。伴有低氧血症的患者,氧疗和辅助通气是重要治疗手段。此外雾化、体位引流、胸部物理治疗等也被用于CAP的治疗。轻症患者应注意休息、加强营养。中、重症患者要注意补液、保持水电解质平衡、营养支持以及物理治疗等。重症CAP的辅助药物还包括糖皮质激素、静脉注射丙种球蛋白、他汀类药物,但到目前为止无确切证据证明其有效性。

(3)预后:入院治疗的CAP患者30天的病死率为10%~12%。18%的患者在出院后30天内会再次入院。许多患者,尤其是老年患者,常需要数月才能恢复到患病前的健康水平,甚至部分患者永远无法恢复到患病前水平。入院后30天内仍然存活的患者,其1年内的死亡率大大升高,肺炎链球菌肺炎患者3~5年内的死亡率内依然增高。

因此,CAP对人体的健康有极大的影响。除了对CAP需要进行合理诊治外,CAP的预防也十分重要。戒烟、避免酗酒、保证营养、保持口腔健康有助于预防肺炎的发生。预防接种肺炎链球菌疫苗可减少特定人群罹患肺炎的风险。目前应用的肺炎链球菌疫苗包括肺炎链球菌多糖疫苗和肺炎链球菌结合疫苗。

7.诊治精要

(1)社区发病,有肺炎相关临床表现,胸部影像学检查显示新出现的斑片状浸润影、叶或段实变影、磨玻璃影或间质性改变,伴或不伴胸腔积液,并除外肺结核、肺部肿瘤等后,可建立

CAP临床诊断。

(2)影像学检查对CAP的诊断很有必要，因为即使病史、体格检查或实验室检查的结果组合在一起也无法可靠地确定诊断。

(3)重视对病史的详细询问，包括就诊史、治疗史，有助于分析最有可能的病原并评估耐药风险。

(4)由于不同地域病原流行病学分布和抗菌药物耐药率可能不一致，CAP的经验性及目标性抗感染治疗均应结合患者所在地区具体情况进行选择。

(5)若治疗无效，应核实初步诊断是否正确、是否发生了并发症、抗感染药物是否覆盖致病原、是否由特殊致病原导致感染，以及患者是否有免疫缺陷。应积极开展病原学检查及复查，必要时采用侵入性检查技术。

二、医院获得性肺炎

1.概述

医院获得性肺炎(HAP)是指患者入院时不存在、也不处于感染潜伏期，而于入院48小时后在医院发生的肺炎。由于医院获得性肺炎的病原体并不都是来自医院，部分患者属于自身的内源性感染，近来有建议采用"医院相关性肺炎"一词，以更好地反映疾病特征。

传统上将肺炎分为CAP和HAP，但某些患者并不能纳入其中任一种分类。2005年美国胸科协会(ATS)和美国感染病协会(IDSA)提出了卫生保健相关性肺炎(HCAP)的概念。HCAP指以下肺炎患者：近90天内曾因急性病住院两天以上；长期居住在护理院或慢性病护理机构；近30天内接受过静脉治疗(抗生素、化学药物)、伤口处理；在医院或血液透析门诊部接受透析治疗。这类患者虽然在社区起病，但其病原菌及发病机制与HAP相似。

呼吸机相关肺炎(VAP)是指气管插管或气管切开患者在接受机械通气(MV)48小时后至撤机拔管后48小时内出现的肺炎，是HAP中最常见和最严重的类型。由于非插管患者的病原学资料较难获取且准确性较低，现有的多数资料主要来自VAP患者，VAP的诊治原则同样适用于HAP。

HAP目前是美国、加拿大第二位常见的医院获得性感染。国外报道其发病率为0.5%～1%，机械通气使HAP的发病率增加6～20倍，在ICU内的发病率占所有感染的25%。我国HAP的发病率为1.3%～3.4%，是位居第一的医院获得性感染。HAP的病死率为30%～70%，是导致治疗失败、加重医疗经济负担的重要原因。

由于基础疾病严重、免疫力低下以及治疗措施(药物、MV等)的干扰等，HAP的表现常不典型，症状变化不定、影像学表现多变、并发症较多。根据HAP发病时间，可分为早发和晚发HAP。早发HAP指住院前4天内发生的肺炎，主要由敏感菌引起，预后好；晚发HAP是指住院5天或5天以后发生的肺炎，主要由多重耐药菌引起，病死率高。

随着老龄人口及免疫力低下等人群的数量增加，以及机械通气技术的日益普及，如何正确诊断、有效治疗与预防HAP成为临床医生必须重点掌握的问题。

2.病因及发病机制

HAP常见病原体主要是需氧的革兰阴性杆菌,包括铜绿假单胞菌、大肠埃希菌、肺炎克雷伯菌、不动杆菌、流感嗜血杆菌、肠杆菌属、变形杆菌属、沙雷菌属等。革兰阳性球菌较少见,包括金黄色葡萄球菌、肺炎链球菌等。病毒和真菌感染多见于免疫缺陷患者,免疫功能健全的患者少见。

HAP的发生有赖于宿主与微生物间的平衡向有利于细菌定植和向下呼吸道侵袭的方向发展。病原体可通过下列途径引起HAP:①口咽部定植病原菌及医用设备内细菌的误吸;②吸入被污染的气溶胶与直接接种;③血源性感染播散和胃肠道细菌移位。

含有条件致病菌的口咽分泌物的误吸及气管插管球囊上积聚细菌的误吸是引起HAP的最主要机制。近50%的正常人在睡眠时有误吸,而住院患者比率更高。住院患者的上呼吸道有革兰阴性菌定植(入院后48小时可高达75%),使用广谱抗生素后比率更高。同时疾病或各种药物导致胃pH改变使得胃肠道成为潜在细菌感染源头。

医院内特别是ICU病房,病原微生物分布极为广泛,形成被病原菌污染的气溶胶。医疗器械(雾化器、呼吸机管路系统、湿化器等)、周围环境(病房、水)和医护人员的手均可被病原菌污染,导致病原微生物在医护人员与患者之间传播。但这并不是引起HAP的主要机制。

各种感染如疖肿、心内膜炎、静脉导管感染、肠道感染等造成败血症可引起继发性肺炎,但该机制在HAP发病中罕见。

还有一些少见机制,如潜在感染(如结核、巨细胞病毒感染等)的激活等。

3.病理生理和病理

HAP的病理形态改变多种多样,取决于病原体种类、感染发生时间、宿主的免疫状态以及抗生素治疗等。从形态上可分为:细支气管炎,即细支气管腔内多形核白细胞大量聚集,伴脓性黏液栓和支气管壁的改变;灶性支气管肺炎,终末细支气管和肺泡周围中性粒细胞散在性浸润;融合性支气管肺炎,病变扩展至若干毗邻的肺小叶;肺脓肿,支气管肺炎融合伴组织坏死、正常肺结构破坏。

4.临床表现及辅助检查

(1)临床表现:典型的临床表现有:①发热;②咳嗽、咳痰;③炎性指标升高;④新出现的胸片浸润影;⑤气体交换功能下降。需注意的是,HAP的临床表现常常很不典型,症状变化不定,影像学表现多变,并发症多。当出现精神萎靡、发热、不能解释的呼吸困难加重、呼吸道脓性分泌物增加时,应考虑到HAP可能,尽早进行影像学检查。

体格检查可闻及散在的中小水泡音,多见于肺底,也可闻及干性啰音和痰鸣音。一般很难发现肺实变的体征。伴肺不张时可表现为持续性呼吸困难、呼吸频率加快、吸气性三凹征及低氧血症,气管向患侧移位,以及患侧呼吸音消失。

(2)辅助检查

①一般化验检查:细菌性肺炎外周血白细胞计数常升高,中性粒细胞多在80%以上,伴有核左移。老年体弱、免疫功能低下者白细胞计数可不升高,但中性粒细胞的百分比仍高。支原

体或肺炎衣原体肺炎白细胞正常或稍高,血沉加快,可有冷凝集试验阳性。动脉血气分析有助于判断病情严重程度,肝肾功能等有助于明确有无其他脏器功能障碍。C反应蛋白、降钙素原、人可溶性髓系细胞触发受体-1(sTREM-1)等有助于判断感染程度。1,3-β-D-葡聚糖和半乳甘露聚糖的检测可协助诊断侵袭性真菌感染。

②影像学检查:可表现为两肺散在斑点状、小片状及结节状浸润阴影或间质性改变,以两下肺多见,也可表现为弥散性小片状模糊影。随病情的发展病灶密度可以增高或融合,或形成小空洞。严重脱水、粒细胞缺乏患者并发 HAP,以及肺孢子菌肺炎的影像学检查可完全正常。机械通气患者可仅显示肺不张,或因肺过度充气使浸润和实变阴影难以辨认。

③病原学检查:HAP 对于病原学检查的要求比 CAP 更严格。HAP 的病原学诊断往往需要下呼吸道分泌物,包括痰、经支气管镜或人工气道吸引出的气管抽吸物、使用防污染样本毛刷的支气管镜取得的标本以及支气管肺泡灌洗液等。从血培养或胸腔积液培养中获得病原学的机会很低,且需注意血培养即使阳性,致病菌也大多来自肺外感染。

血清免疫学诊断,采集间隔 2~4 周急性期及恢复期的双份血清标本,主要用于非典型病原体或呼吸道病毒特异性抗体滴度的测定。嗜肺军团菌、肺炎链球菌的尿抗原检测可快速获得结果。半乳甘露聚糖抗原(GM)和 1,3-β-D 葡聚糖抗原(G 试验)的检测有助于诊断侵袭性真菌感染。

组织学诊断对于分枝杆菌、真菌、病毒、肺孢子菌等感染有诊断意义。肺组织标本可通过经皮针吸或活检枪行肺活检、经纤维支气管镜肺活检、经胸腔镜肺活检、开胸肺活检等方法获得,应同时送组织病理学检查和培养。

5.诊断和鉴别诊断

(1)诊断标准:HAP 的诊断尚无公认的金标准。目前大部分指南采用的 HAP 临床诊断标准为:

①影像学检查提示肺内出现新的或进展性的浸润影。

②同时存在以下两种以上症状:发热(体温>38℃)、中性粒细胞增多(>10×10^9/L)或减少(<4×10^9/U、脓性痰。我国 2013 年制定的 VAP 指南将体温>38℃或体温<36℃均作为诊断标准之一。HAP/VAP 的诊断存在困难,目前的诊断标准难以将 HAP/VAP 与其他有类似表现的疾病,如肺水肿、急性呼吸窘迫综合征、肺栓塞、肺出血、肺血管炎、肺部肿瘤、放射性肺炎等区别开,有误诊的可能。

(2)鉴别诊断:HAP 应与肺部其他浸润性疾病相鉴别。

6.治疗及预后

(1)治疗原则:一旦考虑为 HAP 疑似病例,应立即采集下呼吸道标本进行培养和显微镜检。随后迅速根据患者疾病严重程度、发病时间、是否存在 MDR 病原菌感染的危险因素和当地细菌耐药性监测资料,开始抗菌药物经验治疗。一旦有了病原学结果,应结合病原学结果及患者治疗后的反应,调整治疗方案。

(2)治疗方法及具体措施

①经验性抗感染治疗:在初始经验性抗感染治疗时,选择抗菌药物应重点考虑 HAP 的发

生时间(早发指入院4天以内,晚发指入院5天以后);本地区病原谱及耐药谱等细菌流行病学监测资料;患者是否存在多重耐药(MDR)病原菌感染高危因素(如90天内曾使用抗菌药物、正在接受免疫抑制治疗或存在免疫功能障碍、住院5天以上、居住在耐药菌高发的社区或特殊医疗机构等)。

②目标性抗感染治疗:目标性抗感染治疗是在充分评估患者的临床特征并获取病原学培养及药敏结果的前提下,按照致病菌药敏结果给予相应的抗菌药物进行针对性治疗的一种策略。一旦获得病原学结果,应及时调整治疗方案。应注意不同地区、不同医院、不同时期的病原菌对抗菌药物的敏感性和耐药性均有差异,应根据具体临床情况选择适当的抗菌药物治疗。

③抗感染治疗的评估及处理:在经验性治疗第48~72小时后,应对病原学检测结果的临床意义及初始经验性治疗的临床反应进行一次新的评估,根据疗效调整治疗方案。在48~72小时内病情有所改善的患者,如病原学检测结果特异性较高,应减少联合用药,改为针对性的、相对窄谱的抗菌药物;如检测结果特异性不高或结果为阴性,可考虑继续原方案24~48小时再作评估,或先停用联合方案中的氨基糖苷类药物。在48~72小时内病情无改善者,如检测结果阳性应调整抗菌药物并积极寻找原因;如检测结果阴性,应重新评价初始诊断,或通过侵袭性诊断技术等相关检查以寻找病因。

病情有所改善且病原学检测结果特异性较高的患者,如果没有发现MDR病原菌(例如铜绿假单胞菌或不动杆菌属),或分离到的病原菌至少对一种比初始方案中使用的药物不太广谱的抗生素敏感,应积极采用降阶梯治疗。

病情无改善可能有以下原因:诊断错误,如将非感染疾病误诊为HAP;宿主因素:如高龄、机械通气时间长、呼吸衰竭、潜在致死性疾病、抗菌药物治疗史等;病原因素:初始治疗未覆盖某些耐药菌,或其他少见病原体(结核分枝杆菌、真菌或呼吸道病毒等);出现了静脉导管相关感染、假膜性肠炎、泌尿系感染等并发症。应当搜集临床资料(病史、体征、影像学检查、一般化验检查及病原学检查),综合分析,推测可能的原因,寻求解决办法,而不是反复频繁更换抗菌药物。

④其他治疗:HAP患者一般年龄较大、体质较差、病情复杂且常合并器官功能障碍,因此需要加强对症、支持治疗,如氧疗、祛痰、平喘、维持水电解质平衡、纠正酸碱紊乱、保护脏器功能等,必要时机械通气。糖皮质激素可用于肺炎合并或继发感染性休克者,但使用需谨慎,不推荐常规应用。胸部物理治疗也用于HAP患者,早期物理治疗可能有助患者的早期康复。此外,对多重耐药非发酵菌肺部感染,全身抗感染治疗效果不佳时,可考虑联合雾化吸入妥布霉素、氨基糖苷类或多黏菌素类等药物治疗。

(3)预后:HAP的病死率为30%~70%。早发性HAP预后较好,晚发HAP致病菌常为多重耐药菌,病死率可达70%以上。

HAP总体预后不佳,故其预防工作十分重要。目前尚无特效的预防HAP的方法。目前临床应用的方法很多,主要有以下几个方面:强化医院感染控制措施、开展ICU医院感染监测;减少口咽部和上消化道细菌定植,包括做好口腔护理、选择性消化道脱污染、避免经鼻气管插管等;防止口咽部分泌物吸入,包括保持半卧位、常规校正胃管位置、声门下分泌物吸引等;维护胃肠黏膜的完整性,尽可能采用肠内营养,应用胃黏膜保护剂预防溃疡;积极处理休克和低氧血症;减少外源性污染;合理使用抗菌药物;控制高血糖、合理输血等。

7.诊治精要

(1)影像学检查提示肺内出现新的或进展性的浸润影,同时存在发热、中性粒细胞增多或减少、脓性痰当中两项,可建立 HAP 的临床诊断。

(2)HAP 的表现常不典型,症状变化不定,影像学表现多变,故临床和影像学诊断 HAP 的特异性低,需联合病原学诊断以提高诊断特异性。

(3)所有患者在抗菌药物治疗前均应收集下呼吸道分泌物作培养,但不应延误危重患者的初始治疗。

(4)根据 HAP 发病时间,可分为早发和晚发 HAP。早发 HAP 指住院前 4 天内发生的肺炎,主要由敏感菌引起,预后好;晚发 HAP 是指住院 5 天或 5 天以后发生的肺炎,主要由多重耐药菌引起,病死率高。

(5)初始抗感染治疗无效时应当搜集临床资料(病史、体征、影像学检查、一般化验检查及病原学检查),综合分析,推测可能的原因,寻求解决办法,而不是反复频繁更换抗菌药物。

三、细菌性肺炎

1.概述

细菌性肺炎是感染性肺炎中最常见的类型,也是最常见的感染性疾病之一。在抗生素发明之前的年代,细菌性肺炎曾是人类健康的主要威胁疾病之一。抗生素问世后使得细菌性肺炎的病死率下降,预后显著改善。然而,随着人口老龄化的发展以及细菌耐药率的升高,即使有大量广谱或超广谱抗生素投入临床,但肺炎的发病率及病死率并没有持续下降。甚至一些研究显示由于后续新型抗菌药物开发和临床应用严重不足甚至匮乏,细菌性肺炎死亡率出现了回升趋势。此外,在呼吸机相关肺炎的研究中发现对常用抗生素全部耐药的细菌时有发生,甚至出现小范围的暴发。根据世界卫生组织(WHO)发布的全球疾病负担报告显示,在全球范围内,下呼吸道感染占人口死因第三位,而在低收入国家则位居首位。老年人或免疫功能低下人群(如肿瘤、应用免疫抑制剂、糖尿病、尿毒症、艾滋病、器官移植、药瘾嗜酒或是久病卧床者)并发肺炎时,易感染耐药菌、非典型病原菌,治疗困难,病死率高。

在不同因素导致机体免疫防御功能损伤后,病原菌侵入下呼吸道,引起肺毛细血管充血、水肿,肺泡腔内纤维蛋白渗出及细胞浸润。细菌性肺炎临床可表现为咳嗽、咳痰、发热、气促、胸痛、咯血等,肺部可出现呼吸音粗、湿啰音等体征以及出现相应的胸部影像学改变。病情严重者可出现气体交换障碍,并发呼吸功能衰竭。大多类型的细菌性肺炎治愈后不遗留瘢痕,结构以及功能均可恢复如前。肺炎临床症状多样化、病原谱复杂化以及细菌耐药普遍化是目前细菌性肺炎的重要特点。合理运用抗生素、提高病原学诊断水平、避免或延缓耐药菌的产生是细菌性肺炎临床诊治中迫切需要强调和解决的问题。

2.病因及发病机制

因宿主年龄、基础疾病、免疫功能状态、流行区域、获得方式(社区获得性肺炎、医院获得肺炎)不同,肺炎的病原体也有较大差异。如社区获得性肺炎常见致病菌包括肺炎链球菌、肺炎支原体、流血嗜血杆菌、肺炎衣原体、金黄色葡萄球菌、肺炎克雷伯、流感病毒等,少见致病菌包括铜绿假单胞菌或其他革兰阴性杆菌、厌氧菌等。而医院获得性肺炎常见致病菌为革兰阴性杆菌,包括铜绿假单胞杆菌、大肠埃希菌、肺炎克雷伯菌、不动杆菌等。此外,吸入性肺炎中厌氧菌感染较为多见。而骨髓移植、粒细胞缺乏、免疫功能缺陷等人群,曲霉菌、巨细胞病毒感染比例明显升高。

通常正常的免疫防御机制可使下呼吸道保持相对无菌状态。免疫功能短暂性或持续性受损(如受凉、饥饿、吸烟、疲劳、酗酒、昏迷、低氧血症、慢性结构性肺病、肺水肿、尿毒症、糖尿病、营养不良、吸入有毒物质、肿瘤放化疗、病毒感染以及应用糖皮质激素、人工气道、鼻胃管等),或进入下呼吸道的病原菌载量较多或毒力较强时,病菌可在下呼吸道大量繁殖,突破机体的免疫防御机制,引起肺炎。在整个病理生理过程中,病原菌及其代谢产物激活免疫防御系统,机体借助固有免疫、体液免疫、细胞免疫等通过吞噬作用、募集炎性细胞、产生中和抗体、释放炎性介质、补体调理等作用,消灭病原菌。但在这一过程中,常有过多的炎性介质大量释放,并引起炎症性肺损伤。不同病原菌导致的细菌性肺炎发病机制基本一致,但又各具特点。

细菌的入侵方式主要包括口咽部定植菌误吸和带菌气溶胶吸入,前者在肺炎发病机制中占最重要的地位,特别是在医院获得性肺炎中,主要引起革兰阴性杆菌肺炎。一般情况下,细菌直接种植、邻近部位感染扩散或其他部位经血道播散者较为少见。

3.病理生理和病理

肺炎链球菌肺炎典型的病理变化分为四期:早期主要为水肿液和浆液渗出;中期为红细胞渗出;后期有大量白细胞和吞噬细胞聚集,肺组织实变;最后为肺炎吸收消散。

在抗菌药物的及时应用后,典型的大叶性肺炎已经不多见,而代之以肺段性炎症。病理特点为整个病变过程中没有肺泡壁和其他肺结构的破坏或坏死,炎症消散后肺组织可以完全恢复正常结构而不留纤维化等肺损伤。

有的细菌性肺炎虽也有上述类似的病理变化和过程,但大多数都伴有不同程度的肺泡壁损伤。例如,金黄色葡萄球菌肺炎中,以细支气管为中心的化脓性炎症是其主要的病理学特点。细菌产生的凝固酶还可以在菌体外形成保护膜以拮抗吞噬细胞的杀灭作用,且各种酶和代谢产物的释放可导致肺组织坏死和脓肿形成。革兰阴性菌肺炎则多为双侧小叶性肺炎,常有多发坏死性空洞或脓腔,部分患者可出现脓胸。炎症消散吸收往往不完全,可引起纤维增生或支气管扩张等。

4.临床表现及辅助检查

(1)临床表现

①起病多急骤,部分老年性肺炎、革兰阴性杆菌肺炎、医院获得性感染者起病可较隐匿,常有受凉、劳累等诱因或伴慢性结构性肺疾病、心血管疾病、糖尿病、免疫缺陷或不全等基础

疾病。

②部分患者有上呼吸道感染史。

③主要以呼吸道症状为主，可表现为发热（高热多见）、寒战、咳嗽、咳痰、胸痛、气促等，痰液量不一，多为脓性，少许患者痰中可见血丝或少量咯血。

④金黄色葡萄球菌肺炎的痰液一般为黄色脓痰，肺炎链球菌常为铁锈色痰，肺炎克雷伯菌肺炎为砖红色黏冻样，铜绿假单胞菌痰可为淡绿色，厌氧菌感染常伴有恶臭。

⑤可出现全身中毒症状，如乏力、头痛、肌肉酸痛、恶心、呕吐、腹泻等症状，严重者可出现嗜睡、意识障碍、精神异常等，也可出现休克、低血压，甚至多器官功能损害。

体格检查患者一般为急性面容，呼吸浅快，常有不同程度的发绀和心动过速，部分患者出现鼻翼扇动。早期肺部体征可无或仅有少许湿啰音。随着疾病的进展，可以出现较典型的体征。可见患侧呼吸运动减弱、叩诊浊音或实音，肺部听诊患侧呼吸音降低，可闻及湿啰音，部分患儿可出现肺部哮鸣音。实变体征常常提示为细菌性感染。免疫损害宿主肺炎、老年性肺炎、革兰阴性杆菌肺炎等多同时累及双侧，体格检查时可发现双下肺湿啰音。

(2)辅助检查：常规血检查见白细胞总数升高、中性粒细胞比例增高、核左移并有中毒颗粒，可有血沉增快、C-反应蛋白增高、降钙素原（PCT）等炎性指标升高。老年体弱、免疫缺陷者白细胞计数可无明显变化。症状、肺部体征显著，但白细胞计数不增高常提示严重感染。动脉血气分析常提示氧分压下降，也可见肝肾功能、凝血功能异常等。

胸部影像学：①X线：早期胸片可正常，局部纹理增多或肺野透亮度降低，病情进展可表现为非特异性的斑片状肺实质浸润影；②CT：可表现为密度不均的条纹状、斑片状、絮片状阴影，也可见磨玻璃影。病情进展一般出现均匀实变，部分可见支气管气象，可合并胸腔积液、肺不张等，通常治疗后实变影渐渐吸收消散，往往影像学消散晚于临床症状改善。

(3)肺炎病原学诊断非常重要，有利于指导临床用药和判断预后。但是，由于经口咽部的咳痰常受到正常菌群污染，未经筛选的单次普通痰培养并不可靠。痰涂片镜检有助早期初步判断病原学类型，并可借此剔除口咽部菌群污染严重的"不合格"痰标本而选取"合格"标本（每低倍视野鳞状上皮细胞＜10个、白细胞＞25个，或鳞状上皮细胞:白细胞＜1:2.5）进行检查。涂片上见呈短链状或双个排列的革兰阳性球菌（肺炎链球菌）或多形短小革兰阴性杆菌（流感嗜血杆菌可能）极具诊断意义。此外，痰定量或半定量培养是提高痰培养结果正确率的有效方法，若痰中浓度超过 10^7 CFU/mL 或（++++），则培养到的细菌多为肺炎的病原菌，而低于 10^4 CFU/mL 或（+），则可能为污染菌。普通咳痰标本分离到的表皮葡萄球菌、除流感嗜血杆菌外的嗜血杆菌属细菌、除诺卡菌外的其他革兰阳性杆菌、肠球菌、微球菌、厌氧菌、念珠菌属，通常均无临床意义。对于建立人工气道的患者，可以经气管插管吸引物（ETA）送检，最大程度避免污染。为了取得精确的病原学结果，可权衡利弊采用下呼吸道直接采样，如防污染样本毛刷采样（PSB）、支气管肺泡灌洗液（BALF）等。一般认为，上述采样的标本培养分离到细菌浓度 ETA≥10^6 CFU/mL，PSB≥10^3 CFU/mL，BALF≥10^5 CFU/mL，具有临床意义。血、胸水污染机会较小，在病原学诊断方法中不可忽略。

5.诊断和鉴别诊断

(1)诊断标准

①满足肺炎的诊断,即具备下述前4项中任何1项加上第5项,并除外肺结核、肺部肿瘤、非感染性肺间质性疾病、肺水肿、肺不张、肺栓塞等:a.新近出现的咳嗽、咳痰或原有呼吸道疾病症状加重,伴或不伴脓痰、胸痛、呼吸困难及咯血;b.发热;c.肺实变体征和(或)闻及湿性啰音;d.外周血白细胞$>10\times10^9$/L或$<4\times10^9$/L,伴或不伴细胞核左移;e.胸部影像学检查显示新出现的斑片状浸润影、叶或段实变影、磨玻璃影或间质性改变,伴或不伴胸腔积液。

②病原学检查结果支持细菌感染。

(2)鉴别诊断:少数非感染性疾病可有肺炎类似的症状和影像学表现,如急性呼吸窘迫综合征(ARDS)、肺栓塞、充血性心力衰竭、过敏性肺泡炎、肺泡蛋白沉积症、结缔组织疾病累及肺部、放射性肺炎、肿瘤性疾病肺部浸润或转移等。因细菌性肺炎临床症状、体征及辅助检查结果缺乏特异性,在治疗过程中应反复评估诊断和治疗效果,避免漏诊、误诊。

6.治疗及预后

(1)治疗原则

①抗菌治疗是决定细菌性肺炎预后的关键,正确选择并及时使用抗菌药物可以有效降低病死率、致残率。

②抗生素的选择需要结合当地流行病学、细菌耐药情况,以及不同人群、药物的药动力学/药效学差异、肺炎获得场所和严重程度等。

③可采用吸氧、止咳、祛痰、解痉等药物对症治疗。

④除了积极治疗肺炎、控制感染外,还要针对不同并发症采用不同的对症处理方法。

(2)治疗方法及具体措施:在起始治疗阶段,通常抗菌药物选择缺乏病原学资料,多根据临床症状、体征和影像学检查结果做出临床推断,及时送检病原学标本后,即可予以经验性抗生素治疗。随后,往往需要根据病原学检查及药敏结果,选择针对性的窄谱抗生素。

抗感染治疗后48~72小时应该对病情和诊断进行评价。若治疗有效,机体反应首先表现为精神好转、体温下降,呼吸道症状可以有改善,咳嗽、痰量减少,痰色由脓性转为非脓性,气促好转,肺部啰音减少或消失,提示方案正确,维持治疗不变。若症状改善显著,可选择静脉制剂同类或相似的口服药物,或根据病原学药敏试验选择口服制剂。

初始治疗72小时后症状无改善或一度改善又再次恶化,视为治疗无效,可能原因和处理如下:①药物未能覆盖致病菌或细菌耐药,需根据药敏试验调整抗生素。无病原学依据时,应该再次分析症状、体征及辅助检查,重新审视肺炎可能的病原菌,进行新一轮经验性抗感染治疗。②特殊病原菌感染,如病毒、结核分枝杆菌、真菌等。应该进行更深入的检查,必要时采用有创检查以获得更多临床信息。③出现并发症,如脓胸、迁徙性病灶,或存在影响疗效的宿主因素,如糖尿病、免疫功能不全、慢性结构性肺病等。在抗感染治疗的同时,及时治疗并发症或去除宿主因素,并予以对症支持治疗,必要时采用联合抗生素治疗。④非感染性疾病被误诊为肺炎。应详细询问病史,完善检查,重新评估诊断及鉴别诊断。

轻中度肺炎总疗程可于症状控制如体温转为正常后3～7天结束，病情较严重的总疗程为10～14天；易引起组织坏死的金黄色葡萄球菌、肺炎克雷伯菌等病原菌所致肺炎，可以延长到2～3周，免疫抑制患者肺炎需要适当延长抗生素治疗时间；吸入性肺炎或肺脓肿总疗程应该为数周至数月，肺脓肿疗程常推荐为6～8周。

(3)预后：抗菌药物应用后，细菌性肺炎的死亡率有了明显改善，但在老年、伴有基础疾病、存在免疫抑制的患者中，肺炎预后较差。并且，随着耐药菌的增多，如MRSA、广泛耐药的铜绿假单胞菌和不动杆菌、产ESBL或碳青霉烯类耐药的肺炎克雷伯杆菌等所致的肺炎增多，死亡率仍居高不下，特别是近年来产金属酶等"超级细菌"的产生，给抗感染领域带来了更大的挑战。因此，在肺炎治疗中，应尽可能避免过度使用抗生素或滥用。合理地使用抗生素，采用有效覆盖、非广谱的个体化的抗感染治疗策略。

(4)预防：戒烟、增强体质、保持口腔健康、避免上呼吸道感染、尽量采用无创通气而少用人工气道等，是预防肺炎的重要方法。此外，预防接种肺炎链球菌疫苗可以减少特定人群罹患肺炎的风险。建议接种人群：①年龄≥65岁；②年龄<65岁，但伴有慢性肺部疾病、慢性心血管疾病、糖尿病、肾功能不全、慢性肝病、免疫功能低下等；③长期居住在养老院或其他医疗机构；④长期吸烟者。除了可接种肺炎链球菌疫苗外，还可接种流感疫苗。其不仅可预防流感发生或减轻流感相关症状，还对流感病毒肺炎和流感继发细菌性肺炎有一定预防作用。联合应用肺炎链球菌疫苗和流感疫苗可降低老年性肺炎死亡率。

7.诊治精要

(1)细菌性肺炎是感染性肺炎中最常见的类型。

(2)细菌性肺炎通常起病急骤，常有上呼吸道感染病史，症状主要以高热、咳嗽、咳痰、胸痛、气促等为主，可伴有全身中毒症状，肺部体征常可闻及湿啰音。

(3)常规血液检查提示白细胞、中性粒细胞增高，CRP或PCT等炎性指标增高，胸部影像学表现多为斑片影、实变影，可伴有支气管气象、胸腔积液等。

(4)合格痰标本之外，送检不同类型标本的病原学检查对诊断和抗生素选择十分重要。

(5)经验性抗感染初始治疗应在建立肺炎诊断后及时开展，并积极治疗合并症及并发症，动态评估其是否有效，且关注与其他疾病的鉴别诊断。

(6)对高危人群可以选择性使用疫苗以预防呼吸道感染。

四、军团菌肺炎

军团菌肺炎是嗜肺军团菌引起的以肺炎表现为主，可能合并肺外其他系统损害的感染性疾病，是军团菌病的一种临床类型。军团菌肺炎在非典型肺炎中是病情最重的一种，未经有效治疗者的病死率高达45%。目前已发现军团菌有50种70个血清型，接近50%已经证明对人类有致病性。中国曾发现有小规模流行，几乎在全国各省市都有散发病例报道。军团菌为水源中常见的微生物，暴发流行多见于医院、旅馆、建筑工地等公共场所。吸烟、患有慢性肺疾病和免疫低下是发生军团菌肺炎的三大危险因素。

(一)诊断要点

1.临床表现

军团菌肺炎除有高热、寒颤、咳嗽等肺部表现外,尚伴有全身其他系统的表现:如20%患者可有相对缓脉,25%可有恶心、呕吐和水样腹泻,25%～50%患者有蛋白尿、30%有血尿,半数患者有低钠血症。严重者有神经精神症状,如感觉迟钝、谵妄,并可出现呼吸衰竭和休克。

本病的临床症状无特异性,但某些线索有提示作用:①持续高热超过40℃。②痰革兰染色可见较多中性粒细胞而细菌很少。③低钠血症。④对β-内酰胺类药物治疗无效。当临床肺炎患者出现上述情况时,应考虑军团菌感染的可能。

2.影像学检查

胸部X线检查主要表现为迅速进展的非对称性、边缘不清的肺实质性浸润阴影,胸腔积液见于约30%的患者。

3.诊断标准

(1)临床表现:发热、寒战、咳嗽、胸痛等呼吸道感染症状。

(2)X线胸片具有浸润性阴影或胸腔积液。

(3)呼吸道分泌物、痰、血或胸水在活性炭酵母浸液琼脂培养基(BCYE)或其他特殊培养基培养有军团菌生长。

(4)呼吸道分泌物直接荧光法(DFA)检查阳性。

(5)血间接荧光法(IFA):查前后2次抗体滴度呈4倍或以上增高,达1:128或以上;血试管凝集试验(TAT):测前后2次抗体滴度呈4倍或以上增高,达1:160或以上;微量凝集试验(MAA):测前后2次抗体滴度呈4倍或以上增高,达1:64或以上。

凡具有(1)和(2)项,同时以具有(3)～(5)项中任何一项者,诊断为军团菌肺炎。

(二)治疗原则

临床可用于治疗军团菌肺炎的药物,首选大环内酯类或氟喹诺酮类,四环素类、利福平等也有效。

1.大环内酯类

(1)红霉素:250～500mg口服,每6～8小时一次;或1～2g分次静脉滴注。重症2～4g/d,先静脉滴注,后可改口服,疗程至少3周。常见不良反应有胃肠道反应、静脉炎、可逆性耳聋、Q-T间期延长。

(2)阿奇霉素:500mg,每日1次,口服或静脉滴注,连用3～5天。

(3)罗红霉素:150mg,每日2次,疗程2～3周。

2.氟喹诺酮类

(1)左氧氟沙星:200mg,每日2次,口服或静脉滴注。

(2)莫西沙星:400mg,每日1次,口服或静脉滴注。

(3)环丙沙星:200mg,每日2次,口服或静脉滴注,疗程2～3周。

3.四环素类

(1)多西环素:100mg,口服,每日1次。

(2)米诺环素:100mg,口服,每日2次。

4.利福平

一般和上述药物联合应用,400~600mg口服,每日1次。

五、支原体肺炎

支原体有100多种,与人类疾病关系最大的有三种支原体,即肺炎支原体、人型支原体和解脲支原体。肺炎支原体是明确的人类病原体,人型支原体和解脲支原体一般认为是机会性感染病原体。我国有关社区获得性肺炎的流行病学调查中,肺炎支原体肺炎是重要的致病原。

(一)诊断要点

1.临床症状

肺炎支原体肺炎的突出症状是干咳或刺激性咳嗽。发热、有时可伴畏寒,但很少有寒战。有些患者可有肺部以外的并发症,如皮疹、心包炎、溶血性贫血、关节炎、脑膜脑炎和外周神经病变。

2.影像学检查

X线显示双肺斑片状浸润影,中下肺野明显,有时呈网状、云雾状,而且多变。仅有5%~20%的肺炎支原体感染者有胸膜渗出。肺炎支原体肺炎有时表现为X线胸片与临床症状不相符合,X线胸片表现重而临床症状轻。

3.病原学检查

(1)培养:肺炎支原体培养较为困难,需要特殊营养培养基,且生长需要4~24天。急性感染后数月内上呼吸道仍可排出肺炎支原体,故培养阳性并不能确定就是急性感染。

(2)间接血凝抗体试验:主要是IgM,晚期可见IgG。间接血凝抗体阳性可保持1年以上。抗体阳性是支原体感染的指标,但阴性时不能排除支原体感染。酶联免疫吸附试验(ELISA)检测血清抗体有重要诊断价值。

(3)急性期恢复期双份血清进行抗体测定:补体结合试验,起病10天后出现,恢复期效价1:64或以上,或恢复期抗体效价与前相比有4倍或以上升高,有助于确诊。

(4)冷凝集反应:效价1:32或以上为阳性,肺炎支原体感染时有30%~80%的阳性率,感染后第1周末或第2周初效价上升,第4周达高峰,此后下降。但其他感染和非感染性疾病也可以引起升高,应注意鉴别。

(二)鉴别诊断

1.细菌性肺炎

临床表现较肺炎支原体肺炎重,X线的肺部浸润阴影也更明显,且白细胞计数及中性值一般明显升高。

2.病毒性肺炎

如流感病毒性肺炎发生在流行季节,起病较急,肌肉酸痛明显,可能伴胃肠道症状;腺病毒肺炎多见于军营,常伴腹泻。

3.军团菌肺炎和肺炎衣原体肺炎

临床鉴别诊断较为困难,应通过病原学加以鉴别。

(三)治疗原则

1.抗菌药物

临床可用于肺炎支原体肺炎治疗的药物包括大环内酯类、氟喹诺酮类、四环素类等。

(1)首选大环内酯类

①红霉素:250~500mg 口服,每 6~8 小时一次;或 1~2g,分次静脉滴注。疗程 2~3 周。

②阿奇霉素:500mg,每日 1 次,口服或静脉滴注;因半衰期长,连用 5 天后停 2 天再继续,疗程一般为 10~14 天。

③罗红霉素:150mg,每日 2 次。疗程常为 10~14 天。

(2)氟喹诺酮类

①左氧氟沙星:200mg,每日 2 次,口服或静脉滴注。

②莫西沙星:400mg,每日 1 次,口服或静脉滴注。

③环丙沙星:200mg,每日 2 次,口服或静脉滴注。疗程常为 7~14 天。

(3)四环素类

①多西环素:100mg,口服,每日 1 次。

②米诺环素:100mg,口服,每日 2 次。

(4)红霉素和四环素:虽然有效,但用药后痰内肺炎支原体仍可持续存在达数月之久,约 10% 肺炎可复发,故少数症状迁延,肺阴影反复发生者,应延长抗菌药物疗程,或换用另一种抗生素。

2.对症治疗

镇咳药物,化痰药物,雾化吸入治疗。

发生严重肺外并发症,给予相应处理。

六、衣原体肺炎

衣原体属,包括 4 个衣原体种,即沙眼衣原体、鹦鹉热衣原体、肺炎衣原体和家畜衣原体。沙眼衣原体引起人类沙眼、包涵体性结膜炎、非淋球菌尿道炎、宫颈炎等。鹦鹉热衣原体引起人类的鹦鹉热,表现为呼吸道感染或以呼吸系统为主的全身性感染。家畜衣原体尚无引起人类疾病的报道。血清流行病学调查显示,人类的肺炎衣原体感染是世界普遍性的,成人有一半以上感染过肺炎衣原体,即血清存在肺炎衣原体特异性 IgG 抗体。

(一)诊断要点

1.病史

追问鹦鹉、家禽、鸟类饲养或接触史。

2.临床症状

肺炎衣原体肺炎的症状无特异性,有时表现为无症状,有时症状较重。表现为发热、咳嗽等。有些患者可出现喘息或哮喘,成人肺炎患者多较严重,可发生呼吸衰竭。

3.影像学

X线显示双肺片状浸润,胸膜渗出不常见。鹦鹉热衣原体肺炎患者肺内阴影吸收缓慢,有报道治疗7周后尚有50%患者病灶不能完全吸收。

4.病原学检查

(1)微生物学培养:肺炎衣原体培养需要通过细胞培养,细胞内包涵体在72小时以后出现,可通过特异性荧光抗体检测加以证实。

(2)微量免疫荧光法:IgG≥512和(或)IgM≥1:32,在排除类风湿因子影响后提示近期感染。

(3)急性期恢复期(发病后第2~3周):双份血清进行抗体测定后者抗体效价与前者相比有4倍或以上升高,有助于确诊。

(二)治疗原则

1.抗菌药物

(1)首选四环素类或大环内酯类

①多西环素:首剂200mg,以后100mg,口服,每日2次。

②红霉素:500mg口服,每6小时一次。疗程均为3周。复发者可进行第2疗程。阿奇霉素:在细胞内半衰期更长,胃肠道不良反应少,逐渐取代红霉素的治疗。首剂500mg,每日1次,以后4天每次250mg,每日1次口服。或罗红霉素150mg,每日2次。疗程常为21天。

(2)氟喹诺酮类对肺炎衣原体也有效。

2.注意隔离和对症治疗。

七、病毒性肺炎

(一)定义及概况

病毒性肺炎(VP)是由多种不同种类的病毒侵犯肺实质而引起的肺部炎症,通常由上呼吸道病毒感染向下蔓延所致,常伴气管-支气管炎。临床表现无特异性,主要为发热、头痛、全身酸痛、干咳及肺部浸润等。目前已知能引起呼吸道感染的病毒约有200种。自2002年11月于我国广东省首发而后波及世界许多国家和城市的严重急性呼吸综合征(SARS),系由一种新发现的病毒——SARS病毒引起的病毒性肺炎。因其具有极强的传染性和较高的病死率而受到高度重视。

(二)病因

引起病毒性肺炎的病毒以呼吸道合胞病毒(RSV)、流行性感冒病毒和腺病毒为常见,其他有副流感病毒、巨细胞病毒(CMV)、鼻病毒、冠状病毒、EB病毒和某些肠道病毒,如柯萨奇病毒、埃可病毒等，以及单纯疱疹病毒(HSV)、水痘病毒、带状疱疹病毒、风疹病毒、麻疹病毒等。新发现的人类免疫缺陷病毒(HIV)、汉塔病毒、尼派病毒、高致病性禽流感病毒以及新冠状病毒(又称 SARS 病毒)也可引起肺炎。本病主要经飞沫和直接接触传播，但器官移植的病例可以通过多次输血，甚至供者的器官途径导致病毒感染。其一年四季均可发生，但多见于冬春季节。可散发流行或暴发流行。VP 的发生除与病毒本身的毒力、感染途径及感染量有关外，宿主的年龄、呼吸道局部及全身的免疫功能状态等也是重要的影响因素。一般儿童发病率高于成人，婴幼儿高于年长儿。据统计，在非细菌性肺炎中，病毒性肺炎约占 25%～50%。近年来由于免疫抑制药物广泛应用于肿瘤、器官移植以及获得性免疫缺陷综合征(AIDS)的出现及其流行，HSV、水痘-带状疱疹病毒(VZV)、CMV 等都可引起严重的 VP。

(三)发病机制

1.基本发病机制

病毒感染主要表现为肺间质病变。最初累及纤毛柱状上皮细胞，然后侵及其他呼吸道细胞，包括肺泡细胞、黏液腺细胞及巨噬细胞。病毒在细胞内复制，然后释放出感染性病毒感染相邻细胞。被感染的纤毛细胞可出现退行性变包括颗粒变形、空泡形成、细胞肿胀和核固缩，继而坏死和崩解。细胞碎片聚集在气道内和阻塞小气道，并出现呼吸道肿胀。肺泡间隔有明显的炎症反应，伴淋巴细胞、巨噬细胞浸润，偶有浆细胞和中性粒细胞浸润和水肿。肺泡毛细血管内可出现坏死和出血的纤维蛋白血栓，肺泡可见嗜酸性透明膜。重症感染者可出现肺水肿、实变、出血，肺实质坏死，肺不张。

2.非典型表现发病机制

SARS 病毒通过短距离飞沫、气溶胶或接触污染的物品传播。发病机制未明，推测 SARS 病毒通过其表面蛋白与肺泡上皮等细胞上的相应受体结合，导致肺炎的发生。病理改变主要显示弥散性肺泡损伤和炎症细胞浸润，早期的特征是肺水肿、纤维素渗出、透明膜形成、脱屑性肺炎及灶性肺出血等病变；机化期可见到肺泡内含细胞性的纤维黏液样渗出物及肺泡间隔的成纤维细胞增生，仅部分病例出现明显的纤维增生，导致肺纤维化甚至硬化。

人感染 H_5N_1 迄今的证据符合禽-人传播，可能存在环境-人传播，还有少数未得到证据支持的人-人传播。虽然很多人会暴露于感染的家禽之中，但 H_5N_1 的发病率相对较低，表明阻碍获得禽流感病毒的物种屏障是牢固的。家族成员聚集发病可能由共同暴露所致。尸检可见高致病性人禽流感病毒肺炎有严重肺损伤伴弥散性肺泡损害，包括肺泡腔充满纤维蛋白性渗出物和红细胞、透明膜形成、血管充血、肺间质淋巴细胞浸润和反应性成纤维细胞增生。

(四)病理

病毒侵入细支气管上皮引起细支气管炎。感染可波及肺间质与肺泡而致肺炎。气道上皮广泛受损，黏膜发生溃疡，其上覆盖纤维蛋白被膜。气道防御功能降低，易招致细菌感染。单纯病毒性肺炎多为间质性肺炎，肺泡间隔有大量单核细胞浸润。肺泡水肿，被覆含蛋白及纤维蛋白的透明膜，使肺泡弥散距离加宽。肺炎多为局灶性或弥散性，偶呈实变。肺泡细胞及巨噬细胞内可见病毒包涵体。炎性介质释出,直接作用于支气管平滑肌,致使支气管痉挛,临床上表现为支气管反应性增高。病变吸收后可留有肺纤维化。

(五)临床表现

1.症状

(1)常见症状:无特异性症状。常有上呼吸道感染的前驱症状如咽干、咽痛,继之喷嚏、鼻塞、流涕、头痛、乏力、发热、食欲减退以及全身酸痛等。病变进一步向下发展累及肺实质发生肺炎,则表现为咳嗽,多呈阵发性干咳、气急、胸痛,持续高热,尚可咳少量白色黏液痰。部分患者可并发细菌性肺炎。

(2)非典型症状:一些病毒性肺炎在临床表现上可以出现不典型改变,如儿童、老年人或免疫损害宿主患者易发生重症病毒性肺炎,出现呼吸困难、心悸、气急、发绀、嗜睡、精神萎靡,甚至出现休克、心力衰竭、急性呼吸窘迫综合征(ARDS)和肾功能衰竭等疾病的表现。成人水痘合并水痘病毒肺炎时,可发生致命性并发症,如肺水肿、休克等。在脏器移植(如肾移植、骨髓移植等)患者,CMV肺炎可呈现为急剧进展的临床表现过程,在很短时间内(数小时或1~2天)发展为白肺状态,出现呼吸衰竭。SARS起病急骤,多以发热为首发症状,体温大于38℃,可有寒战、咳嗽、少痰,偶有血丝痰、心悸、呼吸困难或呼吸窘迫。可伴有肌肉关节酸痛、头痛、乏力和腹泻。禽流感重症患者可出现高热不退,病情发展迅速,几乎所有患者都有临床表现明显的肺炎,常出现急性肺损伤、急性呼吸窘迫综合征(ARDS)、肺出血、胸腔积液、全血细胞减少、多脏器功能衰竭、休克及瑞氏综合征等多种并发症。可继发细菌感染,发生败血症。

2.体征

(1)常见体征:一般病毒性肺炎胸部体征不明显或无阳性体征。其临床症状较重,而肺部体征较少或出现较迟为其特征。常见肺部体征为:轻中度患者病变部位浊音,呼吸音减弱,散在的干湿性啰音。

(2)非典型体征:重症患者体检可见吸气三凹征和鼻翼扇动,呼吸浅速、心动过速、发绀,可出现休克、心力衰竭体征,肺部可闻及较为广泛的干、湿性啰音,病情极危重者可听不到呼吸音及啰音。

(六)实验室检查

1.常见表现

白细胞计数一般正常,亦有稍高或偏低,血沉大多正常。继发细菌感染时白细胞总数和中性粒细胞均增多。痰涂片可见白细胞以单核细胞为主,痰培养常无致病菌生长。但若痰白细胞核内出现包涵体,则提示病毒感染。

血清学检测是目前临床诊断病毒感染的重要方法,双份血清病毒抗体滴度4倍以上升高有诊断意义。

病原学检查:病毒分离培养和鉴定是确诊病毒性肺炎的最可靠方法,可采集咽喉和鼻拭子、咽喉漱液、痰液、经纤支镜获取的下呼吸道分泌物、支气管肺泡灌洗液或血液标本,接种于鸡胚或组织细胞进行病毒培养,或采用动物接种法进行病毒分离,然后进行病毒鉴定。但病毒的分离培养一般实验室不能常规进行,阳性率也不高。特异性诊断技术如免疫荧光法、免疫酶法、同位素免疫标记法等检测病毒抗原、聚合酶链反应(PCR)检测病毒 DNA 等都有助于病原学诊断。

2.非典型表现

外周血白细胞计数一般不升高,或降低,常有淋巴细胞减少,可有血小板降低。部分患者有血清转氨酶、乳酸脱氢酶升高等多系统损害的实验室检查结果。

(七)器械检查

1.常见表现

胸部 X 线检查可见肺纹理增多,小片状浸润或广泛浸润,病情严重者显示双肺弥散性结节性浸润,但大叶实变及胸腔积液者均不多见。病毒性肺炎的致病原不同,其 X 线征象亦有不同的特征。

2.非典型表现

病毒性肺炎在胸部影像学上常出现:①肺体征不明显时,即可出现 X 线改变;②大小不等的片状阴影或融合成大病灶,可形成肺气肿;③部分病灶吸收缓慢,需数周或更长等非典型特征。

(八)诊断

在病毒感染的流行季节,根据患者有关病毒感染的基本特征,肺炎的症状和体征,以及胸片有絮状阴影或间质性肺炎改变,血象不高者并排除其他病原体引起的肺炎,应考虑病毒性肺炎的可能。确诊有赖于病原学检查,包括病毒分离、血清学检查以及分子病毒学检查等。呼吸道分泌物中细胞核内的包涵体可提示病毒感染。

(九)鉴别诊断

1.常见表现鉴别诊断

主要应与细菌性肺炎、支原体性肺炎、支气管哮喘、肺结核、卡氏肺孢子虫肺炎、衣原体肺炎、真菌性肺炎等相鉴别。一般根据发病季节、流行史及临床表现等方面,结合实验室检查和 X 线胸片所见,有助于病毒性肺炎的诊断,并可与其他呼吸道疾病相鉴别。值得注意的是,在呼吸道病毒感染的基础上,呼吸道自身防御能力及全身免疫力均有不同程度的削弱,故易继发肺部的细菌感染。继发细菌感染多出现在后期,病情重,病死率高。临床上难以判断,归纳以下几点可做参考:①体温降至正常后再度发热,咳嗽加重,痰白色转黄色,全身中毒症状严重;②肺部体征增多,呼吸困难加重,发绀明显;③白细胞总数及中性粒细胞百分数由少到多;④白细胞碱性磷酸酶(AKP)积分＞200 或四唑氮蓝(NBT)还原试验＞15%;⑤血清 C-反应蛋白(CRP)浓度升高;⑥胸部 X 线示肺部出现新阴影;⑦痰液连续 2 次分离到相同致病菌,或其他方法证实的致病菌。

2.非典型表现鉴别诊断

非典型表现应与军团菌肺炎、重症肺炎、肺水肿、支原体肺炎等相鉴别。

(十)治疗

病毒性肺炎治疗除首先积极抗病毒治疗外,还应采取综合治疗措施,包括一般对症处理和支持疗法等。重点应预防继发细菌感染和并发症的发生。

1.一般治疗

加强护理,注意休息,保持室内空气流通、新鲜,环境安静整洁。

2.保持呼吸道通畅

对有呼吸困难和发绀的患者需保持呼吸道通畅,可给予雾化或湿化气道,给予祛痰药物,并行体位引流,清除呼吸道痰液。对有喘息症状者适当给予支气管扩张剂治疗,并早期进行持续氧疗(血气分析动脉氧分压<60mmHg或SpO_2<90%者),如出现严重低氧血症,应行面罩或气管插管、气管切开机械通气。

3.对症治疗

(1)退热与镇静。对于发热、烦躁不安或发生惊厥者,应及时给予降温及镇静治疗。烦躁不安或缺氧严重,有明显憋喘者可适当给予镇静剂如10%水合氯醛口服或灌肠(有心力衰竭时禁用),有呼吸衰竭者慎用镇静剂,痰黏稠者不用异丙嗪。

(2)止咳平喘。对咳嗽有痰者,一般祛痰药可以达到减少咳嗽的作用,不用镇咳药。干咳,特别是因咳嗽引起呕吐及影响睡眠者可服用美沙芬。对咳嗽明显者可雾化吸入糖皮质激素治疗。对有憋喘者酌情应用氨茶碱、沙丁胺醇、溴化异丙托品等。对有呼吸道梗阻、憋喘严重、中毒症状严重者,可应用短暂糖皮质激素治疗。

(3)物理疗法。对肺部啰音经久不消的患者,可用光疗、电疗、超短波等以减轻肺部淤血,促进肺部渗出物的吸收。

4.抗病毒治疗

目前对于病毒性肺炎尚缺乏理想的特异性治疗。常用于临床的抗病毒药物有以下几种。

(1)利巴韦林(RBV)。又称三氮唑核苷、病毒唑,是一种鸟苷类似物,通过干扰鸟苷酸合成而发挥抗病毒作用,为广谱抗病毒药物。临床主要可用于RSV、腺病毒、流感病毒、副流感病毒、疱疹病毒、水痘病毒、麻疹病毒肺炎治疗。也可用于汉塔病毒感染的治疗。

(2)阿昔洛韦(ACV)。又称无环鸟苷,对病毒DNA多聚酶呈强大抑制作用,阻止病毒DNA的合成,具有广谱、强效和起效快的特点,为疱疹病毒感染的首选治疗药物。临床主要用于疱疹病毒、水痘病毒性肺炎的治疗。尤其对免疫缺陷或应用免疫抑制药物者并发VP应尽早应用。

(3)阿糖腺苷。又称阿糖腺嘌呤,为嘌呤核苷类化合物,能抑制病毒DNA的合成,具有广泛抗病毒作用。临床主要用于疱疹病毒、水痘病毒及巨细胞病毒肺炎,尤其适用于免疫抑制患者并发VP的治疗。

(4)金刚烷胺和金刚乙胺。为人工合成的胺类抗病毒类药物,能阻止某些病毒进入人体细胞内,并有退热作用。临床上主要用于流感A型病毒肺炎的治疗,且在发病24~48小时内应用效果最佳,可减轻发热和全身症状,减少病毒排出,防止流感病毒的扩散。

(5)更昔洛韦。又名丙氧鸟苷,属无环鸟苷的衍生物,但比阿昔洛韦有更强更广谱的抗病毒作用。尤其对人巨细胞病毒(HCMV)有高度选择性抑制作用。主要用于治疗肾移植、骨髓移植等脏器移植患者和 AIDS 患者的巨细胞病毒性肺炎。

(6)膦甲酸钠。静脉滴注治疗巨细胞病毒肺炎,并可作为免疫缺陷患者疱疹病毒耐药株 VP 的首选药物。静脉滴注剂量每次 9mg/kg,2 次/天,滴速为 0.078mg/(kg·min)或连续静脉滴注每日 20mg/kg,稀释浓度低于 12mg/mL,疗程 2~3 周。

5.中医中药

双黄连粉针剂及口服液,以及金银花、贯众、板蓝根、大青叶和具有抗病毒作用的中药方剂等对病毒感染有一定疗效。

6.免疫治疗

(1)干扰素(IFN)。干扰素具有广谱抗病毒作用,可用于防治流感病毒、腺病毒、RSV 等引起的 VP。干扰素与阿昔洛韦或阿糖腺苷合用治疗骨髓移植后的巨细胞病毒性肺炎可取得较好的疗效。

(2)聚肌胞(Poly I:C)。是一种高效的干扰素诱导剂。主要用于预防和治疗婴幼儿病毒性肺炎。用法:2 岁以下儿童 1mg/次,2 岁以上儿童 2mg/次,每日或隔日肌内注射一次,共 2~4 周。

(3)其他。如白细胞介素-2(IL-2)、特异性抗病毒免疫核糖核酸(iRNA)、左旋咪唑、转移因子和胸腺肽也有一定的抗病毒作用。

(4)被动免疫治疗。包括输血和新鲜血浆、高效价特异性免疫球蛋白和抗体以及恢复期血清等也被用于治疗病毒性肺炎。

7.抗生素的应用

无细菌感染的患者,无需抗菌药物治疗。一旦并发细菌感染或不能除外细菌感染者,应选用敏感的抗生素治疗。

8.少见症状的治疗

(1)糖皮质激素的应用。应采取谨慎态度,严格掌握使用指征,必要时短程应用,并同时应用有效抗病毒药物,以防止病毒扩散,加重病情。

(2)ARDS 的治疗。对于病毒性肺炎患者发展为急性呼吸窘迫综合征(ARDS)时应将患者收入重症监护病房(ICU)进行救治,主要治疗措施包括:①氧疗,应高浓度吸氧;②机械通气,明确诊断后宜尽早机械通气,PEEP 从低水平开始,5~15cmH$_2$O;③合适的血容量;④维持适当的液体平衡,轻度负平衡(-500mL/天),早期一般不宜补胶体,如有明显低蛋白血症,可考虑给予白蛋白;⑤其他如抗感染治疗,生命支持,保护器官功能,防治并发症等。

第三节 支气管哮喘

支气管哮喘(简称哮喘)是由于嗜酸细胞、肥大细胞和 T 淋巴细胞等多种炎性细胞以及多种细胞因子参与的气道慢性炎症。这种气道炎症使易感者对各种激发因子具有气道高反应性,并由此可引起气道缩窄,呈现广泛多变的可逆性气流受限。临床表现为反复发作的喘息、呼吸困难、胸闷或咳嗽等症状,常在夜间和(或)清晨发作、加剧,多数患者可自行缓解或经治疗而缓解。

一、病因与发病机制

(一)病因及诱因

促进支气管哮喘形成的病因比较复杂,通常把哮喘危险因素分为两种:宿主因素和环境因素。

宿主因素包括发展为哮喘患者自身的遗传易感性、特应症、性别、种族以及气道高反应性。

环境因素指患者所接触的变应原、职业工作中的致敏物、感染、饮食、烟草、社会经济状况和家系等,它们有助于促进易感人群中支气管哮喘疾病的发生。具体包括室内、外变应原(屋尘螨、动物变应原、蟑螂变应原、真菌、花粉、职业性致敏物质、烟草(主动或被动吸烟)、空气污染、社会经济状况、某些饮食和药物以及家族遗传因素等。

此外,尚有一些促发因素可导致哮喘发作,如呼吸道感染、剧烈运动和通气过度、天气变化、二氧化硫、食物添加剂、情绪激动及吸入刺激物(如某些喷雾剂、油漆等)。

(二)发病机制

哮喘的发病机制非常复杂,迄今仍未完全明了。

1.炎症学说

哮喘是一种涉及多种炎症细胞及炎症介质相互作用的气道慢性炎症疾病,它包括:①以嗜酸细胞为主的多种炎性细胞(肥大细胞、淋巴细胞、嗜碱细胞、中性粒细胞、巨噬细胞等)的气道浸润;②气道微血管扩张,通透性增高;③气道内炎性介质(嗜酸细胞阳离子蛋白、组胺、白三烯及具有多种炎性、趋化作用的细胞因子)增多;④气道高反应性。

2.免疫学说

哮喘患者接触过敏源后,产生特异性IgE,当再次接触过敏源时,可引起多种细胞(包括肥大细胞、嗜碱细胞等)释放过敏性介质,如组胺、白三烯等物质使平滑肌痉挛,气道分泌物增加。

3.神经学说

①β-肾上腺能受体功能低下;②迷走神经张力增高;③非肾上腺非胆碱能(NANC)功能异常,导致了支气管平滑肌的收缩、血管通透性增高、促进哮喘的发作。

其他尚有胃食道反流学说、微血管渗漏学说、大脑皮层功能异常学说及内分泌失调学说等。目前还认为哮喘也是一种多基因遗传病。

二、临床表现

1.常见临床症状和体征

典型的支气管哮喘患者有发作性喘息和呼吸困难,多与接触变应原、冷空气、物理、化学性刺激、病毒性上呼吸道感染、运动等有关。发作时查体在双肺可闻及散在或弥散性，以呼气相为主的哮鸣音，呼气相延长。上述症状可经治疗缓解或自行缓解。

2. 哮喘的非典型临床表现

体格检查可闻及两肺弥散性哮鸣音，临床诊断并无困难。近年来对哮喘的认识有了很大的进展，哮喘的本质并不在于支气管平滑肌的异常，而是气道非特异性炎症所引起的气道高反应性，这种高反应性使得平滑肌的刺激阈值降低，容易导致支气管的狭窄使症状发作。但当支气管平滑肌收缩不严重，气流受阻不显著时，可没有明显的喘息症状，两肺听诊也不一定能闻及哮鸣音。但患者可出现支气管激惹现象，表现为反复咳嗽，久治不愈，即所谓"咳嗽变异型哮喘"(CVA)。咳嗽变异型哮喘以干咳为主，双肺无哮鸣音。上呼吸道感染、季节性过敏、运动等可使咳嗽加重。峰流量和 FEV_1 可正常。气管反应性明显增高。抗生素和止咳药物治疗无效。

一般来说双肺哮鸣音是哮喘的典型体征，但并非所有哮喘均如此，除了上面提到的咳嗽变异型哮喘外还有一种特殊类型的重症哮喘——"静息胸"。此种患者入院时病情危重，多出现意识障碍、大汗、重度憋喘、唇甲发绀，查体双肺呼吸动度弱，呼吸音低，无干湿性啰音。分析原因可能为气道被黏液广泛堵塞，通气量下降或患者呼吸肌疲劳，呼吸中枢兴奋性下降，导致呼吸流速减慢，致哮鸣音明显减弱。

三、实验室检查

(一)常见表现

1. 痰液检查

常有较多的嗜酸粒细胞，可发现 Curschman 螺旋体。

2. 呼吸功能检查

(1)支气管激发或运动试验：用以测定其气道反应性。激发试验只适用于 FEV_1 在正常预计值的 70% 以上的患者，在设定的激发剂量范围内，如 FEV_1 下降大于 20%，可诊断为阳性。

(2)支气管舒张试验：用以测定气道受限的可逆性。常用吸入型的支气管舒张药，有沙丁胺醇、特布他林等，如 FEV_1 较用药前增加大于 12%，且其绝对值增加大于 200mL，可诊断为阳性。

3. PEF 变异率

PEF 可反应气道通气功能的变化。

(二)非典型表现

(1)变应原皮肤试验能反映人体的特应性体质，70%以上的哮喘患者呈阳性反应。

(2)血嗜酸粒细胞计数，哮喘患者可增高。

(3)血清免疫球蛋白 E 测定(IgE)：约有 50%成年哮喘和 80%以上儿童哮喘患者增高。对哮喘诊断也有一定帮助。

(4)呼出气成分如 NO 分压(FeNO)也可作为哮喘时气道炎症的无创性标志物。

四、诊断

几乎所有的哮喘患者都有长期性和发作性的特点,典型的哮喘表现为发作性咳嗽、胸闷及呼吸困难,因此近年认为典型哮喘者多发作3次以上。过敏性疾病病史和家族性的哮喘病史对哮喘的诊断很有参考意义。

诊断标准:①反复发作喘息、气急、胸闷或咳嗽,多与接触变应原、冷空气、物理/化学性刺激以及病毒性上呼吸道感染、运动等有关。②发作时在双肺可闻及散在或弥散性,以呼气相为主的哮鸣音,呼气相延长。③上述症状和体征可经治疗缓解或自行缓解。④除外其他疾病所引起的喘息、气急、胸闷和咳嗽。⑤临床表现不典型者(如无明显喘息或体征),应至少具备以下1项试验阳性:a.支气管激发试验或运动激发试验阳性;b.支气管舒张试验阳性,FEV_1增加≥12%,且FEV_1增加绝对值≥200mL;c.呼气流量峰值(PEF)日内(或2周)变异率≥20%。

符合上述①~④条或④⑤条者,可以诊断为哮喘。

此外另有几种特殊类型的哮喘,临床需引起重视。

1. 阿司匹林性哮喘(AIA)

多发生于服用阿司匹林类药物后,潜伏期通常在数分钟至2小时。大多数以血管运动性鼻炎形式发病,常有喷嚏、流涕、鼻塞等先兆症状,继而颜面潮红、结膜充血、大汗淋漓、喘憋唇绀、烦躁不安等。哮喘发作一般持续1~2小时,有时伴皮肤瘙痒、荨麻疹或血管神经性水肿等。根据日本藤田保健卫生大学的资料,AIA的临床特征包括:①女性患者稍多;②发病年龄多在20~50岁左右;③一般无儿童哮喘史,哮喘家族史与特应性哮喘患者接近;④初诊(明确AIA诊断前)时重症患者占60%左右,确诊为AIA后通过自我管理的加强,重症患者例数可减少;⑤糖皮质激素依赖者近50%;⑥多合并有鼻部疾病,包括慢性鼻炎、鼻息肉、鼻窦炎及嗅觉异常,其中鼻息肉与嗅觉异常在其他类型哮喘中较少见,因而较具特征性;⑦末梢血中嗜酸粒细胞比例与另两型哮喘无差异;约2%的AIA患者合并有特应性特征,血IgE水平增高。

2. 月经性哮喘

指月经前期或月经期哮喘加重的现象,一般常于月经前期出现,因而又称之为月经前期哮喘。月经性哮喘的发病机制尚不清楚,可能与月经周期中体内性激素剧烈波动有关。气道高反应性随月经周期而变化。轻、中度月经性哮喘患者服用袢利尿剂呋塞米有效,有效率为80%。宜于病情开始恶化即月经期前3~4日开始用药,直至病情稳定,月经性哮喘病情恶化至重度时呋塞米无效。有时大剂量类固醇激素也无效,但有人报道肌内注射黄体酮有效。

3. 职业性哮喘

哮喘发作与职业有关者统称职业性哮喘,发病机理主要有三项:①职业接触物作为变应原,引起主要以IgE为介导的速发型超敏反应;②职业有害物引起药理介质的释放失调;③职业有害物质的非特异性刺激反应,其中超敏起主导作用。职业性哮喘的临床特点是:患者在就业前不存在哮喘,就业后发生哮喘,患病后每从事有害作业时即引起哮喘发作,而脱离作业或休息后可自行缓解,接触后又可诱发。多见于棉尘肺、霉草肺、蘑菇肺、花粉肺。

4. 运动性哮喘(EIA)

运动性哮喘由运动而诱发。运动是一种引发气道狭窄的非药物、非免疫性刺激。其临床特点为：①运动负荷结束后 2~10 分钟气道狭窄最明显，30~60 分钟缓解；②偶见迟至运动负荷结束后 3~9 小时发生哮喘；③约半数患者在哮喘后 1~3 小时内发生运动负荷难以诱发气道痉挛的不应期；④运动诱发哮喘常与吸入空气的温湿度相关，干燥冷空气易导致气道痉挛；⑤白三烯受体拮抗剂、β_2 受体激动剂和抗变态反应药物对 EIA 有抑制作用。

五、鉴别诊断

(一)常见表现鉴别诊断

1. 慢性支气管炎和肺气肿

慢性支气管炎常发生于吸烟或接触粉尘及其他刺激性烟雾职业的群体，其中尤以长期吸烟为最常见的病因。因此患者多为中老年人，大多有长期咳嗽、咳痰史，在寒冷季节时症状加重，病程较长时可合并肺气肿，发生通气功能障碍，而且常易发生胸闷、憋气，双肺可闻哮鸣音，此时与哮喘在症状上较难鉴别，主要靠有无家族、过敏病史鉴别。有学者利用乙酰甲胆碱作为诱发剂行非特异性支气管激发试验，此方法可作为比较可靠的鉴别手段。但近年来有较多资料认为炎症可通过多种途径使气道反应性增高，尤以病毒感染最受重视。有学者通过一组对照研究发现吸入 1%异丙基肾上腺素及服用泼尼松后，慢喘支与哮喘两组相比 FEV_1 改善的阳性率无显著性差异，认为慢喘支本质上是慢单支合并哮喘。这样使慢喘支与哮喘的鉴别更加混乱，值得进一步研究。

2. 哮喘型气胸

是老年自发性气胸的一个特殊类型，推测气胸时肺部出现哮鸣音的机制：①COPD 患者由于气道高反应性，对物理或化学因子的刺激产生支气管痉挛；②气体进入胸膜腔，肺组织被压缩的同时呼吸道也受压迫，呼吸道受刺激反射性引起支气管痉挛。哮喘性气胸并不少见，有学者报道在 COPD 患者并发气胸时发生哮喘的比率高达 50.9%，因 COPD 患者基础肺功能差，当合并气胸后即使含气量很少，亦可在短时间内引起心肺功能衰竭，所以充分认识本病、及时正确诊断至关重要。当 COPD 患者出现以下情况时应考虑本病：①突发性不明原因的呼吸困难或原有呼吸困难加重，不能用原有疾病解释者；②在原有基础疾病上，症状加重伴大汗淋漓、心力衰竭、休克甚至短时间内意识障碍；③有气管移位或局部性呼吸音或哮鸣音减低或消失；④经吸氧、抗炎、平喘后憋喘症状无缓解，哮鸣音持续存在，排除各种原因导致的左心衰竭、肺栓塞等疾病。

3. 心源性哮喘

大多数发生于老年人，特别是原有高血压、冠心病者，也常见于风湿病、心肌病的患者。患者心功能差，肺淤血较重，心衰以左心病变为主，主要表现为咳嗽、咳泡沫样痰，还可出现喘息症状，特点为夜间出现阵发性呼吸困难、不能平卧、咳嗽频繁，为避免误诊应：①详细询问有无高血压、心脏病病史,对老年人咳嗽、咳痰、气喘发作,应注意发作季节、诱因、咳嗽、咳痰及呼吸困难具体情况,了解发作持续时间、程度、缓解方式,特别是夜间是否有"憋醒"现象,如有应考虑心源性哮喘可能;②仔细查体,心源性哮喘大多有心界扩大、心率增快、心律失常、心脏杂音及两肺湿啰音、哮鸣音等体征,对有肺气肿的患者更应仔细听诊;③及时做辅助检查如X胸片、心脏彩超、CT等;④实验性治疗,对按支气管哮喘、慢性支气管炎等治疗效果差,顽固性呼吸困难、咳嗽、咳痰不止的患者,应及时鉴别诊断,必要时可考虑强心、利尿、扩血管等改善心功能的药物治疗,若症状逐渐好转则诊断成立。

4.肺栓塞

是肺动脉被某种栓子堵塞,以致血流不畅的严重病症,肺栓塞的早期症状主要为突发性呼吸困难、咳嗽、咯血、胸痛及呼吸次数增加,但临床亦可见以双肺哮鸣音为主要体征的肺栓塞,经平喘治疗效果不理想,查D-二聚体阳性,经抗凝治疗哮喘缓解。此类患者往往有形成血栓的高危因素,如深静脉血栓、肥胖、高龄、雌激素治疗、妊娠、恶性肿瘤、充血性心功能不全、长期卧床、骨折、手术、先天性或获得性凝血功能障碍、而感染及过敏症状不明显,可借助D-二聚体阳性、核素肺通气/灌注扫描、HRCT血管造影进一步确诊。

5.大气道堵塞

最常见的是气管、支气管肿瘤、异物和大支气管内膜结核,其原因考虑为:①气道变窄,基础内径变小,气道阻力增高,气道反应性提高;②气道慢性炎症的持续存在,释放大量炎症介质,呼吸道上皮受损,平滑肌暴露,使气道对各种刺激更为敏感,反应性提高。仔细听诊时发现哮鸣音以吸气相为主,并有吸气延长,如行胸片检查发现纵隔摆动,胸部CT可见气道阻塞。减少误诊的措施为:①对于幼儿突发的呼吸困难应详细询问病史,发病前有无呛咳,40岁以上患者经治疗1个月以上应警惕;②查体时应注意分辨哮鸣音出现的时相,及与体位的关系;③平喘、抗感染治疗症状无改善或加重时,应及时做胸透、胸部CT或肺功能检查,肺功能可分辨出气道阻力大致部位。临床上将气管肿瘤或喉癌长时间误诊为哮喘者屡有所见。

6.高通气综合征

是一组由于通气过度,超过生理代谢所需要的病症,通常可由焦虑和某种应激反应所引起,因此过度通气激发实验也可引起同样的临床症状,过度通气导致呼吸性碱中毒,表现为呼吸深快、呼吸困难、气短、胸闷、憋气、心悸、视物模糊、手足麻木,严重者可出现手指甚至上肢强直、口周麻木、晕厥等症状。这组综合征不同于哮喘,它并不由器质性疾病所引起,无过敏、家族史,症状的发生无季节性,虽有憋气但言语连续,无汗,双肺听诊无哮鸣音,因平喘药物治疗有效故易误诊。本病精神因素较重,给予镇静治疗好转。乙酰甲胆碱或组胺均不能诱发本病。

7.变应性肉芽肿性血管炎

本病临床少见。根据现有国内的病例,主要临床表现过敏性鼻炎、鼻窦炎、哮喘、多发性神经炎、肺内浸润和周围血中嗜酸粒细胞增多等。美国风湿病协会曾提出本病的6项诊断标准为:①哮喘;②血中嗜酸粒细胞增多(>10%);③单发性或多发性神经炎;④非固定性肺内浸润;⑤鼻窦炎;⑥血管外嗜酸粒细胞浸润。凡患者有上述6项中4项或更多项者可考虑本病。

组织活检可确诊。病情活动期在不同部位做活检,可观察到嗜酸粒细胞浸润、坏死性血管炎、血管外肉芽肿等病变。本病主要须与 Wegener 恶性肉芽肿相鉴别,前者表现为过敏性鼻炎鼻息肉等,而后者以鼻溃疡、坏死性病变为主,肺内浸润易形成空洞,且肾损害重。

(二)非典型表现鉴别诊断

针对咳嗽变异性哮喘应与以下疾病相鉴别。

1. 胃-食管反流(GER)或胃-食管反流综合征

慢性咳嗽可以是胃食管反流的唯一临床表现。食管远端黏膜有咳嗽反射感受器,当受到胃反流物刺激时,即可引起咳嗽。24 小时食管 pH 测定是诊断胃食管反流最有价值的方法。胃或十二指肠内容物可通过食管下端括约肌反流入食管。反流物多呈酸性,只要有少量被吸入气管,即可刺激上气道感受器通过迷走神经反射性地引起支气管痉挛,进而出现咳嗽和喘鸣。有报道认为在严重哮喘患者,其 GER 的发生率可接近 50%,尤以夜间更易发生。说明 GER 至少是使哮喘患者不断发作,症状难以控制的重要诱因,对 GER 进行针对性治疗,可明显改善哮喘症状。

2. 鼻后滴漏综合征(PNDS)

该综合征引起的慢性咳嗽在临床上较为常见。常由慢性过敏性、非过敏性和血管运动性鼻炎、鼻咽部的急性炎症、鼻窦炎等引起。表现为咽喉发痒、疼痛、咳嗽,咳黏液脓性痰。部分患者喉部有分泌物流动感。其分泌物常在患者平卧时通过后鼻道进入气管,可引起类似哮喘的咳嗽和喘鸣症状,同时也是部分哮喘患者反复发作及疗效不佳的重要因素,检查咽后壁可见结节状淋巴滤泡。

3. 慢性咽炎

慢性咽炎突出的症状为刺激性干咳,由于咽部有痒感及不适感,患者常做咽部的动作且在讲话多时症状更为显著,讲话必须中断,并做吞咽动作以减轻症状。检查可见咽部充血,咽后壁黏膜表面可见许多扩张的毛细血管及少量淋巴滤泡增生。

4. 血管紧张素转换酶抑制剂诱发的咳嗽

主要表现为慢性持续性干咳,夜间及卧位时加重。女性或非吸烟者多见。

5. 病毒感染后气管高反应性

上呼吸道病毒感染引起的咳嗽极为常见,具有自限性。但少数患者发展成慢性持续性咳嗽。此类患者气管反应性增高,即所谓"感染后咳嗽"。

6. 阿诺尔德神经反射性咳嗽综合征

正常人外耳道存在咳嗽反射感受器。耵聍、毛发等机械刺激可引起咳嗽,其信号是沿阿诺尔德神经(迷走神经耳支)传入中枢。外耳或中耳疾病有时可压迫阿诺尔德神经,引起难治性咳嗽。主要表现为干咳,可伴有声嘶。

7. 成人百日咳

多呈慢性咳嗽,阵发性加重,夜间明显,伴咽部刺痛和咳嗽时气短。诊断主要靠血清学检查。

8.精神性咳嗽

多见于儿童和青少年,其特点为:干性咳嗽,声音特别响亮,睡眠时消失,止咳治疗无效。成人精神性咳嗽则在睡眠时发生,咳嗽持续时间更长。凡经各种检查排除各种器质性疾患者可考虑本诊断。

9.习惯性咳嗽

患者一般情况良好,无器质性病变,仅为习惯性动作,实际上不是咳嗽,常常是清咽动作。此外,支气管内膜结核和结石、职业性接触粉尘和刺激性气体、支气管憩室、喉运动障碍、结节病、隐源性致纤维性肺泡炎等均可引起慢性咳嗽。

10.嗜酸粒细胞性支气管炎

Gibson等将一组痰含嗜酸粒细胞多,对糖皮质激素敏感,但肺功能正常,无气管高反应征象,最大呼气流量变异率正常的非哮喘慢性咳嗽定义为嗜酸粒细胞性支气管炎。诊断标准:慢性咳嗽,无可逆性气管阻塞症状,肺通气功能正常,最大呼气流量变异率正常,引起FEV_1下降20%的乙酰甲胆碱激发浓度>8mg/mL,痰嗜酸粒细胞>3%。

11.肺结核

对反复发作或迁延不愈的咳嗽咳痰,或呼吸道感染经抗感染治疗3~4周仍无改善,同时出现疲乏、食欲缺乏、体重减轻、午后潮热、盗汗、心率增快和心悸等全身中毒症状者应高度警惕肺结核的可能。应做X线检查、痰结核菌检查及结核菌素试验,有条件者可做纤支镜检查。

12.肺癌

肺癌患者可表现为刺激性干咳,系肿瘤浸润支气管内膜和(或)肿瘤压迫支气管导致肺不张所致。支气管腺癌可直接刺激气管感受器引起咳嗽,常不伴胸片异常改变。若患者呈慢性持续性干咳,排除了常见病因,X线胸片检查未见异常,则需做胸部CT和纤支镜检查,以了解是否患肺部肿瘤。

因为咳嗽变异型哮喘主要症状为咳嗽,故对于慢性咳嗽的患者可遵循下列程序进行诊断。①首先详细询问病史、体格检查、耳鼻喉专科检查、常规胸片,再做诱导痰、肺功能+组胺激发试验。若提示咳嗽变异型哮喘或嗜酸粒细胞性支气管炎,可进行特异性治疗,咳嗽减轻或消失即可诊断。②无效或疗效不显著者,经过前述检查未能提出诊断者,选择以下1种(或几种)检查:鼻窦片、鼻咽镜、食管pH测定、纤维支气管镜、高分辨率CT,若分别有所提示胃-食管反流(GER)综合征、鼻后滴漏综合征(PNDS)或其他疾病,则给予相应的治疗,若咳嗽减轻或消失即可诊断。③无效则再仔细评估病史和检查结果,寻找线索,依照从易到难的原则,选择有关检查,根据疑诊给予特异性治疗,有效即可诊断。有时咳嗽可以是2~3种病因共同引起的。④若全部检查结果均阴性,特异性治疗均无效,可以诊断为特发性咳嗽。

六、药物和其他治疗方法

(一)药物

治疗哮喘的药物可以分为控制性药物和缓解药物:①控制性药物:需要每天使用并长时间

维持的药物,这些药物主要通过抗炎作用使哮喘维持临床控制,其中包括吸入性糖皮质激素(ICS)、全身性激素、白三烯调节剂、长效 β_2-受体激动剂(LABA)、缓释茶碱、色甘酸钠、抗 IgE 抗体及其他有助于减少全身激素剂量的药物等;②缓解药物:又称急救药物,这些药物在有症状时按需使用,通过迅速解除支气管痉挛从而缓解哮喘症状,包括速效吸入和短效口服 β_2-受体激动剂、全身性激素、吸入性抗胆碱能药物、茶碱等。

1.糖皮质激素

糖皮质激素是最有效的控制哮喘气道炎症的药物。给药途径包括吸入、口服和静脉应用等,吸入为首选途径。

(1)吸入给药:ICS 局部抗感染作用强,药物直接作用于呼吸道,所需剂量较小,全身性不良反应较少。大量研究已充分证实长期使用 ICS 可有效控制气道炎症、降低气道高反应性、减轻哮喘症状、改善肺功能、提高生活质量、减少哮喘发作的频率和减轻发作时的严重程度,降低病死率。对那些需要使用大剂量 ICS 来控制症状或预防急性发作的患者,应当特别关注 ICS 相关的不良反应。ICS 在口咽局部的不良反应包括声音嘶哑、咽部不适和念珠菌感染。吸药后应及时用清水含漱口咽部,选用干粉吸入剂或加用储雾器可减少上述不良反应。ICS 全身不良反应的大小与药物剂量、药物的生物利用度、在肠道的吸收、肝脏首过代谢率及全身吸收药物的半衰期等因素有关。哮喘患者长期吸入临床推荐剂量范围内的 ICS 是安全的,但长期高剂量吸入激素后也可能出现全身不良反应。

吸入药物的疗效不仅取决于药物本身,也取决于肺内沉积率,而肺内沉积率受药物剂型、给药装置、吸入技术等多种因素影响。一般而言,干粉吸入装置肺内沉积率高于气雾剂,超细颗粒气雾剂高于普通气雾剂。

(2)口服给药(OCS):适用于轻中度哮喘急性发作、大剂量 ICS 联合 LABA 仍不能控制的慢性持续性哮喘以及作为静脉应用激素治疗后的序贯治疗。一般使用半衰期较短的激素(如泼尼松、泼尼松龙或甲泼尼龙等)。对于激素依赖型哮喘,可采用每天或隔天清晨顿服给药的方式,以减少外源性激素对下丘脑-垂体-肾上腺轴的抑制作用。泼尼松的每天维持剂量最好≤10mg。长期口服激素可以引起骨质疏松症、高血压、糖尿病、下丘脑-垂体-肾上腺轴抑制、肥胖症、白内障、青光眼、皮肤菲薄导致皮纹和淤斑、肌无力等。对于伴有结核病、寄生虫感染、骨质疏松、青光眼、糖尿病、严重抑郁或消化性溃疡的哮喘患者,应慎重给予全身激素治疗并密切随访。

(3)静脉给药:中重度哮喘急性发作时,应通过静脉给予琥珀酸氢化可的松(400~1000mg/d)或甲泼尼龙(80~160mg/d)。无激素依赖倾向者可在短期(3~5 天)内停药;有激素依赖倾向者应适当延长给药时间。哮喘症状控制后可采用序贯疗法,改为口服给药,并逐步减少激素用量。

2.β_2-受体激动剂

此类药物较多,可分为短效(维持时间 4~6 小时)和长效(维持时间 12 小时)β_2-受体激动剂。后者又可分为快速起效的长效 β_2-受体激动剂如福莫特罗,缓慢起效的长效 β_2-受体激动剂如沙美特罗。

短效 β₂-受体激动剂(简称 SABA)：常用药物如沙丁胺醇和特布他林等。吸入给药：可供吸入的 SABA 包括气雾剂、干粉剂和溶液等。这类药物能够迅速缓解支气管痉挛，通常在数分钟内起效，疗效可维持数小时，是缓解轻至中度哮喘急性症状的首选药物，也可用于预防运动性哮喘。这类药物应按需使用，不宜长期、单一、过量应用。不良反应包括骨骼肌震颤、低血钾、心律失常等。口服给药：如沙丁胺醇、特布他林、丙卡特罗等，通常在服药后 15~30 分钟起效，疗效维持 4~6 小时。使用虽较方便，但心悸、骨骼肌震颤等不良反应比吸入给药时明显，不推荐用于哮喘的长期维持治疗。缓释和控释剂型的平喘作用维持时间可达 8~12 小时，特布他林的前体药班布特罗的作用可维持 24 小时，可减少用药次数，适用于夜间哮喘患者的预防和治疗。注射给药：虽然平喘作用较为迅速，但因全身不良反应的发生率较高，不推荐使用。

长效 β₂ 受体激动剂(简称 LABA)：LABA 舒张支气管平滑肌的作用可维持 12 小时以上。目前在我国临床使用的吸入型 LABA(均为与 ICS 的复合剂型)有沙美特罗、福莫特罗和茚达特罗等，可通过气雾剂、干粉剂或碟剂装置给药。福莫特罗起效快，也可作为缓解药物按需使用。长期单独使用 LABA 有增加哮喘死亡的风险，不推荐长期单独使用 LABA。

ICS/LABA 复合制剂：ICS 和 LABA 具有协同的抗感染和平喘作用，可获得相当于或优于加倍剂量 ICS 的疗效，并可增加患者的依从性、减少大剂量吸入激素的不良反应，尤其适合于中至重度持续哮喘患者的长期治疗。目前在我国临床上应用的复合制剂有不同规格的布地奈德/福莫特罗干粉剂、沙美特罗/替卡松干粉剂和倍氯米松/福莫特罗气雾剂。

3.白三烯调节剂

包括半胱氨酰白三烯受体拮抗剂(LTRA)和 5-脂氧合酶抑制剂，是 ICS 之外唯一可单独应用的长期控制性药物，可作为轻度哮喘的替代治疗药物和中重度哮喘的联合用药。目前在国内主要使用 LTRA。LTRA 可减轻哮喘症状、改善肺功能、减少哮喘的恶化，但其抗感染作用不如吸入激素。LTRA 服用方便，尤其适用于伴有变应性鼻炎、阿司匹林哮喘、运动性哮喘患者的治疗。

4.茶碱

具有舒张支气管平滑肌及强心、利尿、兴奋呼吸中枢和呼吸肌等作用，低浓度茶碱具有一定的抗感染作用。对吸入 ICS 或 ICS/LABA 仍未控制的哮喘患者，可加用缓释茶碱作为哮喘的维持治疗。茶碱的不良反应有恶心、呕吐、心律失常、血压下降及多尿等，个体差异大，临床应用应注意监测。多索茶碱的作用与氨茶碱相同，但不良反应较轻。双羟丙茶碱的作用较弱，但不良反应较少。

5.抗胆碱药物

吸入型抗胆碱药物如异丙托溴铵和噻托溴铵，具有一定的支气管舒张作用，但较 β₂-受体激动剂弱，起效也较慢，但长期应用不易产生耐药性，心血管不良反应较少。本品可通过气雾剂、干粉剂和雾化溶液给药。本品与 β₂-受体激动剂联合应用具有互补作用。妊娠早期女性、患有青光眼、前列腺肥大的患者应慎用此类药物。

6. 抗 IgE 治疗

抗 IgE 单克隆抗体适用于血清 IgE 水平增高的过敏性哮喘患者。全球多项临床及上市后研究显示,抗 IgE 单克隆抗体可显著改善哮喘患者的症状、肺功能和生活质量,减少口服激素和急救用药,降低哮喘严重急性发作率,降低住院率,且具有良好的安全性和耐受性。在我国的注册临床研究显示,抗 IgE 单克隆抗体(奥马珠单抗)在中国人群中的有效性和安全性与全球数据一致。

7. 变应原特异性免疫疗法(AIT)

通过皮下注射常见吸入变应原(如尘螨、猫毛、豚草等)提取液,可减轻哮喘症状和降低气道高反应性,适用于变应原明确,且在严格的环境控制和药物治疗后仍控制不良的哮喘患者。其远期疗效和安全性尚待进一步研究与评价,变应原制备的标准化也有待加强。AIT 存在过敏反应的风险,应在医师指导下进行。舌下给药(SLIT)较皮下注射简便,过敏反应发生率较低,但长期疗效尚待进一步验证。

8. 生物治疗

除了前述抗 IgE 治疗外,目前正在开展针对哮喘炎症反应主要细胞因子和介质的生物靶向治疗,如针对 IL-4、IL-5、IL-13、TNF-α 的单克隆抗体,临床试验证实部分细胞因子疗法能够改善哮喘控制、减少急性发作,但疗效限于特定的表型,因此有必要采用适当的生物标志物以筛选最可能获益的哮喘人群。

9. 其他治疗哮喘药物

第二代抗组胺药物(H_1 受体拮抗剂)如酮替芬、氯雷他定、阿司咪唑、氮䓬斯汀、特非那丁,其他口服抗变态反应药物如曲尼司特、瑞吡司特等,在哮喘治疗中作用较弱,主要用于伴有变应性鼻炎的哮喘患者。某些免疫调节剂(甲氨蝶呤、环胞素、金制剂等)、某些大环内酯类抗生素和静脉应用免疫球蛋白,可能会减少口服激素的剂量,主要用于激素依赖或激素免疫性哮喘。某些中药单方或组分可能具有一定的平喘作用,但大多数临床试验的样本量偏少,疗程较短,观察指标客观性差,需要设计严谨的多中心随机双盲临床研究加以验证。

(二)非药物治疗措施

气道平滑肌的过度收缩被认为是哮喘气道高反应性形成的关键的决定性因素。多数研究证实哮喘患者的气道平滑肌存在增生肥大和收缩力增强,同时气道平滑肌发生表型的转换,主动参与炎症反应。支气管热成形术(BT)首次将介入技术应用于哮喘,目前已被多个国家批准为针对重度哮喘的非药物治疗方法。支气管热成形术通过射频导管应用可控的热能以减少平滑肌体积。一项热成形术治疗中重度哮喘的研究证实,热成形术可以减少吸入支气管收缩剂引起的气道反应性并改善肺功能,患者的症状和生活质量也得到改善,急救药物使用有所减少。支气管热成形术需要连续做三次支气管镜操作,存在手术的风险,迄今尚缺乏长期不良反应的数据,因此,2014 年 ERS/ATS 重症哮喘指南不推荐在临床上广泛开展支气管热成形术。

七、哮喘慢性持续期治疗方案

(一)哮喘治疗的目标与一般原则

哮喘作为一种慢性疾病,需要进行长期的维持治疗,其目标在于达到哮喘症状的良好控制,维持正常的活动水平,同时尽可能减少急性发作、肺功能不可逆损害和药物相关不良反应的风险。患者经过适当的治疗和管理,绝大多数哮喘患者能够达到这一目标。哮喘慢性持续期的治疗原则是以哮喘患者病情严重程度和控制水平为基础,选择相应的治疗方案。基于哮喘控制水平的治疗策略已经得到大量循证医学证据的支持。应为每例初诊患者制订书面的哮喘防治计划,定期随访、监测,并根据患者控制水平及时调整治疗以达到并维持哮喘控制。

哮喘治疗方案的选择既有群体水平的考虑也要兼顾患者的个体因素。在群体水平上需要关注治疗的有效性、安全性、可获得性和效价比,目前世界各国基本上均采用 GINA 推荐的长期治疗方案(阶梯式治疗方案),这一方案有大量随机对照临床试验和观察性研究得到的群体水平证据的支持,适用于多数哮喘患者,作为优选方案可以获得更好的症状控制、更好的安全性、更低的费用负担以及更低的急性发作风险。而在患者个体水平上需要考虑以下因素:患者的临床特征或表型、可能的疗效差异、患者的喜好、吸入技术、依从性,以及经济能力和医疗资源等实际状况。

(二)哮喘的长期维持治疗

一旦确立了哮喘的诊断,尽早开始规律的控制性治疗对于取得最佳的疗效至关重要,有证据表明:①早期开始 ICS 治疗,哮喘患者肺功能改善更明显,而在哮喘症状出现数年以后才开始治疗者,往往需要更大剂量的 ICS,肺功能改善的程度也不如早期治疗;②未接受 ICS 治疗的患者,急性发作的次数更多,肺功能下降更快;③对职业性哮喘,早期脱离环境致敏物质,尽早开始治疗,可以增加痊愈的机会。

根据哮喘的严重程度和控制水平,哮喘长期维持治疗方案分为五级。整个哮喘治疗过程中需要连续对患者进行评估、调整并观察治疗反应。控制性药物的升降级应按照阶梯式方案选择。哮喘控制维持 3 个月以上可以考虑降级治疗以找到维持哮喘控制的最低有效治疗级别。

1.第一级治疗

按需吸入缓解药物。

(1)优先推荐:按需吸入短效 β_2-受体激动剂(SABA)。SABA 能够迅速而有效地缓解哮喘症状,但单独使用 SABA 存在安全性隐患,因此仅限用于偶有短暂的白天症状(每月少于 2 次,每次持续数小时),没有夜间症状,肺功能正常的患者。症状超出上述程度,或存在任何急性发作危险因素(如 $FEV_1 < 80\%$ 预计值或个人最佳值)或过去一年有急性发作病史,均需要规律使用控制性药物。

(2)次选推荐:对存在危险因素的患者,除按需使用 SABA 外,应考虑规律使用低剂量ICS。

(3)不推荐:吸入抗胆碱能药物(如异丙托溴铵)、口服SABA或短效茶碱也能缓解哮喘症状,但这类药物起效慢,口服SABA和茶碱不良反应较大,不推荐单独使用。快速起效的LABA如福莫特罗能够和SABA一样迅速缓解哮喘症状,但其长期单独使用有可能增加急性发作的风险,故不推荐单独使用。

2.第二级治疗

低剂量控制性药物加按需使用SABA。

(1)优先推荐:低剂量ICS加按需使用SABA。

(2)次选推荐:LTRA可用于不能够或不愿意接受ICS治疗、对ICS不良反应不能耐受,或合并过敏性鼻炎的患者的初始治疗,但其作用比ICS弱。对于从未使用过控制性药物的患者,低剂量ICS/LABA作为初始治疗能够更快地控制症状、改善肺功能,但没有证据表明能够进一步减少急性发作的风险,费用也较高。对于单纯的季节性哮喘(如对花粉过敏),可在症状出现时立即开始ICS治疗,持续到花粉季节结束后4周。

(3)不推荐:缓释茶碱平喘作用较弱,不良反应常见,一般不推荐单独使用。色甘酸(尼多考米钠、色甘酸钠)安全性好,但作用弱,且使用不便,也不推荐使用。

3.第三级治疗

一种或两种控制性药物加按需使用SABA。

(1)优先推荐:成人/青少年哮喘选择低剂量ICS/LABA复合制剂作为维持治疗,加SABA作为缓解治疗,或低剂量ICS(布地奈德或倍氯米松)/福莫特罗作为维持加缓解治疗。含有福莫特罗的ICS/LABA复合制剂可以采用维持加缓解治疗。在相同剂量的ICS基础上联合LABA,能够更有效地控制症状、改善肺功能、减少急性发作的风险。

(2)次选推荐:对成人和青少年哮喘,其他的选择包括增加ICS到中等剂量,但疗效不如联合LABA。其他选择有低剂量ICS联合LTRA或缓释茶碱。

4.第四级治疗

两种或以上控制性药物加按需使用缓解药物。

(1)优先推荐:对成人和青少年哮喘,低剂量ICS/福莫特罗维持加缓解治疗,或中等剂量ICS/LABA复合制剂加按需使用SABA。第四级治疗的选择取决于此前第三级治疗是否能够控制哮喘。在升级治疗前,需要检查吸入技术、依从性、环境暴露等问题,并明确症状是否因其他原因所致。对于使用低剂量ICS/LABA加按需使用SABA哮喘控制不佳的患者,应升级到中剂量ICS/LABA。

(2)次选推荐:成人和青少年哮喘如果采用中等剂量ICS/LABA控制不佳,可以考虑再增加一种控制性药物,如LTRA、缓释茶碱以及长效抗胆碱能药物。亦可使用高剂量ICS/LABA,但增加ICS剂量获益有限,而不良反应显著增加。对中剂量ICS/LABA和(或)加用第三种控制性药物仍不能取得良好控制的哮喘患者,可用高剂量ICS/LABA进行3~6个月的治疗试验。

第四级的其他选择包括增加ICS到中等或高剂量,但其作用不如联合LABA、LTRA或缓释茶碱。对于中等或高剂量布地奈德,每天使用四次可以增加疗效。其他ICS仍以每天两次为宜。

5.第五级治疗

较高水平的治疗和(或)叠加治疗。

(1)优先推荐:转诊给哮喘专科医生,考虑叠加治疗。采用第四级治疗,且吸入技术正确,依从性良好,而仍有持续的哮喘症状或急性发作的患者,需要转诊到哮喘专科医生按重症哮喘处理。

(2)第五级治疗考虑采用的其他选择包括:

①抗胆碱能药物:部分重症哮喘可以考虑在ICS/LABA基础上加用长效抗胆碱能药物(LAMA),能够进一步提高肺功能,改善哮喘控制。

②抗IgE治疗:抗IgE单克隆抗体推荐用于第四级治疗不能控制的中重度过敏性哮喘。

③生物标志物指导的治疗:对使用大剂量ICS或ICS/LABA仍症状持续、急性发作频繁的患者,可根据诱导痰嗜酸性粒细胞(>3%)调整治疗。对重症哮喘,这种策略有助于减少急性发作和(或)减少ICS剂量。FeNO与嗜酸性粒细胞气道炎症关系密切,部分研究表明根据FeNO调整治疗能够降低哮喘急性发作的风险,但需要更多临床试验的验证。

④支气管热成形术:对某些成人重症哮喘患者可以考虑行支气管热成形术,现有证据有限,长期疗效尚待观察。

⑤叠加低剂量口服激素(≤泼尼松7.5mg/d或其他等效剂量的口服激素):对部分难治性哮喘有效,但不良反应常见,仅限于第四级治疗不能控制,且吸入技术正确、依从性良好的成年患者。应当严密监测口服激素的不良反应,对预期使用超过三个月的患者需要预防骨质疏松。

(三)调整治疗方案

哮喘治疗方案的调整策略主要是根据症状控制水平和风险因素水平(主要包括肺功能受损的程度和哮喘急性发作史)等,按照哮喘阶梯式治疗方案进行升级或降级调整,以获得良好的症状控制并减少急性发作的风险。各治疗级别方案中都应该按需使用缓解药物以迅速缓减症状,规律使用控制药物以维持症状的控制。多数患者数天内症状得到缓解,但完全控制往往需要3~4个月,而重症和长期未有效治疗者通常需更长时间。

治疗方案的实施过程是由患者哮喘控制水平所驱动的一个循环,必须进行持续性的监测和评估来调整治疗方案以维持哮喘控制,并逐步确定维持哮喘控制所需的最低治疗级别,保证治疗的安全性,降低医疗成本。需要对哮喘患者定期进行评估,随访频率取决于初始治疗级别、治疗的反应性和患者自我管理能力。通常起始治疗后每2~4周需复诊,以后每1~3月随访1次。如发生急性发作则1周内需要复诊。

1.升级治疗

当目前级别的治疗方案不能控制哮喘(症状持续和(或)发生急性发作),应给予升级治疗,选择更高级别的治疗方案直至哮喘达到控制为止。升级治疗前需排除和纠正下列影响哮喘控制的因素：①药物吸入方法不正确；②依从性差；③持续暴露于刺激因素（如变应原、烟草、空气污染、β受体阻断剂或非甾体消炎药等）；④存在合并症所致呼吸道症状及影响生活质量；⑤哮喘诊断错误等。

哮喘的升级治疗分为以下三种方式：

(1)持久升级治疗：适用于在当前治疗级别不能取得控制的哮喘患者，且排除了上述影响哮喘控制的因素。推荐选择高一级治疗方案当中的优先选择方案，2～3个月后进行评估，如疗效不佳，可考虑其他推荐方案。

(2)短程加强治疗：适用于部分哮喘患者出现短期症状加重，如发生病毒性上呼吸道感染或季节性变应原暴露时，可选用增加维持用药剂量1～2周的方法。

(3)日常调整治疗：用于使用布地奈德/福莫特罗或倍氯米松/福莫特罗同时作为维持治疗和缓解治疗的哮喘患者，可在布地奈德/福莫特罗或倍氯米松/福莫特罗每天维持用药的基础上，根据患者哮喘症状情况按需增加布地奈德/福莫特罗或倍氯米松/福莫特罗的用量作为缓解用药治疗。

2.降级治疗

当患者哮喘症状得到控制并维持至少3个月，且肺功能恢复并维持平稳状态，可考虑降级治疗。关于降级的最佳时机、顺序、剂量等方面的研究甚少，降级方法则因人而异，主要依据患者目前治疗情况、风险因素、个人偏好等。如降级过度或过快，即使症状控制良好的患者，其发生哮喘急性发作的风险也会增加。完全停用ICS有可能增加急性发作的风险，激素减量时气道高反应性和痰嗜酸性粒细胞计数可预测症状失控的风险。

降级治疗原则：①哮喘症状控制且肺功能稳定3个月以上，可考虑降级治疗。如存在急性发作的危险因素，如SABA用量每月>1支(200喷/支)、依从性或吸入技术差、FEV_1<60%预计值、吸烟或暴露于变应原、痰或血嗜酸性粒细胞高、存在合并症(鼻窦炎、肥胖)或有重大心理或社会经济问题，或存在固定性气流受限等，一般不推荐降级治疗。确需降级也应在严密的监督和管理下进行。②降级治疗应选择适当时机，需避开患者呼吸道感染、妊娠、旅行期等。③每3个月减少ICS剂量25%～50%通常是安全可行的。④每一次降级治疗都应视为一次试验，有可能失败，需要密切观察症状控制情况、PEF变化、危险因素等，并按期随访，根据症状控制及急性发作的频率进行评估，并告知患者一旦症状恶化，需恢复到原来的治疗方案。

推荐的药物减量方案的选择通常是首先减少激素用量(口服或吸入)，再减少使用次数(由每天2次减至每天1次)，然后再减去与激素合用的控制药物，以最低剂量ICS维持治疗直到最终停止治疗。

八、哮喘急性发作期的处理

哮喘急性发作是指患者喘息、气急、胸闷、咳嗽等症状在短时间内出现或迅速加重，肺功能恶化，需要给予额外的缓解药物进行治疗的情况。哮喘发作的常见诱因有接触变应原、各种理化刺激物或上呼吸道感染等，部分哮喘发作也可以在无明显诱因的情况下发生。哮喘发作多见于治疗依从性差、控制不佳的患者,但也可见于控制良好的患者。哮喘发作的程度轻重不一,病情发展的速度也有不同,可以在数小时或数天内出现,偶尔可在数分钟内危及生命。识别具有哮喘相关死亡高危因素的患者非常重要,包括:①曾经有过气管插管和机械通气濒于致死性哮喘的病史;②在过去1年中因为哮喘而住院或急诊;③正在使用或最近刚刚停用口服激素;④目前未使用吸入激素;⑤过分依赖SABA,特别是每月使用沙丁胺醇(或等效药物)超过1支的患者;⑥有心理疾病或社会心理问题,包括使用镇静剂;⑦对哮喘治疗计划不依从;⑧有食物过敏史。

哮喘发作的治疗取决于哮喘加重的严重程度以及对治疗的反应。治疗的目的在于尽快缓解症状、解除气流受限和改善低氧血症,同时还需要制订长期治疗方案以预防再次急性发作。

(一)轻中度哮喘发作的处理

1.家庭自我处理

轻度和部分中度急性发作的哮喘患者,如果掌握了必要的疾病知识和应对技巧,有一定的自我管理经验,可以在家庭中进行自我处理。若在家中自我处理后症状无明显缓解,或者症状持续加重,应立即至医疗机构就诊。SABA是缓解哮喘症状最有效的药物,可以根据病情轻重每次使用2~4喷,直到症状缓解,同时增加控制药物如ICS的剂量。增加的ICS剂量至少是基础剂量的两倍。如果基础治疗是含有福莫特罗的联合制剂如布地奈德/福莫特罗,则可以直接加吸布地奈德/福莫特罗160μg/4.5μg 1~2吸,但一次给药不能超过6吸,每天的最大剂量不能超过12吸。

口服激素的使用:经上述治疗2~3天后症状缓解不明显或继续加重,或患者既往有突发重症哮喘急性发作史,应口服激素(泼尼松龙0.5~1mg/kg或等效剂量的其他口服激素)5~7天。

2.急诊和住院处理

反复使用吸入性SABA是基础治疗措施。在第1小时可每20分钟吸入4~10喷。随后根据治疗反应,轻度急性发作可调整为每3~4小时吸入2~4喷,中度急性发作每1~2小时重复吸入6~10喷SABA。

口服激素治疗:对SABA初始治疗反应不佳或在控制性治疗基础上发生的急性发作的患者。推荐使用泼尼松龙0.5~1mg/kg或等效剂量的其他全身激素口服5~7天。症状减轻后迅速减量或完全停药。

吸入激素:在急性发作早期增加ICS剂量(2~4倍基础剂量),疗效优于单用支气管扩张剂,能减少需要住院治疗率和口服激素的使用率。

(二)中重度急性加重的处理

中重度急性加重的患者在自我处理的同时应尽快到医院就诊。经急诊室处理2~3天症状改善不佳应及时收入院。已经发生呼吸衰竭的患者应直接收入重症监护病房(ICU)。

1.支气管舒张剂的应用治疗

可用压力定量气雾剂经储雾器给予SABA,或使用SABA雾化溶液经喷射雾化装置给药。两种给药方法改善症状和肺功能的作用相似。初始治疗既可间断（每20分钟）也可连续雾化给药，症状缓解后可以每4小时给药1次。短效抗胆碱能药物（SAMA）仅推荐用于急性重症哮喘或经SABA治疗效果不佳的患者。成人哮喘急性发作时，在SABA治疗的基础上联合氨茶碱并无额外的治疗作用。对规律服用茶碱缓释制剂的患者，静脉使用茶碱应尽可能监测茶碱血药浓度。伴有过敏性休克和血管性水肿的哮喘可以肌内注射肾上腺素治疗，但一般的哮喘急性加重不推荐使用。

2.糖皮质激素

中重度哮喘急性发作应尽早使用全身激素，特别是对SABA初始治疗反应不佳或疗效不能维持，以及在口服激素基础上仍然出现急性发作的患者。首选口服给药，推荐用法：泼尼松龙0.5～1.0mg/kg或等效的其他激素。严重的急性发作患者或不宜口服激素的患者，可以静脉给药。推荐用法：甲泼尼龙80～160mg/d，或氢化可的松400～1000mg/d分次给药。静脉给药和口服给药的序贯疗法可减少激素用量和不良反应，如静脉使用激素2～3天，继之以口服激素3～5天。

对全身使用激素有禁忌的患者，如胃十二指肠溃疡、糖尿病等患者可以采用激素的雾化溶液雾化给药。大剂量雾化吸入激素可以部分替代全身激素。雾化吸入激素的患者耐受性良好，可以减少全身激素的不良反应发生。

3.氧疗

对有低氧血症（氧饱和度＜90%）和呼吸困难的患者可给予控制性氧疗，使患者的氧饱和度维持在93%～95%。

4.其他药物

对于重度急性发作或对初始治疗反应不良者，可考虑静脉应用硫酸镁制剂。白三烯受体拮抗剂治疗急性哮喘的作用有待评估。哮喘急性加重期需要严格避免镇静剂的使用，因为大多数抗焦虑、镇静催眠药物均有呼吸抑制作用。大多数哮喘急性发作并非由细菌感染引起，应严格控制抗菌药物使用指征，除非有明确的细菌感染的证据，如发热、脓痰，或肺炎的影像学依据等。

5.机械通气

急性重度和危重哮喘患者经过上述药物治疗，临床症状和肺功能无改善甚至继续恶化，应及时给予机械通气治疗，其指征主要包括：意识改变、呼吸肌疲劳、$PaCO_2 \geq 45mmHg$ 等。可先采用经鼻（面）罩无创机械通气，若无创通气无效应尽早行气管插管有创机械通气。哮喘急性发作患者机械通气时需要较高的吸气压，可使用适当水平的呼气末正压（PEEP）治疗。如果需要过高的气道峰压和平台压才能维持正常通气容积，可试用允许性高碳酸血症通气策略以减少呼吸机相关性肺损伤。

经初始足量的支气管扩张剂和激素治疗后，如果病情继续恶化需要进行再评估，考虑是否需要转入ICU治疗。初始治疗症状显著改善，PEF或FEV_1占预计值%恢复到个人最佳值60%以上者可回家继续治疗；PEF或FEV_1为40%～60%预计值者可以在监护下回家庭或社区继续治疗;治疗前PEF或FEV$_1$<25%预计值或治疗后<40%预计值者应入院治疗。在出院时应当为患者制订详细的治疗计划,审核患者是否正确使用药物、吸入装置和峰流速仪,找出急性发作的诱因并去除诱因或避免接触过敏源。严重的哮喘急性发作意味着过去的控制治疗方案不能有效地预防哮喘加重,需要调整治疗方案。凡是有过急性发作的哮喘均需密切监护、定期随访,并进行严格的管理和教育。

九、哮喘的管理和预防

尽管哮喘尚不能根治,但通过有效的管理,通常可以使哮喘病情得到满意控制。哮喘管理的长期目标是:①达到良好的症状控制并维持正常活动水平;②最大程度降低急性发作、固定性气流受限和不良反应的未来风险。在与患者制订哮喘管理的共同目标时,要考虑到不同的医疗体系、药物的可及性、文化差异和个人喜好等因素。

建立医患之间的合作关系(伙伴关系)是实现有效的哮喘管理的首要措施。医务人员与哮喘患者或其家人建立良好的合作关系,有助于患者获得疾病知识、自信和技能,在哮喘管理中发挥主要作用。应鼓励患者参与治疗决策,表达他们的期望和关心的问题。合作关系的模式还要因人而异;种族、文化程度、卫生知识、对哮喘疾病和药物的认识,以及医疗体系等,都可能影响患者进行自我管理的意愿和能力。

患者教育是患者长期管理的核心环节,其主要内容包括:①哮喘常识传授:哮喘常识教育的内容包括哮喘的诊断、基本治疗原则、缓解药物与控制药物的差别、潜在的药物不良反应、预防症状及急性发作、如何认识哮喘恶化、应该采取什么措施、何时/如何寻求医疗服务、管理并发症。②提高患者治疗依从性:依从性高低与哮喘的转归密切相关,依从性提高可显著提高哮喘控制水平。需要判断患者依从性状态,分析导致患者依从性差的原因,根据存在的问题制定针对性的解决方案,以提高其依从性。③正确使用吸入装置技巧的培训:为确保有效使用吸入装置,要基于不同药物、不同患者和花费选择适合的吸入装置,反复对患者进行吸入技术教育可提高正确使用率。④由医护人员指导的哮喘自我管理培训:由健康教育团队(包括医生、药师和护士)有效指导的哮喘自我管理可大大降低哮喘的致残率,能减少1/3~2/3的哮喘相关住院率、急诊就诊和非预期就医、误工/误学时间及夜间憋醒等。哮喘行动计划有助于提高哮喘控制率。书面的哮喘行动计划由医生帮助患者制订,包括自我监测、对治疗方案和哮喘控制水平进行周期性评估、在症状和峰流速(PEF)提示哮喘控制水平变化时如何及时调整治疗方案以达到并维持哮喘控制,以及如何及时接受治疗等。⑤病情自我监测和管理:控制哮喘的关键环节是患者的自我管理。正确使用峰流速仪和准确记录哮喘日记是哮喘患者自我管理的重要内容之一,可有效地预防和减少哮喘发作的次数。

哮喘是由内因(遗传)和外因(环境)共同作用所致,多种环境因素包括生物因素和社会因素,可能对哮喘发生起重要作用,如营养、过敏源、污染(特别是环境中的烟草)、微生物和社会心理因素等。遗传和环境的相互作用可以发生在生命早期甚至胎儿期,在孕期或生命早期可能存在环境因素影响哮喘发生的"时机窗"。母乳喂养能降低儿童喘息发生,但是否能够预防哮喘发病尚无充分的证据。多项研究结果提示,孕期进食富含维生素 D 和维生素 E 的食物,可以降低儿童喘息的发生。婴儿期避免过敏源暴露可以预防童年哮喘和过敏症发生,预防作用可以持续到成年。乙酰氨基酚可能与成人和儿童哮喘相关,孕妇口服对乙酰氨基酚可导致后代哮喘增加。孕妇吸烟是产前烟草暴露最常见和直接的途径,产前烟草暴露对年幼儿影响大,而产后母亲吸烟与年长儿的哮喘发生相关。控制相关的暴露因素有可能降低易感个体罹患哮喘的风险。

第四节 慢性阻塞性肺疾病

一、定义及概况

慢性阻塞性肺疾病(COPD)是一种具有气流受限特征的可以预防和治疗的疾病,气流受限不完全可逆、呈进行性发展,与肺部对香烟烟雾等有害气体或有害颗粒的异常炎症反应有关。COPD 主要累及肺脏,但也可引起全身的不良效应。肺功能检查对确定气流受限有重要意义。当患者有慢性咳嗽、咳痰或呼吸困难症状和(或)疾病危险因素接触史时,应考虑 COPD。慢性咳嗽、咳痰常先于气流受限许多年存在,但不是所有有咳嗽、咳痰症状的患者均会发展为 COPD。部分患者可仅有不可逆气流受限改变而无慢性咳嗽、咳痰症状。

COPD 与慢性支气管炎和肺气肿密切相关。通常,慢性支气管炎是指在除外慢性咳嗽的其他已知原因后,患者每年咳嗽、咳痰 3 个月以上,并连续 2 年者。肺气肿则指肺部终末细支气管远端气腔出现异常持久的扩张,并伴有肺泡壁和细支气管的破坏而无明显的肺纤维化。当慢性支气管炎、肺气肿患者肺功能检查出气流受限,并且不能完全可逆时,则可诊断为 COPD。如患者只有"慢性支气管炎"和(或)"肺气肿",而无气流受限,则不能诊断为 COPD。

COPD 由于其患病人数多,病死率高,社会经济负担重,已成为一个重要的公共卫生问题。COPD 目前居全球死亡原因的第 4 位,世界银行/世界卫生组织公布,至 2020 年 COPD 将位居世界疾病经济负担的第 5 位。在我国,COPD 同样是严重危害人民身体健康的重要慢性呼吸系统疾病。近期有专家对我国 7 个地区 20245 名成年人群进行调查,COPD 患病率占 40 岁以上人群的 8.2%,其患病率之高十分惊人。

二、病因

引起 COPD 的危险因素包括个体易感因素以及环境因素两个方面,两者相互影响。

(一)个体因素

某些遗传因素可增加 COPD 发病的危险性。已知的遗传因素为 α_1-抗胰蛋白酶缺乏。重度 α_1-抗胰蛋白酶缺乏与非吸烟者的肺气肿形成有关。在我国 α_1-抗胰蛋白酶缺乏引起的肺气肿迄今尚未见正式报道。支气管哮喘和气道高反应性是 COPD 的危险因素,气道高反应性可能与机体某些基因和环境因素有关。

(二)环境因素

1. 吸烟

吸烟为 COPD 重要发病因素。吸烟者肺功能的异常率较高，FEV_1 的年下降率较快，吸烟者死于 COPD 的人数较非吸烟者为多。被动吸烟也可能导致呼吸道症状以及 COPD 的发生。孕期妇女吸烟可能会影响胎儿肺脏的生长及在子宫内的发育，并对胎儿的免疫系统功能有一定影响。

2. 职业性粉尘和化学物质

当职业性粉尘及化学物质(烟雾、过敏源、工业废气及室内空气污染等)的浓度过大或接触时间过久，均可导致与吸烟无关的 COPD 发生。接触某些特殊的物质、刺激性物质、有机粉尘及过敏源能使气道反应性增加。

3. 空气污染

化学气体如氯、氧化氮、二氧化硫等，对支气管黏膜有刺激和细胞毒性作用。空气中的烟尘或二氧化硫明显增加时，COPD 急性发作显著增多。其他粉尘如二氧化硅、煤尘、棉尘、蔗尘等也刺激支气管黏膜，使气道清除功能遭受损害，为细菌入侵创造条件。烹调时产生的大量油烟和生物燃料产生的烟尘与 COPD 发病有关，生物燃料所产生的室内空气污染可能与吸烟具有协同作用。

4. 感染

呼吸道感染是 COPD 发病和加剧的另一个重要因素，肺炎链球菌和流感嗜血杆菌可能为 COPD 急性发作的主要病原菌。病毒也对 COPD 的发生和发展起作用。儿童期重度下呼吸道感染与成年时的肺功能降低及呼吸系统症状发生有关。

5. 社会经济地位

COPD 的发病与患者社会经济地位相关。这也许与室内外空气污染的程度不同、营养状况或其他和社会经济地位等差异有一定的内在联系。

三、发病机制

1. 基本发病机制

COPD 的发病机制尚未完全明了。目前普遍认为 COPD 以气道、肺实质和肺血管的慢性炎症为特征，气道的炎症反应是导致 COPD 产生的主要原因。COPD 的气道炎症通常由机体反复接触有害颗粒或有害气体等外因诱发和加重，但机体对外因的非正常的炎症反应，也是一个主要因素。当外因(如吸烟、大气污染、工业粉尘污染、呼吸道的反复感染等)反复作用于机体后，首先出现黏液分泌增加、纤毛活动减弱等黏液纤毛系统功能失衡和气道黏膜受损的情况。然后细胞外炎症反应逐渐渗入气道管壁，肺泡巨噬细胞、T 淋巴细胞(尤其是 CD_8^+)和中性粒细胞增加，部分患者有嗜酸粒细胞增多。激活的炎症细胞释放出多种细胞因子和炎性介质,包括白三烯B_4(LTB_4)、白细胞介素-8(IL-8)、肿瘤坏死因子-α(TNF-α)等,直接作用于细支气管平滑肌,引起功能性细支气管的收缩。反复的炎症又会引起气道纤维化等改变。这些都会增加气道平滑肌数量,导致气道壁变厚,从而产生气道狭窄和气流受限。紧挨气道的肺泡壁也会由于炎症而遭到破坏,而肺泡的破坏又会改变肺泡附着,加重气道管腔的变形与狭窄。

蛋白酶和抗蛋白酶系统的失衡,是引起肺组织破坏,导致肺气肿的另一重要原因。正常情况下,肺组织含有充分的抗蛋白酶保护肺组织免受蛋白酶的溶解破坏。当外因作用于周围气道和肺实质,通过炎症反应,使蛋白酶的释放增加,而抗蛋白酶系统同时也受损,使其不足以对抗蛋白酶的作用,最后使肺组织遭到破坏,发生肺气肿。但炎症反应导致的该系统失衡,个体之间差异很大,如吸烟程度相同的人,有人导致了肺气肿,有人则没有。

正常人体内还存在着氧化和抗氧化系统,肺部产生氧化物的同时也产生抗氧化物相抗衡,使两者处于平衡状态。比如吸烟可以导致肺部氧化应激,使氧化物大量产生,最终使肺内氧化-抗氧化平衡打破。氧化-抗氧化失衡可使气道上皮受损,抗蛋白酶失活,中性粒细胞在肺内浸润增多并活化,导致肺部炎症反应。

自主神经系统功能紊乱(如胆碱能神经受体分布异常)等也在COPD发病中起重要作用。

2.非典型表现发病机制

(1)全身表现发病机制:COPD患者全身免疫功能变化以及循环血液中的炎症细胞数量增加、炎症细胞功能变化、血清细胞因子的增加和系统性氧化/抗氧化失衡是造成全身效应发生的主要机制。

COPD肺部炎症过程是全身炎症的一个来源,肺炎症细胞释放炎症因子与增加的氧化产物、大气微粒、中性粒细胞和其他的炎症介质相互作用,这些炎症因子可到达全身血液循环和(或)通过肺循环的传递激活炎症细胞。

COPD的全身炎症还可能与其本身的病因或高危因素有关。其中吸烟是COPD最重要的危险因素,吸烟不仅可导致肺和气道的炎症反应,还可引起全身多种炎症细胞因子和氧自由基生成、血管收缩、内皮细胞功能异常和血清中多种促凝血因子水平异常。吸烟引起的这些全身反应不仅与COPD气道和肺组织的病变有关,而且与吸烟引起的其他多种慢性疾病如心血管疾病、代谢性疾病或某些恶性肿瘤有关,更可能是COPD全身慢性炎症反应的主要原因。此外,吸烟可以增加端粒丢失(一种细胞老化的标志物),有证据显示肺气肿时肺泡细胞和成纤维细胞呈现细胞老化现象,而即使是正常的老龄化过程也与全身炎症反应有关。

(2)COPD合并肺间质纤维化发生机制:对于COPD合并肺间质纤维化发生机制的认识还不够深入。大部分人认为反复发生的气道慢性炎症及免疫复合物在肺间质的沉积是产生间质纤维化的主要原因,也有人认为肺间质纤维化可能是机体对炎症的一种修复反应。还有作者认为吸烟本身可能就是引起肺气肿和肺间质纤维化的共同基础原因。因为吸烟所产生的烟雾本身可以趋化中性粒细胞进入肺内,增加弹性酶活性,这将一方面导致肺气肿,同时也可引起肺间质纤维化。一些动物实验结果也显示将实验犬暴露于香烟烟雾中既可引起肺气肿,又可引起肺间质纤维化。研究结果也显示吸烟可以同时引起肺气肿和肺间质纤维化,认为之所以会发生两种不同的病理变化可能是由于病理修复机制不同。细支气管发生急慢性炎症反应过程中,由于其壁薄、腔窄,外膜与周围肺组织紧密相连。炎症病变很容易累及支气管管壁并向周围肺组织扩散,形成以慢性细支气管炎炎性病灶为中心的肺气肿和肺间质纤维化,这也是慢性细支气管炎和细支气管周围炎发展的必然结局和COPD肺部病变特征。

四、病理

COPD特征性的病理学改变存在于中央气道、外周气道、肺实质和肺的血管系统。在中央气道(气管、支气管以及内径>2~4mm的细支气管),炎症细胞浸润表层上皮,黏液分泌腺增大和杯状细胞增多使黏液分泌增加。在外周气道(内径<2mm的小支气管和细支气管)内,慢性炎症导致气道壁损伤和修复过程反复循环发生。修复过程导致气道壁结构重塑,胶原含量增加及瘢痕组织形成,这些病理改变造成气腔狭窄,引起固定性气道阻塞。

COPD患者典型的肺实质破坏表现为小叶中央型肺气肿,涉及呼吸性细支气管的扩张和破坏。病情较轻时这些破坏常发生于肺的上部区域,但随着病情发展,可弥漫分布于全肺,并有肺毛细血管床的破坏。由于遗传因素或炎症细胞和介质的作用,肺内源性蛋白酶和抗蛋白酶失衡,为肺气肿性肺破坏的主要机制,氧化作用和其他炎症后果也起作用。

COPD肺血管的改变以血管壁的增厚为特征,这种增厚始于疾病的早期。内膜增厚是最早的结构改变,接着出现平滑肌增加和血管壁炎症细胞浸润。COPD加重时平滑肌、蛋白多糖和胶原的增多进一步使血管壁增厚。COPD晚期继发肺心病时,部分患者可见多发性肺细小动脉原位血栓形成。

五、病理生理

在COPD肺部病理学改变的基础上出现相应COPD特征性病理生理学改变,包括黏液高分泌、纤毛功能失调,气流受限、肺过度充气、气体交换异常、肺动脉高压和肺心病以及全身的不良效应。黏液高分泌和纤毛功能失调导致慢性咳嗽及多痰,这些症状可出现在其他症状和病理生理异常发生之前。小气道炎症、纤维化及管腔的渗出与FEV_1、FEV_1/FVC下降有关。肺泡附着的破坏、使小气道维持开放的能力受损亦有作用,但这在气流受限中所起的作用较小。

随着COPD的进展,外周气道阻塞、肺实质破坏及肺血管的异常等减少了肺气体交换能力,产生低氧血症,以后可出现高碳酸血症。长期慢性缺氧可导致肺血管广泛收缩和肺动脉高压,常伴有血管内膜增生,某些血管发生纤维化和闭塞,造成肺循环的结构重组。COPD晚期出现的肺动脉高压是其重要的心血管并发症,并进而产生慢性肺源性心脏病及右心衰竭,提示预后不良。

COPD可导致全身不良效应,包括全身炎症和骨骼肌功能不良等方面。全身炎症表现为全身氧化负荷异常增高、循环血液中细胞因子浓度异常增高以及炎症细胞异常活化等;骨骼肌功能不良表现为骨骼肌重量逐渐减轻等。COPD的全身不良效应具有重要的临床意义,它会加剧患者的活动能力受限,使生活质量下降,预后变差。

六、诊断标准

对任何有呼吸困难、慢性咳嗽和(或)咯痰,和(或)有危险因素接触史的患者都应该考虑到COPD临床诊断。具备以上情况者,应进行肺功能检查。如吸入支气管扩张剂后$FEV_1/FVC<70\%$,可确定存在气流受限,继而诊断COPD。

1.临床表现

(1)症状

①慢性咳嗽:通常为首发症状。初起呈间歇性,早晨较重,以后早晚或整日均有咳嗽,但夜间咳嗽不显著。

②咯痰:一般为少量黏液性痰,合并感染时痰量增多,常变为脓性。

③呼吸困难:是COPD标志性症状,早期在劳力时出现,后逐渐加重,以致在日常活动甚至休息时也感到气短。

④全身性症状:晚期患者有体重下降,食欲减退等。

(2)体征:早期体征不明显。随疾病进展出现以下体征。

①视诊及触诊:胸廓前后径增大,剑突下胸骨下角增宽——桶状胸。有些患者呼吸变浅,频率增快,缩唇呼吸等。

②叩诊:心界缩小,肝浊音界下降,肺部过清音。

③听诊:两肺呼吸音减弱,呼气延长,有些患者可闻干性啰音和(或)湿性啰音。

此外,患者常有吸烟史,有的有粉尘、烟雾或有害气体接触史,多于中年以后发病,常有反复急性加重史。

2.辅助检查

(1)肺功能检查:是判断气流受限的主要客观指标,对COPD诊断、严重程度评价、疾病进展有重要意义,有呼吸系统症状和(或)有危险因素接触史者应当检查。

一秒钟用力呼气容积占用力肺活量百分比(FEV_1/FVC)是评价气流受限的一项敏感指标。吸入支气管扩张剂后$FEV_1/FVC<70\%$者,可确定为不能完全可逆的气流受限;一秒钟用力呼气容积占预计值百分比($FEV_1\%$预计值),是评估COPD严重程度的良好指标,其变异性较小,易于操作;肺总量(TLC)、功能残气量(FRC)和残气量(RV)增高,肺活量(VC)减低,表明肺过度充气,有参考价值,由于TLC增加不及RV增高程度大,故RV/TLC增高;深吸气量(IC)减低,IC/TLC下降,是反映肺过度膨胀的指标,与呼吸困难程度甚至COPD生存率有关;一氧化碳弥散量(DLCO)及DLCO与肺泡通气量(VA)比值(DLCO/VA)下降,该项指标供诊断参考。

(2)胸部X线检查:COPD早期胸片可无变化,以后可出现肺纹理增粗、紊乱等非特异性改变,也可出现肺气肿改变。X线胸片改变对COPD诊断意义不很大,主要作为确定肺部并发症及与其他肺疾病鉴别之用。

(3)胸部CT检查:CT检查不应作为COPD的常规检查。高分辨率CT,对有疑问病例的鉴别诊断有一定意义。

(4)血气检查:确定是否发生低氧血症、高碳酸血症及酸碱平衡紊乱。

(5)其他:COPD合并细菌感染时,血白细胞增高,中性粒细胞核左移;痰细菌培养可能检出病原菌;常见病原菌为肺炎链球菌、流感嗜血杆菌、卡他莫拉菌、肺炎克雷柏杆菌等。

七、治疗

(一)危险因素的防控

吸烟仍被认为是COPD最危险和最重要的危险因素,戒烟是最有力的影响COPD自然病程的手段,药物治疗和尼古丁替代治疗可以增加戒烟的成功率。此外,也需要识别其他危险因素,包括职业粉尘、化学烟雾、由于燃烧生物燃料所致的室内空气污染及厨房通风不佳等。这些因素在女性COPD患者的发病中尤为重要。

(二)COPD的药物治疗

COPD的药物治疗可以减少患者症状、急性加重的频率和病情严重程度,提高患者健康状况和运动耐力。但同时研究也表明,现有的COPD药物治疗并不能改变肺功能逐渐下降的趋势。由于每个患者症状严重程度、气流受限程度和急性加重严重程度不同,因此针对COPD患者的治疗方案应个体化。

1.支气管扩张剂

支气管扩张剂可以通过改变气道平滑肌张力,改善FEV_1或其他肺功能指标。它对呼出气流的影响来源于药物对气道的扩张,而不是肺弹性回缩力的改善。支气管扩张剂可以促进肺的排空,有助于减少静息或运动时的肺动态充气过度。但这些改善通常难以从患者FEV_1数值变化中体现出来,尤其是重度和极重度患者。支气管扩张剂的剂量与临床效应关系并不完全一致。所有支气管扩张剂药物对FEV_1改善的剂量—效应曲线相对较平坦,但随着剂量增高,药物毒性却明显增高。在急性加重期,通过雾化吸入方式增加β_2激动剂或抗胆碱能药物剂量,可以取得更好效应;但在稳定期则并没有很大帮助。

(1)β_2激动剂:β_2激动剂主要是通过刺激β_2受体,使细胞内cAMP含量增加、对支气管收缩产生功能性的拮抗作用,从而松弛气道平滑肌。短效β_2激动剂药理作用通常可持续4~6小时。规律和按需使用短效β_2激动剂能够改善FEV_1和临床症状。已使用长效支气管扩张剂治疗的患者,不推荐再按需使用高剂量的短效β_2激动剂。吸入的长效β_2激动剂作用持续时间达12小时以上。福莫特罗和沙美特罗可以显著改善FEV_1和肺容积、缓解呼吸困难症状、提高生活质量并减少急性加重的频率,但是对死亡率和肺功能下降速度并无影响。临床研究表明,沙美特罗和福莫特罗均可减少患者急性加重时的药物使用和住院需求。茚达特罗是一种新型长效β_2激动剂,作用时间达24小时。其支气管扩张效应优于沙美特罗和福莫特罗,与噻托溴铵相当。临床应用可显著缓解呼吸困难症状、提高生活质量、降低急性加重频率。

不良反应：β_2 激动剂刺激 β_2 受体后可引起患者静息时心动过速。对某些易感患者有时可诱发心律失常。不论吸入还是口服给药，大剂量使用时老年患者可能出现震颤，这影响了患者对药物的耐受性。β_2 激动剂还可引起低钾血症（尤其与噻嗪类利尿剂合用时），增加机体静息状态时的氧耗量。但这些代谢效应在药物使用一段时间后会逐渐减弱或消失。短效或长效 β_2 激动剂使用后可出现轻度 PaO_2 下降，但其临床意义尚不明确。尽管几年前对 β_2 激动剂在哮喘的治疗中存在一些担忧，但目前尚未发现在 COPD 中 β_2 激动剂与肺功能加速下降和死亡率增加有关。

（2）抗胆碱药物：抗胆碱药物（如异丙托溴铵、氧托溴铵和噻托溴铵）主要是通过阻断乙酰胆碱和毒蕈碱受体结合而发挥效应。短效抗胆碱能药物主要作用于 M_2 和 M_3 受体。吸入短效抗胆碱药比吸入短效 β_2 激动剂作用时间长，一般可维持 8 小时以上。长效抗胆碱能药物噻托溴铵选择性作用于 M_3 和 M_1 受体，吸入后药效可持续 24 小时以上。噻托溴铵能减少 COPD 急性加重的发生和急性加重所致的住院，改善症状、提高生活质量，并可以提高肺康复治疗的效果。但即使在其他常规治疗上联合噻托溴铵也并不能延缓肺功能下降的趋势。目前尚无噻托溴铵心血管不良事件的证据。有研究表明噻托溴铵在减少急性加重方面略优于沙美特罗，但差别较小。其他长效抗胆碱能药物如阿地溴铵、格隆溴铵在改善肺功能和呼吸困难症状方面与噻托溴铵类似。

不良反应：抗胆碱药由于吸收少，那些在阿托品使用中常见的不良反应并不多。其主要不良反应是口干。研究表明，连续 21 天、每天吸入 $18\mu g$ 噻托溴胺干粉制剂，对气道纤毛黏液清除能力并无影响。尽管有报道吸入抗胆碱药偶可引起前列腺症状，但目前尚无研究证实其相关性。还有些患者在吸入异丙托溴胺后出现口苦和口中金属味道。有报道 COPD 患者规律应用异丙托溴胺治疗后，心血管事件的稍有增多，但这仍需进一步观察。

（3）茶碱：甲基黄嘌呤是非选择性磷酸二酯酶抑制剂，除扩张支气管外，还有许多其他目前尚存明显争议的作用。无论是常规制剂或缓释制剂，甲基黄嘌呤类药物在 COPD 治疗中的作用时间究竟如何，目前还缺乏相关资料。需注意的是，茶碱的清除率随着年龄的增高而降低，且还有许多因素和药物影响着茶碱在体内的代谢。

茶碱治疗可以改变患者吸气肌功能，但这能否引起肺功能指标的改善目前尚不清楚。现在茶碱对 COPD 的治疗效应都来自缓释剂型的研究。与安慰剂相比，茶碱可以改善临床症状；但与吸入长效支气管扩张剂相比，茶碱的治疗效果差，且耐受性不佳。如果患者可以使用长效支气管扩张剂，则不应推荐应用茶碱。与单用沙美特罗相比，在沙美特罗基础上加用茶碱，患者的 FEV_1 和呼吸困难症状可得到更大的改善。低剂量茶碱能减少 COPD 患者急性加重次数，但不能改善肺功能指标。

不良反应：茶碱的不良反应与剂量相关，但大部分治疗效应仅在接近中毒剂量时才能够获得，这给临床应用带来一定困难。甲基黄嘌呤类药物是所有磷酸二酯酶亚型的非特异性抑制剂，这也是其不良反应广泛的原因。这些不良反应包括房性或室性心律失常（有时可能是致命的)、癫痫样发作(既往无癫痫史的患者也可能出现)。其他较常见的不良反应还有头痛、失眠、胃灼热等,这些不良反应可能发生在茶碱的血药浓度治疗窗范围内。此外,这类药物和其他常用药物也有明显的交叉反应,如洋地黄、华法林等。

(4)支气管扩张剂的联合应用:联合应用不同药理机制、不同作用时间的支气管扩张剂可以增加支气管舒张效应,并减少药物不良反应。例如,与单药相比,联合应用短效 β_2 激动剂和抗胆碱药可更有效并持久的改善 FEV_1,连续使用 90 天也未发现有药物减敏现象。联合应用 β_2 激动剂、抗胆碱药和(或)茶碱可以进一步改善肺功能状况、提高患者生活质量。短期联合应用福莫特罗和噻托溴铵与应用单一制剂相比,FEV_1 改善更为显著,但对 COPD 患者远期预后的影响尚不清楚。

2.糖皮质激素

有关吸入激素的量效关系以及长期使用的安全性,目前并不清楚。现有临床研究选用的都是中高剂量吸入激素。在哮喘治疗时,吸入糖皮质激素的效应和不良反应取决于药物剂量和剂型。但在 COPD 的治疗中是否也是如此尚不清楚。目前在 COPD 治疗中,糖皮质激素对于肺部炎症和全身炎症的治疗效应还存在争议,COPD 稳定期的应用需局限于具有一定指征的患者。在 $FEV_1<60\%$ 预计值的 COPD 患者中,规律吸入糖皮质激素治疗可以改善症状和肺功能指标,提高健康状况,并降低急性加重的频率。但吸入糖皮质激素并不能改变 FEV_1 逐渐下降的趋势,也不能降低 COPD 患者的病死率。

不良反应:吸入糖皮质激素使用常伴随有口腔念珠菌、声音嘶哑和皮肤淤斑的发生率增高,同时肺炎风险也增高。曲安奈德长期治疗可能引起骨密度降低的风险增加,其他吸入糖皮质激素的风险还有争议。一项长期研究表明,布地奈德对骨密度降低和骨折发生风险无影响。在骨质疏松高发的 COPD 患者中,应用 500mg 氟替卡松,每天 2 次单用或者联合应用沙美特罗,没有观察到骨密度的下降。

联合吸入糖皮质激素/支气管扩张剂治疗:在中度、重度和极重度 COPD 患者中,联合吸入糖皮质激素和长效 β_2 激动剂比单药制剂疗效更好,可以有效改善肺功能指标、提高生活质量并减少急性加重的发生,但并不能降低 COPD 病死率。联合吸入糖皮质激素和长效 β_2 激动剂除可能增加肺炎发生风险外,尚无观察到其他不良反应。糖皮质激素/长效 β_2 激动剂联合噻托溴铵吸入治疗可以改善肺功能指标、提高健康状况,并进一步降低急性加重风险,但目前三联疗法还需更多研究来进行评估。

口服糖皮质激素:口服糖皮质激素有很多的不良反应。COPD 患者长期全身糖皮质激素使用影响最大的不良反应是类固醇肌病,这在极重度 COPD 患者可以导致肌肉萎缩和呼吸衰竭。但是在 COPD 急性加重期使用全身糖皮质激素可以改善症状和肺功能指标,降低治疗失败率和住院时间,减少 30 天内再入院率。

3.PDE-4 抑制剂

PDE-4 抑制剂通过抑制细胞内 cAMP 的破坏来减轻炎症反应。罗氟司特没有直接扩张支气管的作用,但在已应用沙美特罗或噻托溴铵治疗患者中加用罗氟司特,可以更好地改善

FEV_1。对有慢性支气管炎、重度或极重度、有急性加重病史的COPD患者,罗氟司特可以使患者发生需要激素治疗的中-极重度的急性加重风险减少15%~20%。目前尚无罗氟斯特与吸入糖皮质激素比较的研究。

不良反应:与COPD治疗的吸入药物相比,PDE-4抑制剂有较多的不良反应。最常见的不良反应是恶心、食欲降低、腹痛、腹泻、睡眠障碍和头痛。在临床药物试验中,罗氟司特组部分患者退组也是因为药物的不良反应。药物不良反应可以在药物使用后早期出现,继续用药后可逐渐减轻。此外,需注意罗氟司特可能导致患者出现抑郁状态。

4.其他药物

(1)疫苗:接种流感疫苗可减少COPD患者严重的疾病状况(如需要住院的下呼吸道感染),并降低死亡率。对年龄≥65岁或<65岁伴有其他合并症如心脏疾病的COPD患者,建议接种肺炎球菌多糖疫苗。此外,这类疫苗对年龄<65岁、FEV_1<40%预计值的COPD患者还可以降低社区获得性肺炎的发生率。

(2)长期预防性应用抗生素对降低COPD急性加重频率无效。尽管在未戒烟的COPD患者中,小剂量阿奇霉素治疗似乎可以减少急性加重的发生,但权衡临床疗效和不良反应后,目前不推荐进行这种预防治疗。因此,除用于治疗COPD感染性加重以及其他确切的细菌感染外,稳定期COPD患者不推荐常规应用抗生素治疗。

(3)黏痰溶解剂(黏痰促排剂、黏痰调节剂)和抗氧化剂(氨溴索、厄多司坦、羧甲司坦、碘甘油、N-乙酰半胱氨酸):有很多临床试验对COPD治疗中规律使用黏痰溶解剂是否有益进行了评估,但结果并不一致。尽管对于有些痰液黏稠的患者可能有益,但总体来说其收效甚微。因此,目前对COPD患者不推荐常规使用黏痰溶解剂。抗氧化剂药物如N-乙酰半胱氨酸因其可能的抗氧化效应,或许对于反复急性加重的患者有效。临床研究显示,大剂量N-乙酰半胱氨酸可以降低急性加重风险,但其效应仅限于GOLD 2级患者。部分研究表明,对于没有吸入糖皮质激素的患者,使用祛痰药如羧甲司坦和N-乙酰半胱氨酸治疗,可能减少急性加重的发生。

(4)免疫调节剂:免疫调节剂对降低COPD急性加重病情严重程度、减少急性加重频率可能有一定的作用,但需要进一步的研究证实其长期效果,因此目前尚不作为常规推荐用药。

(5)血管扩张剂:肺动脉高压与COPD不良预后相关,因此曾经对很多药物进行了评估(包括吸入NO),尝试通过降低右室后负荷、增加心排血量,以改善氧的输送和组织氧合状况,但结果均令人失望。对那些因通气灌注失衡所致低氧血症的COPD患者,吸入NO后由于改变了低氧调整后的通气灌注平衡,可能会使气体交换障碍更加严重。因此,稳定期COPD禁止使用NO。同时,肺动脉高压的治疗指南中也不推荐应用内皮素调节剂治疗COPD合并的肺动脉高压,除非此类药物在这种条件下的安全性和有效性得到证实。

(6)麻醉药品(吗啡):对极重度COPD患者的呼吸困难,口服或注射阿片类药物是有效的。但尚无充分资料表明雾化阿片类药物有效。部分临床研究显示,使用阿片类药物来控制呼吸困难可能带来严重的不良反应,其益处仅限于少数敏感患者。

(7)其他：奈多罗米、白三烯调节剂在COPD治疗中的研究尚不充分。TNF-α抗体（英夫利昔单抗）在中重度COPD患者中并没有明显益处，并且可能会引起恶性肿瘤和肺炎发生。此外，没有证据显示中药、针灸等治疗对COPD有效。

（三）COPD稳定期的管理

COPD的治疗目标包括缓解症状、改善运动耐力、提高健康状况、延缓疾病进展、预防和治疗急性加重、降低病死率。其中前3项是缓解临床症状，后3项是降低远期风险。稳定期COPD的治疗是基于患者临床症状和远期急性加重风险综合评估而制定的治疗策略。

COPD稳定期的药物治疗治疗的目的是为了减轻患者症状、降低急性加重频率和病情严重程度，提高健康状况和运动耐力，但现有COPD治疗药物均不能改变肺功能进行性下降的趋势。开始药物治疗之前，需患者进行症状和急性加重风险的评估，根据评估结果选择适当的药物治疗。

A组患者：症状少、低风险。患者$FEV_1 > 80\%$预计值（GOLD 1）时，药物治疗的效果并不明显。鉴于短效支气管扩张剂可以改善肺功能和呼吸困难症状，所有A组患者均首先推荐按需使用短效支气管扩张剂。次选联合使用短效支气管扩张剂或者使用一种长效支气管扩张剂。对于这类患者目前的治疗证据较弱，极少联合用药的临床试验。

B组患者：症状多、风险低。长效支气管扩张剂疗效优于短效支气管扩张剂。但在治疗初始选药时，没有证据表明哪一种长效支气管扩张剂疗效更好。应该根据患者对症状缓解的感知进行个体化选择。对于呼吸困难症状严重的患者，可选联合应用长效支气管扩张剂。如果没有吸入支气管扩张剂，则可以选择短效支气管扩张剂＋茶碱治疗。

C组患者：症状少、风险高。推荐首选吸入糖皮质激素和长效β_2激动剂联合治疗，或吸入长效抗胆碱能药物。次选为两种长效支气管扩张剂的联合应用，或者联合吸入糖皮质激素和长效抗胆碱能药物。但这两个次选方案目前临床证据均不足。长效抗胆碱能药物和长效β_2-激动剂均能减少急性加重的风险，联合应用这两类药物理论上是可以的，但无较好的长期临床研究结果支持。吸入糖皮质激素和长效抗胆碱能药物的联合应用疗效评估目前尚无相关临床研究。对于有慢性支气管炎的患者，可在使用至少一种长效支气管扩张剂的基础上加用PDE-4抑制剂。

D组患者：症状多、风险高。首选吸入糖皮质激素和长效β_2激动剂联合治疗，或吸入长效抗胆碱能药物。次选为上述三类药物的联合使用。如果患者有慢性支气管炎，PDE-4抑制剂可作为首选药物。在长效支气管扩张剂基础上加用PDE-4抑制剂是有效的，但联合吸入糖皮质激素和PDE-4的疗效分析还不能完全让人信服。如果没有吸入长效支气管扩张剂，也可选择其他可能的治疗方案包括短效支气管扩张剂、茶碱或羧甲司坦。

（四）COPD急性加重期的处理

COPD急性加重是一种急性起病的过程，其特征是患者呼吸系统症状恶化，超出日常的变异，并且导致患者所需治疗药物的改变。COPD急性加重可由多种因素诱发，其中最常见的原因是呼吸道的感染(病毒或细菌)。研究表明,50% COPD 患者在急性加重时下呼吸道有细菌感染存在,但这其中也有相当部分患者是在稳定期时下呼吸道即有细菌定植;另一方面,部分依据显示急性加重时患者呼吸道细菌负荷增加,并且为新菌株感染。空气中污染颗粒的急剧增加也会诱发 COPD 急性加重,增加患者住院率和死亡率。然而,仍有 1/3 的患者急性加重诱因不明。每年急性加重 2 次或以上被定义为"频繁急性加重",这是一种新的临床表型。COPD 急性加重的治疗目标是控制此次急性加重的病情、预防未来急性加重的风险。

1.AECOPD 的评估

(1)AECOPD 的评估需基于患者的病史和临床症状的严重程度而定。

(2)评估 AECOPD 的实验室检查:指脉氧监测有助于氧疗的评估和调整。如怀疑有急/慢性呼吸衰竭存在时动脉血气检查非常重要,机械通气支持前必须血气分析检查评估机体酸碱平衡状况。胸部影像学检查主要用于排除其他疾病。心电图检查可以帮助评估合并存在的心脏疾患。血常规检查可以明确红细胞增多症、贫血和白细胞增多。急性加重时出现脓痰是抗生素使用的指征。流感嗜血杆菌、肺炎链球菌、卡他莫拉菌是 COPD 急性加重时最常见的病原菌,GOLD 3、GOLD 4 级患者常为铜绿假单胞菌。COPD 急性加重时,如果初始抗生素治疗反应不好,需进行痰培养和药敏试验。此外,生化检查还需注意电解质和血糖的变化。

2.GOPD 急性加重治疗的药物选择

COPD 急性加重期的治疗药物包括三大类:短效支气管扩张剂、糖皮质激素、抗生素。

COPD 急性加重时通常选择单一短 $β_2$-激动剂或联合短效抗胆碱能药物吸入,短效支气管扩张剂可以改善临床症状和 FEV_1。两种给药方式 MDI 和雾化吸入比较疗效并无差异,雾化吸入可能更适合于病情较重的患者。目前尚无临床研究评估长效支气管扩张剂合并或不合并吸入糖皮质激素在急性加重时的效果。静脉使用茶碱作为二线支气管扩张剂,仅适用于短效支气管扩张剂效果不好的患者,其不良反应较常见,对肺功能和临床终点指标的疗效并不十分确切。

COPD 急性加重期全身应用糖皮质激素的使用能够缩短康复时间、改善肺功能和低氧血症、降低早期复发和治疗失败风险,并缩短住院时间。糖皮质激素可以改善 FEV_1 和低氧血症,降低早期复发和治疗失败的风险,缩短住院时间。尽管目前没有足够证据明确急性加重时全身糖皮质激素使用疗程,GOLD 2016 推荐口服泼尼松 40mg/d 使用 5 天。首选口服给药,也可以选用雾化吸入布地奈德替代口服激素。

尽管 COPD 急性加重时感染病原体可能是病毒或细菌,抗生素的使用仍旧存在争议。只有当患者具有细菌感染临床依据时(如脓痰)才推荐使用抗生素治疗。仅有的少数几个临床安慰剂对照研究的系统评价表明,抗生素使用可见减少 77% 的短期死亡率、53% 治疗失败率,支持在有咳嗽和脓痰症状的 COPD 急性加重患者中使用抗生素。总的来说,当患者具有三个主要症状,即呼吸困难、痰量增加、脓性痰时推荐使用抗生素,如果仅有 2 个症状其中之一是脓性痰时也推荐使用。此外,在需要机械通气的危重患者中也推荐使用抗生素。抗菌药物类型的选择应根据当地细菌耐药情况而定。

氧疗是COPD急性加重住院时的一项重要治疗措施,吸氧浓度需根据患者血氧情况调整维持患者氧饱和度88%~92%。氧疗开始后30~60分钟后需检测血气指标,以保证氧饱和度升高的同时没有出现二氧化碳潴留或酸中毒。文丘里面罩可以更准确的调整吸氧浓度,但耐受性较普通鼻导管差。

部分患者需要立即入住ICU,需要通气支持时可选择无创或有创机械通气。急性呼吸衰竭时不推荐使用呼吸兴奋剂。临床随机对照研究证实无创通气有80%~85%治疗成功率。无创通气可以改善呼吸性酸中毒、降低呼吸频率和呼吸功耗、减轻呼吸困难严重度,更重要的是可以降低死亡率和气管插管率。

有创通气可以降低呼吸频率,改善PaO_2、$PaCO_2$和pH,并降低死亡率,减少治疗失败的风险。但有创通气需要气管插管,会导致住院时间延长。

第五节 急性呼吸窘迫综合征

急性呼吸窘迫综合征(ARDS)是指短时间(1周)内由心源性以外的各种肺内外的急性致病因素导致的急性、进行性缺氧性呼吸衰竭。主要的致病因素为严重感染、创伤、休克等。基本特征为弥散性肺泡上皮和肺泡毛细血管损伤。主要病理特征是肺微血管通透性增高,肺泡腔渗出富含蛋白质的液体,导致肺水肿和透明膜形成,常伴有肺泡出血。主要病理生理改变是肺容积减少、肺顺应性降低和严重通气/血流比例失调。主要临床特征为呼吸频数和呼吸窘迫、顽固性低氧血症,胸部X线显示双肺弥散性渗出浸润性病变。

1967年Ashbaugh等首先报道ARDS以来,ARDS的定义和诊断标准等经过1994年、2012年两次大的讨论和修订,虽然通过50年大量的基础和临床研究,ARDS的病死率也有下降趋势,但仍为36%~44%。预后不容乐观,应予以高度重视。

一、病因

引起ARDS的原发疾病有很多种,根据对肺损伤作用途径的不同,可分为直接引起肺损伤的因素(肺源性ARDS)和间接肺损伤因素(外源性ARDS)。肺源性ARDS病因包括急性重症肺炎,细菌、病毒、真菌及肺囊虫感染等,胃内容物误吸、肺挫伤、淹溺、肺栓塞、放射性肺损伤氧中毒等。外源性ARDS的病因包括严重肺外感染及感染性休克、严重胸部以外的多发性创伤,以及重症急性胰腺炎、体外循环、大量输血、大面积烧伤、弥散性血管内凝血、神经源性损伤等。

二、发病机制

ARDS的发病机制至今仍不十分清楚。致病因素激活多种炎性细胞系统,释放多种细胞因子和炎症介质,损伤肺泡上皮-毛细血管膜,导致肺脏炎症反应。ARDS是系统炎症反应综合征(SIRS)的肺部表现。机体抗炎介质有助于防止或减轻 SIRS 引起的自身组织损伤,但若反应过度,则成为代偿性抗炎反应综合征(CARS),可使细胞因子由保护性作用转为损伤性作用,炎症过程失控,局部组织及远隔脏器损伤,导致多器官功能障碍综合征(MODS)。当引起 ARDS 的各种致病因子作用机体后,炎症细胞释放许多炎症介质和细胞因子,包括肿瘤坏死因子(TNF)、白细胞介素 1(IL-1)等,激活中性粒细胞,使之在肺内毛细血管中大量聚集,释放多种炎性介质,如氧自由基、蛋白水解酶、脂质代谢产物(前列腺素、白三烯等),并通过各种黏附因子黏附于内皮细胞,导致肺泡上皮和肺泡毛细血管膜弥散性损伤。

三、病理改变

弥散性肺泡损伤(DAD)是 ARDS 的特征性病理改变。主要表现为肺广泛性充血水肿和肺泡腔内透明膜形成。病理过程大致可分成三个阶段:渗出期、增生期和纤维化期,三个阶段常常重叠存在。病变早期表现为间质和肺泡水肿、出血、透明膜形成和微小肺不张。肺间质炎性细胞浸润,肺泡上皮细胞和血管内皮细胞变性、坏死。电镜下毛细血管内皮细胞水肿,细胞间连接增宽。其后肺泡 Ⅱ 型细胞明显增生,几乎覆盖整个肺泡表面。肺水肿减轻,透明膜开始机化。后期肺泡间质和透明膜成纤维细胞增生,逐渐转化为纤维组织。肉眼观,初期肺比正常增重,切面呈水肿样,其表面充血,边缘圆钝,并可见散在的点状出血,2~3 天后肺即呈肝样暗红色。晚期病例合并感染时,则表现为支气管肺炎改变,可见大小脓肿和化脓性分泌物,血管中有血栓形成。

四、病理生理

由于肺毛细血管内皮细胞和肺泡上皮细胞受损,肺泡毛细血管膜通透性增加,富含蛋白的液体渗出血管外至肺间质和肺泡腔内,引起肺间质和肺泡水肿。Ⅱ 型肺泡上皮细胞受损致肺表面活性物质的生成减少,肺泡水肿液稀释肺表面活性物质并抑制其功能,导致肺泡表面张力增高,肺顺应性下降,肺泡萎陷肺不张,小气道陷闭。

ARDS 肺水肿和肺不张在肺内呈现"不均一"分布和"婴儿肺"表现,表现为重力依赖性肺水肿和肺不张,通气极差,非重力依赖性区域通气基本正常;肺泡萎陷,功能残气量和有效肺泡气体交换减少。如此肺形态变化导致严重通气/血流比例失调、肺内功能性分流和真性分流、弥散障碍,造成顽固性低氧血症和呼吸窘迫。呼吸窘迫的机制为低氧血症对颈动脉窦和主动脉体化学感受器的刺激可反射性地刺激呼吸中枢,产生过度通气;肺充血和肺水肿刺激肺毛细血管旁 J 感受器,反射性使呼吸加深加快。

ARDS 时早期 $PaCO_2$ 降低或正常,严重时肺泡通气量减少,呼吸频数明显,呼吸肌疲劳,可引起高碳酸血症。

ARDS 时肺循环的特征性改变是肺动脉高压,一般来说肺动脉压力轻度或中度升高,但有些患者严重升高甚至右心衰竭。其主要原因是低氧血症、血小板栓塞和某些血管活性物质的作用。ARDS后期的肺循环高压、纤维化的严重性,是不可逆的,预后不良。

五、临床表现

(1)急性起病,在直接或间接肺损伤后12~48小时内发病。

(2)常规吸氧后低氧血症难以纠正。随着病情进展,咳嗽或血水样痰,呼吸窘迫,常伴烦躁、焦虑。

(3)肺部体征无特异性,急性期双肺可闻及湿啰音,或呼吸音减低。

(4)早期病变以间质性为主,胸部X线片常无明显改变。病情进展后,可出现肺内实变,表现为双肺野普遍密度增高,透亮度减低,肺纹理增多、增粗,可见散在斑片状密度增高影,即弥散性肺浸润影。或有少量胸腔积液。

(5)无心功能不全证据。

六、辅助检查

1.X线检查

ARDS的X线表现常落后于临床表现4~24小时,一般早期可异常,或仅有轻度间质改变,表现为模糊和肺纹理呈网状。继而出现大小不等、边缘模糊的斑片状阴影,常融合成大片,成为均匀致密的"磨玻璃样影",并可见支气管充气征。后期可出现肺纤维化的改变。

2.血气分析

早期表现为$PaCO_2$下降和不同程度的低氧血症。PaO_2呈进行性下降,晚期$PaCO_2$升高,提示病情危重。氧合指数(PaO_2/FiO_2)是诊断ARDS必要条件之一,正常值为400~500mmHg。$PaO_2/FiO_2 \leq 300mmHg$为ARDS。其他计算肺氧合的指标包括肺泡-动脉氧分压差($P(A-a)O_2$)、肺内分流(Qs/QT)、呼吸指数($P(A-a)O_2/PaO_2$)等,氧合指数与上述指标等对建立ARDS诊断、严重度分级、疗效评价等具有重要意义。

3.肺力学监测

可用床边呼吸功能监测仪监测,其主要改变包括顺应性下降、气道阻力增加和无效腔通气量比例增加等。对病情严重度分级、疗效评价等具有意义。

4.血流动力学监测

通过多项检查包括中心静脉压测定、下腔静脉宽度、肺超声检查、心输出量等,监测血流动力学指标有助于ARDS患者液体管理和病因治疗。Swan-Ganz导管监测肺毛细血管楔压,对心源性肺水肿的鉴别诊断有一定帮助。临床上需要根据不同病因和病情严重程度选择相应指标进行监测。

5.其他

如病原微生物学检查、支气管肺泡灌洗液检查等对ARDS的诊断和治疗有指导意义。

七、诊断与鉴别诊断

根据 ARDS 柏林定义,其诊断依据为:①具有高危因素在 1 周以内起病或新发或恶化的呼吸症状;②双肺模糊影不能完全由积液、肺叶塌陷或结节解释;③关于肺水肿的起源,不能完全由心力衰竭或容量负荷过重解释的呼吸衰竭;④氧合指数:轻度为 $PaO_2/FiO_2=201\sim 300mmHg$,且 PEEP 或 $CPAP\leqslant 5cmH_2O$,中度为 $PaO_2/FiO_2=101\sim 200mmHg$,且呼气末正压(PEEP)$\geqslant 5cmH_2O$,重度为 $PaO_2/FiO_2\leqslant 100mmHg$,且 $PEEP\geqslant 5cmH_2O$。

ARDS 的突出临床表现是肺水肿和呼吸困难,因此必须与以此为主征的疾病进行鉴别。心源性肺水肿见于各种原因引起的急性左心功能不全,如瓣膜病、冠心病、高血压性心脏病、心肌炎和心肌病等。其病理基础是由于左心功能衰竭,致肺循环流体静压升高,液体漏出肺毛细血管,故水肿液蛋白含量不高。ARDS 急性期,约 20% 可出现心功能异常,需要注意鉴别。

非心源性肺水肿见于输液过量、肝硬化和肾病综合征等引起的血浆胶体渗透压降低。还可见于胸腔抽液或抽气过多过快,或抽吸负压过大,使胸膜腔负压瞬间增大而形成复张后肺水肿。此类患者的特点是病史明确,肺水肿的症状、体征及 X 线征象出现较快,治疗后消失也快;低氧血症一般不严重,吸氧后容易纠正。

各种原因导致的急性肺栓塞患者也可突然发病,呼吸急促、烦躁不安、咯血、胸痛和发绀。血气分析示 PaO_2 和 $PaCO_2$ 均降低,与 ARDS 相似。临床上突然出现脉搏血氧饱和度和呼气末二氧化碳分压的急速下降,并有发生肺栓塞的可能因素,对肺栓塞的诊断特别有帮助。急性肺栓塞患者多有深静脉血栓史或肿瘤、羊水栓塞和心脏病史等,临床出现剧烈的胸痛、发热等症状。胸部 X 线或 CT 可发现典型的楔型或圆形阴影。典型的心电图表现为Ⅰ导联 S 波加深,Ⅲ导联 Q 波变大、T 波倒置。核素肺扫描、选择性肺动脉造影可诊断肺栓塞。

八、治疗

急性呼吸窘迫综合征的治疗应强调综合治疗的重要性,包括:针对原发病及其并发症的治疗,针对 SIRS 和 CARS 的治疗,降低肺血管通透性和炎症反应,改善氧合和纠正组织缺氧,保护其他器官等。

(一)原发病的治疗

积极寻找原发病灶并予以彻底治疗是预防和治疗 ARDS 最关键的措施。严重感染是导致 ARDS 的最常见原因,同时 ARDS 也易并发肺部感染,所以对于所有 ARDS 患者都应怀疑感染的可能,在治疗上宜选择广谱、强效抗生素。同时应积极抢救休克;尽量少用库存血;伴有骨折的患者应及时骨折复位、固定;避免长时间高浓度的氧吸入。

(二)肺外脏器功能的支持和营养支持

近年来,呼吸支持技术的进步使许多 ARDS 患者不再死于低氧血症,而主要死于 MODS。ARDS 常是 MODS 重要组成部分,ARDS 可加重其他的肺外器官的功能障碍;反之亦然。因此治疗 ARDS 时应具有整体观念,改善氧合必须以提高和维持氧输送为目标,不能单纯以改善动脉血氧分压为目标,要重视机械通气可能对心脏、肺、胃肠道以及肾脏功能造成的损害。同时加强肺外器官功能支持和全身营养支持治疗也是治疗 ARDS 的必要手段。

1. 液体管理

液体管理是 ARDS 治疗的重要环节。高通透性肺水肿是 ALI/ARDS 的病理生理特征,肺水肿的程度与 ALI/ARDS 的预后呈正相关,因此,通过积极的液体管理,改善 ALI/ARDS 患者的肺水肿具有重要的临床意义。

目前观点认为 ARDS 患者的肺"干一些"比"湿一些"要好。ARDS 肺水肿主要与肺泡毛细血管通透性有关,肺毛细血管静水压升高会加重肺水肿。研究表明通过利尿和适当限制补液保持循环系统较低的前负荷可减少肺水的含量,可以缩短上机时间和降低病死率。因此适当的补液量和利尿治疗既要能维持有效循环血量和重要脏器的灌注,又不能增加肺毛细血管静水压而加重肺水肿。最好采用 Swan-Ganz 导管监测 PCWP,一般 PCWP 不宜超过 1.8～2.1kPa(14～16mmHg)。ARDS 患者采用晶体还是胶体液进行液体复苏一直存在争论。大规模 RCT 研究显示,应用白蛋白进行液体复苏,在改善生存率、脏器功能保护、机械通气时间及 ICU 住院时间等方面与生理盐水无明显差异。对于无或轻度低蛋白血症患者建议以晶体液为主,每日入量应限制在 2000mL 内,并严格限制补充胶体液,因为补充白蛋白等胶体液可能外渗加重肺水肿。但低蛋白血症也是严重感染患者发生 ARDS 的独立危险因素,而且低蛋白血症可导致 ARDS 病情进一步恶化,并使机械通气时间延长,病死率也明显增加。两个多中心 RCT 研究显示,对于存在低蛋白血症(血浆总蛋白<50～60g/L)的 ALI/ARDS 患者,与单纯应用呋塞米相比,尽管白蛋白联合呋塞米治疗未能明显降低病死率,但可明显改善氧合、增加液体负平衡,并缩短休克时间。因此,对存在明显低蛋白血症的,尤其是严重感染的 ARDS 患者,有必要输入白蛋白,提高胶体渗透压。补充白蛋白后辅以利尿剂促进液体排出,使出入量保持适当的负平衡,并改善氧合。人工胶体对 ARDS 是否也有类似的治疗效应,需进一步研究证实。

2. 加强营养和代谢支持,维持内环境稳定

ARDS 患者机体处于高分解代谢状态,易致营养不良和内环境紊乱而使机体免疫功能下降,故应加强营养支持治疗。可采用鼻饲和静脉补充营养,总热量按 25～30kcal/kg 补充,蛋白 1.5～3g/kg,脂肪占总热量 20%～30%,同时注意维持水电解质和酸碱平衡。

3. 注重胃肠道功能的恢复

胃肠道是人体最大的免疫器官。MODS 发生时,往往合并胃肠道功能障碍。胃肠道黏膜屏障受损后,细菌易位会成为肺部炎症的主要原因,同时导致机体内毒素血症。因此应尽早恢复胃肠道进食,修复胃黏膜屏障,纠正肠道菌群失调是 ARDS 治疗的重要一环。尽早由胃肠道进食的主要目的不是补充营养,而主要是有助于恢复胃肠道功能和恢复大量应用抗生素和禁食时急剧减少的正常菌群如乳酸杆菌、双歧杆菌、大肠埃希菌等,纠正肠道菌群失调。口服谷胺酰胺可以帮助胃肠黏膜的更新,建立完整的肠道黏膜屏障。

(三)呼吸支持治疗

1.氧疗

针对ALI/ARDS患者进行呼吸支持治疗的目的是为了改善低氧血症,使动脉血氧分压(PaO_2)达到$8\sim10.6kPa(60\sim80mmHg)$。可根据低氧血症改善的程度和治疗反应调整氧疗方式,可首先使用鼻导管,当需要较高的吸氧浓度时,可采用可调节吸氧浓度的文丘里面罩或带贮氧袋的非重吸式氧气面罩。

2.机械通气

ARDS患者往往低氧血症严重且顽固,大多数患者一旦诊断明确,常规的氧疗常常难以纠正低氧血症,机械通气仍然是最主要的呼吸支持治疗手段。呼吸支持治疗对于ARDS的病因而言虽不是特异而有效的治疗手段,但它是纠正和改善ARDS顽固性低氧血症的关键手段,使患者不至于死于早期严重的低氧血症,为进一步的综合支持治疗赢得时间。同时在掌握ARDS呼吸力学改变特点的基础上,合理的使用机械通气技术对于提高ARDS的抢救成功率具有重要意义。机械通气的方式分为无创和有创两种。

(1)无创机械通气:无创机械通气(NIV)可以避免气管插管和气管切开引起的并发症,随机对照试验(RCT)证实NIV治疗慢性阻塞性肺疾病(COPD)和心源性肺水肿导致的急性呼吸衰竭的疗效肯定,但在ALI/ARDS中的应用却存在很多争议。迄今为止,尚无足够的资料显示NIV可以作为ALI/ARDS导致的急性低氧性呼吸衰竭的常规治疗方法。

不同研究中NIV对急性低氧性呼吸衰竭的治疗效果差异较大,可能与导致低氧性呼吸衰竭的病因不同有关。应用NIV可使多数合并免疫抑制的ALI/ARDS患者如艾滋病或器官移植患者发生严重卡氏肺孢子菌或巨细胞病毒等感染,以及冠状病毒感染(如严重急性呼吸综合征)避免有创机械通气,这些患者大多气道内分泌物不多,NIV通过可正压减轻肺内渗出和水肿,改善缺氧,且呼吸机相关性肺炎和呼吸及相关性肺损伤的发生率较有创通气降低,并可能改善预后,因而NIV较有创通气具有明显的优势。因此,对于免疫功能低下的患者发生ALI/ARDS,早期可首先试用NIV。一项NIV治疗54例ALI/ARDS患者的临床研究显示,70%患者应用NIV治疗无效。逐步回归分析显示,休克、严重低氧血症和代谢性酸中毒是ARDS患者NIV治疗失败的预测指标。也有研究显示,与标准氧疗比较,NIV虽然在应用第一小时明显改善ALI/ARDS患者的氧合,但不能降低气管插管率,也不改善患者预后。可见,ALI/ARDS患者应慎用NIV。

现一般认为,ALI/ARDS患者在以下情况时不适宜应用NIV:①神志不清。②血流动力学不稳定。③气道分泌物明显增加而且气道自洁能力不足。④因脸部畸形、创伤或手术等不能佩戴鼻面罩。⑤上消化道出血、剧烈呕吐、肠梗阻和近期食管及上腹部手术。⑥危及生命的低氧血症。尤其是ARDS患者的低氧血症严重且不易纠正,呼吸频率快,呼吸功耗大,使用经口面罩的NIV一方面难以实现良好的人机配合,另一方面也难以达到较高的吸氧浓度和呼吸支持水平。因此在应用NIV治疗ALI/ARDS时应严密监测患者的生命体征及治疗反应。如NIV治疗$1\sim2$小时后,低氧血症和全身情况得到改善,可继续应用NIV。若低氧血症不能改善或全身情况恶化，提示 NIV 治疗失败，应及时改为有创通气。

(2)有创机械通气：一般而言，大多数 ARDS 患者应积极使用有创机械通气。气管插管和有创机械通气能更有效地改善低氧血症，降低呼吸功，缓解呼吸窘迫，防止肺外器官功能损害。但 ARDS 患者的正常通气功能的肺泡明显减少，且病变分布具有不均一性，在应用有创机械通气时易发生呼吸机相关性肺损伤(VILI)。研究证明，ARDS 治疗效果欠佳与 VILI 的发生有密切关系，而采用相应的肺保护性通气不仅可以减少 VILI 的发生，而且有助于改善 ARDS 患者的预后。因此 ARDS 机械通气的目标是：在保证基本组织氧合的基础上，注重预防和减少 VILI 的发生。关于 ARDS 的通气策略，低容量、低压力肺保护通气策略是趋势。近年来提出的肺复张策略，也是以肺保护性通气策略为核心和基础建立起来的，目的是在防止 VILI 的基础上，重新开放无通气功能肺泡。目前机械通气治疗 ARDS 主要包括以下方面。

①小潮气量和严格限制吸气平台压：小潮气量通气的肺保护性通气策略可使 ARDS 患者避免或减轻 VILI。目前小潮气量的设置标准多参照美国国立卫生研究院建议，把 6mL/kg 作为机械通气时的理想潮气量。一项大规模随机对照临床研究证实，采用小潮气量治疗 ARDS 可将病死率从 39.8% 降至 31%。潮气量减少后，可通过适当增加呼吸频率来代偿，但不应超过 25 次/分。研究显示气压伤的实质主要是容积伤而非压力伤，但若吸气平台压超过 3kPa (30cmH$_2$O)，仍有可能造成肺泡损伤。目前存在的争议：由于 ARDS 存在明显异质性（病因、病变类型和病变累及范围不同，塌陷肺泡分布不均）和个体差异，所以 6mL/kg 的小潮气量通气不能适用于所有 ARDS 患者，制定个体化小潮气量通气方案成为 ARDS 保护性通气策略的发展方向。如何制定个体化小潮气量通气方案目前尚处在研究阶段。

a.根据肺顺应性设置潮气量：并非所有 ARDS 患者均须小潮气量通气。对 ARDSnet 研究的进一步分析发现，基础呼吸系统顺应性不同的 ARDS 患者所需的潮气量各异。对于肺顺应性较好患者，其参与通气肺泡数目较多，机体所需潮气量较大，6mL/kg 潮气量并未降低病死率。反之，对于肺顺应性较差患者，其塌陷肺泡较多，参与通气肺泡较少，机体所需潮气量较小，6mL/kg 的小潮气量可降低患者病死率。因此，肺顺应性是决定潮气量大小的重要因素之一，有助于判读 ARDS 患者对潮气量的需要量。然而，令人遗憾的是，目前临床尚缺乏关于肺顺应性降低程度与潮气量大小相关性的研究。近年来，电阻抗断层成像技术(EIT)被认为是具有广泛应用前景的床旁呼吸监测技术。EIT 不仅无辐射和无创伤，而且可准确反应肺不同区域气体分布状态和容积改变情况，故 EIT 可能是实现 ARDS 患者床旁个体化选择潮气量的重要手段。

b.结合平台压设置潮气量：结合 ARDS 患者气道平台压设置潮气量可能更为合理。气道平台压能够客观反映肺泡内压，控制气道平台压能更好地控制肺泡过度膨胀和防止呼吸机相关肺损伤。目前，临床上普遍观点为，对 ARDS 患者实施机械通气时应采用肺保护性通气策略，气道平台压不应超过 2.94~3.43kPa(30~35cmH$_2$O)。即便是 ARDS 患者已使用 6mL/kg 小潮气量，若其气道平台压＞2.94kPa(30cmH$_2$O)，则仍须要进一步降低潮气量。学者研究显示，在部分重症 ARDS 患者潮气量被降至 4mL/kg 左右及气道平台压控制在 2.45~2.74kPa

($25\sim28cmH_2O$)时,其肺部炎症反应和肺损伤显著减轻。由此可见,结合患者气道平台压设置潮气量可能更为客观,重症 ARDS 患者可能需要更小潮气量。

②肺复张策略(RM):临床医师在采用肺保护性通气策略的同时实施肺复张是十分必要的。一方面肺复张具有时间依赖性和压力依赖性。研究表明,在气道压力达 3.92kPa($40cmH_2O$)时,约 50% 的肺泡完全复张;在气道压力达 5.88kPa($60cmH_2O$)时,$\geqslant 95\%$ 的肺泡完全复张。另一方面,随时间延长,复张肺组织逐渐增多。通常在肺复张持续时间$\geqslant 10$个呼吸周期时,大部分塌陷肺组织可完全复张。而治疗 ARDS 采用上述肺保护性策略所给予的驱动压往往不能使更多的萎陷肺泡开放。此外,长时间的小潮气量的通气也会导致肺不张和进行性的肺泡萎陷。然而,有关肺复张的临床随机对照研究均显示肺复张可改善氧合和临床指标,但未降低 ARDS 患者病死率。究其原因可能是,肺复张压力、肺复张持续时间、肺复张时机和频率、ARDS 病因及病程早晚、肺可复张性及复张后呼吸末正压通气 PEEP 选择均可影响肺复张效果。因此,对所有 ARDS 患者采用统一肺复张手段的治疗方法显然不妥,甚至是有害的。这可能是肺复张临床研究难以获阳性结果的主要原因。目前认为,肺的可复张性与肺复张策略实施密切相关。对于具有高可复张性肺的患者,医师应积极实施肺复张,肺复张后可选用较高水平 PEEP,维持肺泡开放。对于具有低可复张性肺的患者,医师不宜应用肺复张和选择较高水平 PEEP,反复实施肺复张不但不能将塌陷肺泡复张,反而导致非依赖区肺泡过度膨胀和加重机械通气导致的肺损伤。由于 ARDS 患者的肺可复张性存在显著差异,故对肺可复张性的准确判断是实施肺复张的前提和保障。目前临床医师常通过依赖影像学、功能学和力学判断肺的可复张性。虽然 CT 是评价和测定肺可复张性的金标准,但其难以在床边开展。EIT 的出现为床边肺可复张性评估的开展带来希望。EIT 可在床旁即时反映整体及局部肺容积变化,从而直观快速反映肺复张效果,指导肺复张的实施。肺复张法不良反应较大,尤其对于血流动力学影响较大,且施行时患者常需深镇静和麻醉。对于 ARDS 早、中期患者、肺顺应性较好者,此法疗效较佳,而对于重症 ARDS 或合并 MOFS、循环不稳定的患者宜慎重。

③最佳 PEEP 的选择:通过 PEEP 作用可防止肺泡塌陷,改善氧合,其作用与其压力水平密切相关。但 PEEP 水平过高则会导致肺泡过度膨胀,加重肺损伤,并对循环系统产生不利影响。所谓最佳 PEEP 应当是治疗作用最佳而不良反应最小时的 PEEP。适当的 PEEP 一方面可改善氧合,另一方面还可以减少肺萎陷伤和气压伤。但如何选择恰当的 PEEP 以维持肺泡开放是一个让临床医师非常困惑的问题。最佳 PEEP 与 ARDS 病程、肺可复张性及肺损伤分布类型等因素密切相关。传统方法多为通过静态 PV 曲线 LIP 法选择最佳 PEEP。在 ARDS 患者,呼吸静态 PV 曲线常呈 S 型。在曲线开始段有一向上的拐点称为低位拐点(LIP),此时的 PEEP 值恰好高于气道闭合压,可使小气道和肺泡在呼气末保持开放。使用略高于此压力水平的 PEEP,可以使较多的肺泡维持在开放状态,避免了终末气道和肺泡反复开合所造成的剪切伤。目前多数学者认为将 $P_{LIP}+0.196\sim0.294kPa$($2\sim3cmH_2O$)的压力水平作为最佳 PEEP,并以此指导 PEEP 的调节。需要注意的是,有少数肺损伤不均匀分布或实变范围较大的 ARDS 患者可能无法描记出理想的 PV 曲线,这部分患者是无法使用 LIP 法选择最佳

PEEP。在无条件记录PV曲线的条件下，可先将PEEP设定在1.96kPa(20cmH$_2$O)处，然后逐次下降0.196~0.294kPa(2~3cmH$_2$O)，以无PaO$_2$下降的PEEP值为最佳PEEP值。但在近期，梅卡(Mercat)等对37个ICU内767例患者需机械通气的急性肺损伤(ALI)/成人呼吸窘迫综合征(ARDS)患者进行了研究。所有患者在小潮气量通气(6mL/kg)基础上，随机接受中PEEP[0.49~0.88kPa(5~9cmH$_2$O)]或高PEEP[增加PEEP,同时将平台压限制在2.74~2.94kPa(28~30cmH$_2$O)]。结果显示，与中PEEP组比较，高PEEP组患者的28天病死率虽未降低，但脱机早，脏器功能衰竭后恢复时间较短，而且高PEEP组患者气压伤发生率并未增加。这与肺泡复张数量增加后肺顺应性提高、氧合改善和辅助用药减少直接相关，本研究最大特点在于，采用小潮气量通气的同时，参考平台压确定PEEP水平，与既往主要参照P-V曲线低位拐点对应压力选择PEEP水平不同，这可能是患者气压伤发生率并未增加的主要原因。

最新观点认为：最佳PEEP的选择应建立在个体化原则基础上，据患者肺的可复张性进行选择。2005年格拉索等研究发现，对于具有高可复张性肺的患者，高水平PEEP显著增加肺复张容积，改善肺顺应性，提示高水平PEEP可维持此类患者肺容积和防止肺泡塌陷；对于具有低可复张肺的患者，高水平PEEP不仅不能增加肺复张容积，反而降低肺顺应性，提示PEEP过高可能使患者正常通气肺组织过度膨胀和肺损伤加重。

④容许性高碳酸血症：保护性肺通气时的低潮气量和低通气压力常引起肺通气量下降，高碳酸血症及呼吸性酸中毒。允许一定的CO$_2$潴留(PaCO$_2$ 8.0~10.7kPa)和呼吸性酸中毒(pH 7.20~7.30)。如果PaCO$_2$上升速度不快[<1.33kPa(10mmHg/h)]，而肾脏代偿机制正常，维持pH>7.20~7.25，且不伴有低氧血症和高乳酸血症，机体通常可以耐受。但当pH<7.2则需用碳酸氢钠进行纠正。高碳酸血症造成呼吸性酸中毒，可使氧解离曲线右移，促进血红蛋白释放氧，交感神经兴奋性增高，心排血量提高，降低外周阻力，改善内脏器官灌注，增加脑血流灌注和颅内压。毕竟高碳酸血症是一种非生理状态，清醒患者不易耐受，需使用镇静剂和肌松剂。对于颅内压升高患者禁用，左心功能不全者也应慎重。尽管高碳酸血症有较多弊端，但作为保护性肺通气的直接效应，其利大于弊，而且通过适当提高呼吸频率，减少机械无效腔，气管内吹气等方法可以使PaCO$_2$下降。另外通过床旁体外膜肺氧合(ECMO)和小型ECMO(Mini-ECMO)可有效清除二氧化碳，从而使高碳酸血症不再成为限制小潮气量实施的障碍，但这些治疗费用昂贵，目前临床尚难推广。

⑤延长吸气时间或反比通气：通过增加吸呼比(增加吸气相时间)可使气道峰压和平台压降低，平均气道压增加，气体交换时间延长，并可诱发一定水平的内源性PEEP，因而在减小气压伤发生的可能性的同时，还可使氧合改善。但过高的平均气道压仍有可能引起气压伤和影响循环功能，故平均气道压以不超过1.47kPa(15cmH$_2$O)为宜(在PEEP基础上)；当PEEP疗效欠佳或气道压力过高时，可配合压力控制模式使用反比呼吸。压力控制反比通气时，吸气时间长于呼气时间，有可能加重CO$_2$潴留。

⑥其他呼吸支持手段的使用：对于胸肺顺应性较差的患者，在采取小潮气量通气、限制气道压、加用PEEP、延长吸气时间等通气策略的同时，由于严格限制了通气水平，常常会造成

CO_2 潴留和氧合不满意。此时可以使用以下一些辅助手段。

a.俯卧位通气(PPV):将患者置于俯卧位呼吸机通气治疗 ARDS 已有 20 多年历史,PPV 以其不良反应小而成为一项重要的辅助性治疗措施。英国的一项研究表明,PPV 患者 PaO_2 升高范围为 3.07~10.7kPa,平均值为 5.47kPa,且 PaO_2 随 PaO_2/FiO_2 比值升高而升高,PaO_2/FiO_2 比值升高范围为 7~161,平均升高 76。PPV 患者在第 1 小时内氧合改善有效率达 59%~70%。肺动力学研究表明,肺静态顺应性和血流动力学指标改变无统计学意义,但是胸壁顺应性明显下降,且有统计学意义。PPV 增强氧合作用可能主要是通过以下机制实现的:①前认为俯卧位时肺内气体得到重新分布是治疗有效的主要机制。急性呼吸衰竭时胸膜腔负压梯度加剧可致重力依赖区肺组织的通气变差,甚至萎陷。仰卧位时主要为背侧肺组织萎陷。由仰卧位变为俯卧位时,胸膜腔负压梯度减小,负压变得较为一致,肺内气体的分布变得更为均匀,从而使背侧肺组织的通气得到改善;同时,肺内血流又优先分布到背侧肺组织,因此背侧肺组织的 V/Q 比值改善,气体交换增加,氧合程度改善。②仰卧位时,心脏对肺组织的压迫达 16%~42%,且 ARDS 患者心脏明显增大、增重,进一步加重了对肺组织的压迫;俯卧位时,心脏对肺组织的压迫仅为 1%~4%,故有利于萎陷肺泡复张,从而改善氧合。③仰卧位腹腔内脏器的重量直接压迫双肺背侧后部区域,使其处于膈肌和胸壁的挤压之下,俯卧位时腹内脏器重量向腹侧或尾端移动,减少了对胸腔和背侧肺的压力,从而改善相应部位的通气。虽然该方法可以改善患者的缺氧状态,但治疗过程中护理非常困难,问题较多,且患者生存率亦无明显提高。

b.气管内吹气(TGI):TGI 是一种新的机械通气辅助措施,即在气管插管旁置入通气管道,尖端距隆突 1cm,以 2~6L/min 吹气流量输送新鲜气流。主要目的是解决小潮气通气条件下机械通气时 CO_2 潴留问题,减少高碳酸血症对机体的不利影响。TGI 技术目前尚未广泛应用于临床;主要不良反应包括气道湿化不良、防止气道内压骤升、气道黏膜损伤、气道分泌物潴留等。

c.体外呼吸支持:体外气体交换的目的是让受损肺获得充分休息,促进受损肺组织愈合,避免 VILI。主要技术包括体外膜氧合 ECMO、体外 CO_2 去除 $ECCO_2R$ 和腔静脉氧合 IVOX,$ECCO_2R$ 和 IVOX 创伤较小。理论上说体外呼吸支持是一种理想的 ARDS 替代治疗方法,但目前应用该方法治疗 ARDS 的结果并不理想,同时由于该方法耗费大、操作复杂、并发症较多,也限制其在临床的应用。

d.液体通气(LV):液体通气是近年来出现的一种新的通气方式,可以明显改善 ARDS 动物的低氧血症,不良反应小,有望临床应用于 ARDS 临床治疗。液体通气可分为:全液体通气和部分液体通气两种。全液体通气是在整个通气回路中充满了液体;部分液体通气是指在肺内注入相当于功能残气量的液体,并结合常规机械通气进行通气治疗,又称全氟化碳(PFC)相关气体交换。部分液体通气以功能残气量的液体加潮气量气体为介质,普通呼吸机作为通气机,操作简便易推广。而全液体通气需特殊液体呼吸机,液体在体外循环氧合,比较复杂,技术要求高。目前认为 LV 改善肺内气体交换的机制为:①PFC 均匀分布于肺泡表面,降低肺泡的表面张力,使萎陷肺泡复张,改善肺的顺应性,降低肺内分流和气压伤发生率。②PFC具有较高的气体溶解度,气体转运功能良好。③明显降低局部炎症程度,减轻肺损伤。④促进内源性肺泡表面活性物质产生。目前使用液体通气的主要问题是PFC的安全性和PFC的用量问题。

e.镇静、镇痛与肌松:机械通气患者应考虑使用镇静镇痛剂,以缓解焦虑、躁动、疼痛,减少过度的氧耗。合适的镇静状态、适当的镇痛是保证患者安全和舒适的基本环节。镇静方案包括镇静目标和评估镇静效果的标准,根据镇静目标水平来调整镇静剂的剂量。临床研究中常用Ramsay评分(表2-2)来评估镇静深度、制定镇静计划,以Ramsay评分3~4分作为镇静目标。每日均需中断或减少镇静药物剂量直到患者清醒,以判断患者的镇静程度和意识状态。RCT研究显示:与持续镇静相比,每日间断镇静患者的机械通气时间、ICU住院时间和总住院时间均明显缩短,气管切开率、镇静剂的用量及医疗费用均有所下降。由此可见,对于实施机械通气的ARDS患者应用镇静剂时应先制定镇静方案,并实施每日唤醒。

表2-2　Ramsay评分

分数	评估标准
1	患者焦虑、躁动不安
2	患者配合,有定向力、安静
3	患者对指令有反应
4	嗜睡,对轻叩眉间或大声听觉刺激反应敏捷
5	嗜睡,对轻叩眉间或大声听觉刺激反应迟钝
6	嗜睡,无任何反应

对机械通气的ARDS患者,不推荐常规使用肌松剂。危重患者应用肌松药后,可能延长机械通气时间、导致肺泡塌陷和增加VAP发生率,并可能延长住院时间。机械通气的ARDS患者应尽量避免使用肌松药物。如确有必要使用肌松药物,应监测肌松水平以指导用药剂量,以预防膈肌功能不全和VAP的发生。

(四)连续性血液净化治疗(CBP)

目前认为,肺内炎症介质和抗炎介质的平衡失调,是急性肺损伤和ARDS发生、发展的关键环节。ALI/ARDS患者体内存在大量中分子的炎症介质,如肿瘤坏死因子TNFα、IL-1、IL-6、IL-8等,可加重或导致肺及其他脏器功能障碍或衰竭。因此只有通过下调炎症瀑布反应,避免其他炎症因子的激活,才能达到控制全身炎症反应,以及减轻肺局部炎症的目的。CBP不仅能有效地清除体内某些代谢产物、外源性药物或毒物、各种致病体液介质,而且可以改善组织氧代谢,保持体内水电解质酸碱平衡,清除体内多余的液体以减少血管外肺水和减轻肺间质水肿,改善肺泡氧合以及提供更好的营养支持。因此CBP已日益成为治疗ARDS的一种重要手段。另有研究表明将血液净化与ECMO结合起来,形成一体化多功能血液净化和膜氧合器,可进一步增强其疗效并扩大其应用范围,但是确切疗效尚待临床进行进一步评估。

(五)药物治疗

1.血管扩张剂

主要是吸入一氧化氮(NO)或前列腺素 E_1。低浓度 NO 可选择性扩张有通气肺区的肺血管,改善通气/血流比率,减少肺内分压,降低肺动脉压。目前应用在新生儿和成年人肺动脉高压颇为有效,同时 NO 半衰期短,不影响体循环血压。多中心循证研究结果显示发现吸入 NO 治疗 ARDS 时虽可见到若干生理指标的改善,但不能降低病死率及减少机械通气疗程,故目前国际上已不再推荐使用该制剂治疗 ARDS;加上又缺少临床实用的安全应用装置,从而限制了其临床应用。目前认为该制剂可能在抢救难治性低氧血症方面起急救治疗作用。前列腺素 E_1 与 NO 有同样的作用机制,理论上说,吸入 PGE1 一段时间后,由于在体循环中的缓慢蓄积可以产生静脉用药类似的降低血压作用,但在实际研究中并未发现此类不良反应。

2.促进肺泡水肿液吸收的药物

现认为肺泡水肿液吸收为一主动 Na^+ 转运过程,肾上腺能激动剂对此过程具有促进作用,包括沙美特罗、特布他林和多巴酚丁胺等,但尚缺乏临床对照资料。此外,肾上腺能激动剂的作用与肺损伤程度相关,在损伤程度较轻时能够促进肺泡水肿液吸收,而损伤严重时的作用不明显。

3.表面活性物质(OPS)

目前 PS 用于新生儿肺透明膜病(新生儿呼吸窘迫综合征)的治疗效果已得到公认。ARDS 肺泡内表面活性物质生成减少,理论上说补充外源性 PS 能够降低受损肺泡表面张力,防止肺泡萎陷,达到改善通气,提高肺顺应性,防止肺部感染的目的。但目前多项有关旨在研究表面活性物质治疗 ARDS 的作用的随机对照临床试验,显示出相互矛盾的结果。近年来发现表面活性物质尚具有一定的抗炎作用,其临床应用价值尚待进一步研究。目前认为肺泡表面活性物质的应用仍存在许多尚未解决的问题,如最佳用药剂量、具体给药时间、给药间隔和药物来源等。因此,尽管早期补充肺表面活性物质,有助于改善氧合,还不能将其作为 ARDS 的常规治疗手段。有必要进一步研究,明确其对 ARDS 预后的影响。

4.抗感染治疗药物

理论上已阐明 ARDS 是一种炎症性肺损伤,抑制炎症反应的药物当是从根本上治疗 ARDS 的途径已有很多药物或炎症介质拮抗剂被研究,但尚无一种能显示其临床实用价值。在 20 世纪 80 年代后期,欧美多个前瞻性对照研究证明,不论是 ARDS 的早期治疗还是预防脓毒血症并发 ARDS 治疗,糖皮质激素均是无效的,而又在早期 ARDS 和脓毒血症患者应用激素会导致严重不良后果,包括机械通气时间延长、医院感染和死亡。有报道认为在 ARDS 的后期纤维化期间应用糖皮质激素可能有效,提倡在此阶段应用激素。最近一项小样本随机对照试验评估了在晚期和未消散的 ARDS 持续使用甲泼尼龙治疗的结果支持同样的结论。但近期澳大利亚的一项荟萃分析表明,小剂量糖皮质激素:甲泼尼龙 $0.5\sim2.5mg/(kg\cdot d)$ 或等量激素可改善急性肺损伤/急性呼吸窘迫综合征(ALI/ARDS)患者的病死率和发病率,并且未增加不良反应。应用小剂量糖皮质激素还使患者自主通气时间、ICU 住院时间、多器官功能障碍综合征发生率、肺损伤评分和氧合指数均有所改善。患者的感染率、神经肌病和严重并发症发病率未增加。总之，关于糖皮质激素应用的问题，仍存在较大争议。

进展迅速的严重感染性疾病，如严重急性呼吸综合征(SARS)及重症禽流感病毒并发呼吸衰竭实际上也属病毒性感染引起的 ALI/ARDS，但使用糖皮质激素是抢救患者的有效也是主要措施之一。因此在 ALI/ARDS 的救治中虽不主张常规使用激素，但应依据其原发病因，对于病毒、过敏及误吸等所致的进展迅速、弥散性肺部损伤的患者，应该在治疗原发病的基础上，考虑早期、短期、适量应用糖皮质激素。

5. 重组人活化蛋白 C(rhAPC)

rhAPC 具有抗血栓、抗炎和纤溶特性，已被试用于治疗严重感染。Ⅲ期临床试验证实，持续静脉注射 rhAPC 24μg/(kg·h)×96h 可以显著改善重度严重感染患者(APACHEⅡ>25)的预后。基于 ARDS 的本质是全身性炎症反应，且凝血功能障碍在 ARDS 发生中具有重要地位，rhAPC 有可能成为 ARDS 的治疗手段。但 rhAPC 治疗 ARDS 的相关临床试验尚在进行。因此，尚无证据表明 rhAPC 可用于 ARDS 治疗，当然，在严重感染导致的重度 ARDS 患者，如果没有禁忌证，可考虑应用 rhAPC。rhAPC 高昂的治疗费用也限制了它的临床应用。

6. 鱼油

鱼油富含 ω-3 脂肪酸，如二十二碳六烯酸(DHA)、二十碳五烯酸(EPA)等，也具有免疫调节作用，可抑制二十烷花生酸样促炎因子释放，并促进 PGEi 生成。研究显示，通过肠道给 ARDS 患者补充 EPA、γ亚油酸和抗氧化剂，可使患者肺泡灌洗液内中性粒细胞减少，IL-8 释放受到抑制，病死率降低。对机械通气的 ALI 患者的研究也显示，肠内补充 EPA 和 γ亚油酸可以显著改善氧合和肺顺应性，明显缩短机械通气时间，但对生存率没有影响。新近的一项针对严重感染和感染性休克的临床研究显示，通过肠内营养补充 EPA、γ亚油酸和抗氧化剂，明显改善氧合，并可缩短机械通气时间与 ICU 住院时间，减少新发的器官功能衰竭，降低了 28 天病死率。此外，肠外补充 EPA 和 γ亚油酸也可缩短严重感染患者 ICU 住院时间，并有降低病死率的趋势。因此，对于 ALI/ARDS 患者，特别是严重感染导致的 ARDS，可补充 EPA 和 γ亚油酸，以改善氧合，缩短机械通气时间。

7. 其他药物

抗内毒素抗体、氧自由基清除剂、细胞因子单克隆抗体或拮抗剂(抗 TNF-α、IL-1、IL-8、PAF 等)、N 乙酰半胱氨酸、环氧化酶抑制剂(布洛芬等)、内皮素受体拮抗剂、酮康唑等药物都曾被使用，但还没有一种药物被证实在减少 ARDS 患者病死率方面有明显作用。

虽然近年来针对 ARDS 的治疗手段取得了长足的进展，但 ARDS 的病死率并未明显下降。需要注意的是，由于呼吸支持治疗方式的改进，这些患者大多并非死于单纯的 ARDS (10%～16%)，而死于感染性休克和 MOFS。缺乏对于失控性全身炎症反应有效的干预措施，是目前病死率居高不下的主要原因。因此现阶段在 ARDS 的治疗过程中必须格外强调综合治疗和积极防治 MOFS 的重要性。毫无疑问，针对失控性全身炎症反应的免疫调节治疗方法将是未来针对 ARDS 治疗的主要研究方式。

第六节 支气管扩张症

支气管扩张症(简称支扩)是由于多种原因引起支气管树病理性、永久性的扩张,导致反复化脓性感染及气道慢性炎症,临床上表现为持续或反复地咳嗽、咯痰,有时伴有咯血,症状反复发作,可导致呼吸功能障碍及慢性肺源性心脏病。支气管扩张可分为先天性与继发性两种。先天性支气管扩张较少见,继发性支气管扩张症的发病基础多为反复感染、支气管阻塞及支气管壁的炎性损伤。炎症造成阻塞,阻塞又导致感染或引起感染的持续存在,最终导致支气管管壁平滑肌、弹力纤维甚至软骨的损坏,逐渐形成支气管持久性扩张。下呼吸道感染尤其是婴幼儿时期下呼吸道感染、支气管和肺结核是支气管扩张最常见的病因,还应注意排除支气管异物、误吸、免疫缺陷病、纤毛功能异常等少见病因。

一、诊断标准

支气管扩张的诊断应根据既往病史、临床表现、体征及实验室检查等资料综合分析确定,胸部高分辨CT(HRCT)是诊断支气管扩张的主要手段。明确诊断后还需要通过病史和相应的检查了解有无相关的基础疾病。

1.临床表现

咳嗽是支扩最常见的症状,且多伴有咯痰,痰常为脓性,清晨多发,可伴有呼吸困难。半数患者可出现咯血,多与感染相关,咯血量大小不等,可痰中带血至大量咯血。仅有咯血而无咳嗽及咯痰的称干性支气管扩张。原有症状中任一症状加重(痰量增加或脓性痰、呼吸困难加重、咳嗽增加、肺功能下降、疲劳乏力加重)或出现新症状(发热、胸膜炎、咯血),需要抗菌药物治疗往往提示感染导致的急性加重。反复发作者可有食欲减退、消瘦和贫血等全身症状。

听诊时于病变部位闻及粗糙的湿啰音是支气管扩张特征性的表现,以肺底部最为多见,多自吸气早期开始,吸气中期最响亮,一直持续至吸气末,且部位固定,不易消失。1/3的患者也可闻及哮鸣音或粗大的干啰音。杵状指(趾)较常见。

常见的并发症有反复肺部感染、脓胸、气胸和肺脓肿等,小部分患者可出现肺心病。

2.辅助检查

(1)胸部X线检查:X线胸片诊断支扩的敏感性及特异性均较差,病程早期胸片可能正常。也可有特征性的气道扩张和增厚,表现为类环形阴影或轨道征,囊性支气管扩张时可出现特征性的卷发样阴影。也可在同一部位反复出现炎症或炎症消散缓慢。

(2)胸部HRCT:胸部HRCT诊断支气管扩张症的敏感性和特异性均达到了90%以上,可代替支气管碘油造影确诊支气管扩张。支扩在HRCT上的主要表现为支气管内径与其伴行动脉直径对比的增大,称为"印戒征",此外还可见到支气管呈柱状及囊状改变(呈"双轨征"或"串珠"状),气道壁增厚、黏液阻塞,细支气管炎时可出现树芽征及马赛克征。

(3)支气管碘油造影:可明确支气管扩张的部位、性质和范围,但由于此检查为创伤性检查,合并症较多,现已逐渐被胸部 HRCT 所取代,临床上很少应用。

(4)支气管镜检查:有助于除外异物堵塞等病因,通过支气管镜检查获取下呼吸道分泌物有助于明确病原菌,经支气管冲洗可清除气道内分泌物,解除气道阻塞。

(5)肺功能检查:所有患者均建议行肺通气功能检查并至少每年复查一次,多数患者表现为阻塞性通气功能障碍,弥散功能下降,33%~76%患者存在气道高反应性。合并气流阻塞者应行舒张试验评价用药后肺功能改善情况。

(6)实验室检查:血炎症标记物(血常规白细胞和中性粒细胞计数,ESR,CRP,PCT)可反映疾病活动性及感染导致的急性加重严重程度;血清免疫球蛋白(IgG,IgA,IgM)测定和血清蛋白电泳可除外体液免疫缺陷;血清 IgE 测定,烟曲霉过敏源皮试及烟曲霉特异性 IgE、IgG 测定有助于除外变应性支气管肺曲霉菌病;必要时可检测类风湿因子、抗核抗体、ANCA 除外结缔组织病;血气分析可判断是否合并低氧血症和(或)高碳酸血症。

(7)微生物学检查:所有支扩患者均常规留取合格痰标本行微生物学检查,急性加重时应在应用抗菌药物前留取痰标本,痰培养及药敏试验对抗菌药物的选择具有重要的指导意义。

(8)其他检查:糖精试验和(或)鼻呼出气一氧化氮测定可用于筛查纤毛功能异常,疑诊者需须进行鼻和支气管黏膜活检的电镜检查;两次汗液氯化物检测及 CFTR 基因突变分析有助于除外囊性纤维化。

二、治疗

支气管扩张症的治疗原则包括:确定并治疗潜在病因以阻止疾病进展;维持或改善肺功能;减少日间症状和急性加重次数;改善患者的生活质量。

(一)物理治疗

物理治疗可促进呼吸道分泌物排出,提高通气的有效性,维持或改善运动耐力,缓解气紧、胸痛症状。排痰可有效清除气道分泌物是支气管扩张症患者长期治疗的重要环节,特别是对于慢性咳痰和(或)高分辨率 CT 表现为黏液阻塞者,痰量不多的支气管扩张症患者也应学习排痰技术,以备急性加重时应用。常用排痰技术如下:

1.体位引流

采用适当的体位,依靠重力的作用促进某一肺叶或肺段中分泌物的引流。一项随机对照研究结果证实,主动呼吸训练联合体位引流效果优于坐位主动呼吸训练。胸部 CT 结果有助于选择合适的体位。

治疗时可能需要采取多种体位,患者容易疲劳,每天多次治疗一般不易耐受,通常对氧合状态和心率无不良影响;体位引流应在饭前或饭后 1~2 小时内进行;禁忌证包括无法耐受所需的体位、无力排出分泌物、抗凝治疗、胸廓或脊柱骨折、近期大咯血和严重骨质疏松者。

2.震动拍击

腕部屈曲,手呈碗形在胸部拍打,或使用机械震动器使聚积的分泌物易于咳出或引流,可与体位引流配合应用。

3. 主动呼吸训练

支气管扩张症患者应练习主动呼吸训练促进排痰。每次循环应包含三部分：①胸部扩张练习：即深呼吸，用力呼气，放松及呼吸控制，尤其是深吸气，使气流能够通过分泌物进入远端气道；②用力呼气：可使呼气末等压点向小气道一端移动，从而有利于远端分泌物清除；③呼吸控制：即运动膈肌缓慢呼吸，可避免用力呼气加重气流阻塞。

4. 辅助排痰技术

包括气道湿化（清水雾化）、雾化吸入盐水、短时雾化吸入高张盐水、雾化吸入特布他林以及无创通气；祛痰治疗前雾化吸入灭菌用水、生理盐水或临时吸入高张盐水并预先吸入 β_2-受体激动剂，可提高祛痰效果；喘憋患者进行体位引流时可联合应用无创通气；首次吸入高张盐水时，应在吸入前和吸入后 5 分钟测定 FEV_1 或呼气峰流速，以评估有无气道痉挛；气道高反应性患者吸入高张盐水前应预先应用支气管舒张剂。

5. 其他

正压呼气装置通过呼气时产生震荡性正压，防止气道过早闭合，有助于痰液排出，也可采用胸壁高频震荡技术等。患者可根据自身情况选择单独或联合应用上述祛痰技术，每天 1~2 次，每次持续时间不应超过 30 分钟，急性加重期可酌情调整持续时间和频度。吸气肌训练适用于合并呼吸困难且影响到日常活动的患者。两项小规模随机对照研究结果表明，与无干预组相比，吸气肌训练可显著改善患者的运动耐力和生活质量。

（二）抗菌药物治疗

支气管扩张症患者出现急性加重合并症状恶化，即咳嗽、痰量增加或性质改变、脓痰增加和（或）喘息、气急、咯血及发热等全身症状时，应考虑应用抗菌药物。仅有黏液脓性或脓性痰液或仅痰培养阳性不是应用抗菌药物的指征。支气管扩张症患者急性加重时的微生物学研究资料很少，根据临床经验推测可能急性加重一般是由定植菌群引起，60%~80%的稳定期支气管扩张症患者存在潜在致病菌的定植，最常分离出的细菌为流感嗜血杆菌和铜绿假单胞菌。其他革兰阳性菌如肺炎链球菌和金黄色葡萄球菌也可定植患者的下呼吸道。应对支气管扩张症患者定期进行支气管细菌定植状况的评估。痰培养和经支气管镜检查均可用于评估支气管扩张症患者细菌定植状态，两者的评估效果相当。许多支气管扩张症患者频繁应用抗菌药物，易于造成细菌对抗菌药物耐药，且支气管扩张症患者气道细菌定植部位易于形成生物被膜，阻止药物渗透，因此推荐对大多数患者进行痰培养，急性加重期开始抗菌药物治疗前应送痰培养，在等待培养结果时即应开始经验性抗菌药物治疗。急性加重期初始经验性治疗应针对这些定植菌，根据有无铜绿假单胞菌感染的危险因素：①近期住院；②频繁（每年 4 次以上）或近期（3 个月以内）应用抗生素；③重度气流阻塞（FEV_1<30%）；④口服糖皮质激素（最近 2 周每天口服泼尼松>2 周），至少符合 4 条中的 2 条及既往细菌培养结果选择抗菌药物。无铜绿假单胞菌感染高危因素的患者应立即经验性使用对流感嗜血杆菌有活性的抗菌药物。对有铜绿假单胞菌感染高危因素的患者，应选择有抗铜绿假单胞菌活性的抗菌药物，还应根据当地药敏试验的监测结果调整用药,并尽可能应用支气管穿透性好且可降低细菌负荷的药物。应及时根据病原体检测及药敏试验结果和治疗反应调整抗菌药物治疗方案,若存在一种以上的病原菌,应尽可能选择能覆盖所有致病菌的抗菌药物。临床疗效欠佳时,需根据药敏试验结果调整抗菌药物,并即刻重新送检痰培养。若因耐药无法单用一种药物,可联合用药,但没有证据表明两种抗菌药物联合治疗对铜绿假单胞菌引起的支气管扩张症急性加重有益。急性加重期不需常规使用抗病毒药物。采用抗菌药物轮换策略有助于减轻细菌耐药,但目前尚无临床证据支持其常规应用。

急性加重期抗菌药物治疗的最佳疗程尚不确定,建议所有急性加重治疗疗程均应为14天左右。支气管扩张症稳定期患者长期口服或吸入抗菌药物的效果及其对细菌耐药的影响尚需进一步研究。

(三)咯血的治疗

1. 大咯血的紧急处理

大咯血是支气管扩张症致命的并发症,一次咯血量超过200mL或24小时咯血量超过500mL为大咯血,严重时可导致窒息。预防咯血窒息应视为大咯血治疗的首要措施,大咯血时首先应保证气道通畅,改善氧合状态,稳定血流动力学状态。咯血量少时应安抚患者,缓解其紧张情绪,嘱其患侧卧位休息。出现窒息时采取头低足高45°的俯卧位,用手取出患者口中的血块,轻拍健侧背部促进气管内的血液排出。若采取上述措施无效时,应迅速进行气管插管,必要时行气管切开。

2. 药物治疗

(1)垂体后叶素:为治疗大咯血的首选药物,一般静脉注射后3~5分钟起效,维持20~30分钟。用法:垂体后叶素5~10U加5%葡萄糖注射液20~40mL,稀释后缓慢静脉注射,约15分钟注射完毕,继之以10~20U加生理盐水或5%葡萄糖注射液500mL稀释后静脉滴注(0.1U/(kg·h),出血停止后再继续使用2~3天以巩固疗效;支气管扩张伴有冠状动脉粥样硬化性心脏病、高血压、肺源性心脏病、心力衰竭以及孕妇均忌用。

(2)促凝血药:为常用的止血药物,可酌情选用抗纤维蛋白溶解药物,如氨基己酸(4~6g+生理盐水100mL,15~30分钟内静脉滴注完毕,维持量1g/h)或氨甲苯酸(100~200mg加入5%葡萄糖注射液或生理盐水40mL内静脉注射,2次/天),或增加毛细血管免疫力和血小板功能的药物如酚磺乙胺(250~500mg,肌内注射或静脉滴注,2~3次/天),还可给予血凝酶1~2kU静脉注射,5~10分钟起效,可持续24小时。

(3)其他药物:如普鲁卡因150mg加生理盐水30mL静脉滴注,1~2次/天,皮内试验阴性(0.25%普鲁卡因溶液0.1mL皮内注射)者方可应用;酚妥拉明5~10mg以生理盐水20~40mL稀释静脉注射,然后以10~20mg加于生理盐水500mL内静脉滴注。

(4)使用激素:支气管扩张合并纤维素性支气管炎大咯血者,可在治疗原发病的同时,短期加用静脉激素治疗(可用甲基泼尼松龙或琥珀酸氢化可的松静脉滴注,大咯血基本控制后转为激素口服及减量至停用),其疗效明显优于单纯使用止血药物。

3.介入治疗或外科手术治疗

支气管动脉栓塞术和(或)手术是大咯血的一线治疗方法。

(1)支气管动脉栓塞术:经支气管动脉造影向病变血管内注入可吸收的明胶海绵行栓塞治疗,对大咯血的治愈率为90%左右,随访1年未复发的患者可达70%;对于肺结核导致的大咯血,支气管动脉栓塞术后2周咯血的缓解率为93%,术后1年为51%,2年为39%;最常见的并发症为胸痛(34.5%),脊髓损伤发生率及致死率低。

(2)经气管镜止血:大量咯血不止者,可经气管镜确定出血部位后,用浸有稀释肾上腺素的海绵压迫或填塞于出血部位止血,或在局部应用凝血酶或气囊压迫控制出血。

(3)手术:反复大咯血用上述方法无效、对侧肺无活动性病变且肺功能储备尚佳又无禁忌证者,可在明确出血部位的情况下考虑肺切除术。适合肺段切除的人数极少,绝大部分要行肺叶切除。

(四)非抗菌药物治疗

1.黏液溶解剂

气道黏液高分泌及黏液清除障碍导致黏液潴留是支气管扩张症的特征性改变。吸入高渗药物如高张盐水可增强理疗效果,短期吸入甘露醇则未见明显疗效。急性加重时应用溴己新可促进痰液排出,羟甲半胱氨酸可改善气体陷闭。成人支气管扩张症患者不推荐吸入重组人DNA酶。

2.支气管舒张剂

由于支气管扩张症患者常常合并气流阻塞及气道高反应性,因此经常使用支气管舒张剂,但目前并无确切依据。合并气流阻塞的患者应进行支气管舒张试验评价气道对 β_2-受体激动剂或抗胆碱能药物的反应性,以指导治疗;不推荐常规应用甲基黄嘌呤类药物。

3.吸入糖皮质激素(简称激素)

吸入激素可拮抗气道慢性炎症,少数随机对照研究结果显示,吸入激素可减少排痰量,改善生活质量,有铜绿假单胞菌定植者改善更明显,但对肺功能及急性加重次数并无影响。目前证据不支持常规使用吸入性激素治疗支气管扩张(合并支气管哮喘者除外)。

第七节 肺脓肿

肺脓肿是由于多种病原菌所引起的肺实质坏死的肺部化脓性感染。早期为肺组织的感染性炎症,继而坏死液化,由肉芽组织包绕形成脓肿。临床主要表现为高热、咳嗽、脓肿破溃进入支气管后咯大量脓臭痰。脓肿一般为单个病灶,偶尔可出现多发性散在病灶,典型胸部X线显示肺实质呈圆形空腔并伴有气液平面。本病可见于任何年龄,多发生于青壮年,男多于女。临床上,根据感染的不同病因和感染途径将肺脓肿分为三种类型:吸入性肺脓肿、继发性肺脓肿和血源性肺脓肿;根据发病的时间可分为急性肺脓肿和慢性肺脓肿。自抗生素广泛应用以来,肺脓肿的发病率已明显下降。

一、诊断标准

根据有口腔手术、昏迷、呕吐、异物吸入等病史，结合临床表现如急性或亚急性起病，畏寒发热，咳嗽和咯大量脓性痰或脓臭痰，外周血白细胞总数和中性粒细胞比例显著增高，胸部X线检查显示肺部大片浓密炎性阴影中有脓腔及液平的征象，可以做出急性肺脓肿的诊断；血、痰培养，包括需氧菌与厌氧菌培养，有助于病原学诊断。有皮肤创伤感染、疖肿等化脓性病灶者，出现发热不退、咳嗽、咯痰症状，胸部X线显示双肺多发性小脓肿，可诊断血源性肺脓肿。

1.临床表现

(1)症状

①急性吸入性肺脓肿：起病急骤，患者畏寒、发热，体温可高达39~40℃。伴咳嗽、咯黏液痰或黏液脓痰。炎症波及局部胸膜可引起胸痛，呼吸时加重。病变范围较大者，可出现气急。此外，还有精神不振、乏力、纳差等。如感染不能及时控制，约1~2周后，咳嗽加剧，脓肿破溃于支气管，咳出大量脓臭痰及坏死组织，每天可达300~500mL，臭痰多为厌氧菌感染所致。约有1/3的患者有痰血或小量咯血，偶有中、大量咯血。如治疗及时有效，一般在咯出大量脓臭痰后体温即明显下降，全身毒性症状随之减轻，数周以后一般情况逐渐恢复正常，获得治愈。如机体免疫力下降和病变发展迅速时，脓肿可破溃到胸膜腔，出现突发胸痛、气急等脓气胸症状。

②继发性肺脓肿：多继发于肺部其他疾病，如细菌性肺炎或支气管扩张、支气管肺癌、空洞型肺结核等，由继发于葡萄球菌性肺炎、肺炎杆菌肺炎、流感嗜血杆菌肺炎及军团菌肺炎等，可在发病后2~3周，此时肺炎本应治愈或好转，再出现高热、脓痰量增加，常伴乏力等症状。

③血源性肺脓肿：多常有肺外感染史，先有原发病灶引起的畏寒、高热等全身的脓毒血症的症状，经数日至2周才出现咳嗽、咯痰，痰量不多，极少咯血。

④慢性肺脓肿：急性阶段未能及时有效治疗，支气管引流不畅，抗菌治疗效果不佳、不充分、不彻底，迁延3个月以上即为慢性肺脓肿。患者常有慢性咳嗽、咯脓痰、反复咯血、不规则发热、贫血、消瘦等慢性毒性症状。

(2)体征：体征与肺脓肿的大小和部位有关。疾病早期病变较小或肺深部病变，肺部可无异常体征，或患侧出现湿性啰音等肺炎体征。病变继续发展，病变较大时，可出现实变体征，叩诊呈浊音或实音，可闻及支气管呼吸音，有时可闻湿啰音。疾病较晚时，肺脓肿脓腔较大时，支气管呼吸音更明显，可有空瓮音或空洞性呼吸音。如病变累及胸膜可闻及患侧胸膜擦音或出现胸腔积液体征。产生脓胸或脓气胸时可出现相应的体征。慢性肺脓肿患者患侧胸廓略塌陷，叩诊浊音，呼吸音减低，常有杵状指(趾)。血源性肺脓肿体征大多阴性。

2.辅助检查

(1)血常规：外周血白细胞总数升高，总数可达$(20~30)\times10^9$/L，中性粒细胞在90%以上，核明显左移，常有中毒颗粒。慢性肺脓肿患者的白细胞可稍升高或正常，但可有轻度贫血，红细胞沉降率加快。

(2)病原学检查:痰液涂片革兰染色检查、痰液培养、包括厌氧菌培养和细菌药物敏感试验。可采用纤维支气管镜防污染毛刷采集标本或经胸腔穿刺采集胸腔脓液,进行厌氧菌和需氧菌培养。血源性肺脓肿患者的血培养可发现致病菌。

(3)影像学检查:肺脓肿的X线表现根据类型、病期、支气管的引流是否通畅以及有无胸膜并发症而有所不同。

①吸入性肺脓肿在早期化脓性炎症阶段,其典型的X线征象为大片密度较高的炎性模糊浸润阴影,边缘不清,分布在一个或数个肺段,与细菌性肺炎相似。脓肿形成后,大片密度高的炎性阴影中出现圆形透亮区及液平面。在消散期,脓腔周围炎症逐渐吸收,脓腔缩小而至消失,最后残留少许纤维条索阴影。

②慢性肺脓肿脓腔壁增厚,内壁不规则,周围炎症略消散,但不完全,伴纤维组织显著增生,并有程度不等的肺叶收缩,胸膜增厚。纵隔向患侧移位。

③血源性肺脓肿在一侧或两侧圆形多发的浸润阴影,中心可见透亮区及液平。

④肺脓肿并发脓胸时,患侧胸部呈大片浓密阴影;若伴发气胸则可见液平。

⑤胸部CT扫描较普通的胸部平片敏感,胸部CT检查可发现多发类圆形的厚壁脓腔,脓腔内可有液平出现。脓腔内壁常表现为不规则状,周围有模糊炎性阴影。

(4)纤维支气管镜检查:纤维支气管镜检查有助于明确病因、病原学诊断及治疗。如见异物取出可以解除梗阻,使气道引流恢复通畅;如怀疑肿瘤,可通过组织活检做病理检查明确诊断;经支气管镜保护性防污染采样,做相应的病原学培养,可明确病原。借助支气管镜吸引脓液和病变部位注入抗生素,可促进支气管引流和脓腔愈合。

二、鉴别诊断

肺脓肿由于肺内空腔样病变应与下列疾病相鉴别。

1. 细菌性肺炎

早期肺脓肿与细菌性肺炎在症状及X线表现上很相似。细菌性肺炎中肺炎球菌肺炎最常见,常有口唇疱疹、咯铁锈色痰而无大量黄脓痰。胸部X线片示肺叶或肺段实变或呈片状淡薄炎性病变,边缘模糊不清,但无脓腔形成。如细菌性肺炎经正规的抗生素治疗后高热不退、咳嗽加剧、并咳出大量脓痰时,应该考虑肺脓肿可能。

2. 空洞型肺结核

发病缓慢,病程长,常伴有午后低热、乏力、盗汗、长期咳嗽、食欲减退、反复咯血等症状。胸部X线片示空洞壁较厚,其周围可见结核浸润病灶,或伴有斑点、结节状病变,一般空洞不伴液平,有时伴有同侧或对侧的结核播散病灶。痰中可找到结核杆菌。继发感染时,亦可有多量黄脓痰,应结合过去史,在治疗继发感染的同时,反复查痰涂片抗酸染色可发现结核杆菌。

3. 支气管肺癌

支气管肺癌阻塞支气管可引起阻塞性炎症及支气管化脓性感染,形成肺脓肿。其病程相应较长,脓痰量相应较少。由于支气管引流不畅,阻塞性感染引起的炎症及发热多不容易控制。肺鳞癌病变本身可发生坏死液化，形成空洞，即"癌性空洞"，但一般无急性感染症状，胸部X线片显示空洞壁较厚，多呈偏心空洞，残留的肿瘤组织使空洞内壁凹凸不平，空洞内一般无液平，空洞周围亦较少有炎症浸润，由于癌肿经常发生转移，可有肺门淋巴结肿大，故不难与肺脓肿鉴别。通过X线胸片、胸部CT扫描、痰脱落细胞检查和纤维支气管镜组织活检等明确诊断。

4. 肺囊肿继发感染

肺囊肿呈圆形，腔壁薄而光滑，当继发感染时，其周围组织可有炎症浸润，囊肿内可见液平，但炎症反应较轻，常无明显的感染中毒症状，咳嗽较轻，可脓痰较少。感染控制、炎症吸收后，可呈现光滑整洁的囊肿壁。若有感染前的X线片相比较，则更易鉴别。

三、治疗

（一）抗生素治疗

肺脓肿的首要治疗是抗生素治疗。为了避免复发，疗程可能需要2～4个月。监测的指标包括体温、痰量及影像学改变等。

1. 抗生素的使用

对细菌性肺脓肿而言，经验性抗生素治疗应覆盖临床怀疑的所有可能的病原体。明确社区获得性肺炎病史或住院时肺脓肿形成病史对抗生素的选择非常重要。对于继发于院内感染的肺脓肿患者，抗生素的选择应覆盖克雷伯菌属、肠杆菌属和假单胞菌属。

肺脓肿或坏死性肺炎大多继发于吸入，其主要病原菌是厌氧菌。早期的一线治疗首选青霉素G（240万～1000万单位/天），但随着细菌耐药的出现，尤其是产生β-内酰胺酶的革兰阴性厌氧杆菌的增多，青霉素G的治疗效果欠佳，甚至治疗失败。甲硝唑和克林霉素，辅以青霉素G，对严重的厌氧菌肺炎是一种有效的选择（克林霉素600mg静脉滴注q8h）。青霉素G对某些厌氧球菌的抑菌浓度需达8μg/mL，故所需治疗量非常大（成人需1000万～2000万单位/天）。因此目前青霉素G、氨苄西林、阿莫西林不再推荐单独用于中重度厌氧性肺脓肿或坏死性肺炎的治疗。而对于轻症患者，静脉青霉素，甚至口服青霉素或头孢菌素也能取得令人满意的效果。

大多数厌氧菌对四环素耐药，因此不推荐用作治疗厌氧菌感染。除某些消化性链球菌、变形梭杆菌、产气荚膜杆菌等菌株，克林霉素对大多数厌氧菌有效。但亦有一些数据显示，超过20%脆弱杆菌出现对克林霉素耐药。因此，克林霉素与青霉素G合用，虽可扩大抗菌谱，但可能仍不能覆盖脆弱杆菌。甲硝唑对所有革兰阴性厌氧菌有很好的抗菌效果，包括脆弱杆菌和一些产β-内酰胺酶的细菌。某些厌氧球菌、多数微需氧链球菌、放线菌等对甲硝唑耐药，因此，甲硝唑在治疗厌氧性肺脓肿或坏死性肺炎时，也常需与青霉素G（或红霉素）联用。头孢西丁、羧基青霉素（羧苄西林和替卡西林）和氧哌嗪青霉素对脆弱杆菌属、一些产β-内酰胺酶的拟杆菌、大多数的厌氧菌以及肠杆菌科细菌有效。头孢西丁对金葡菌有效，而哌拉西林对铜绿假单胞菌有很好的抗菌活性。三代头孢菌素对厌氧菌的效果，尤其是对脆弱杆菌的效果不如头孢西丁和半合成青霉素。亚胺培南和美洛培南对所有厌氧菌都有很好的抗菌活性。β-内酰胺/β-内酰胺酶抑制剂，如替卡西林/克拉维酸、氨苄西林/舒巴坦对厌氧菌、金葡菌和很多革兰阴性杆菌有效。氯霉素对大多数厌氧菌，包括产β-内酰胺酶厌氧菌有效。新一代喹诺酮类抗生素对厌氧菌和其他一些病原菌也有较好的效果。

血源性肺脓肿常为葡萄球菌感染，可选用耐青霉素酶的青霉素。当青霉素过敏时，可选择静脉用头孢菌素及万古霉素。万古霉素用于耐甲氧西林金葡菌感染，而青霉素 G 用于 A 组葡萄球菌感染。对于肺炎克雷白杆菌或其他一些兼性或需氧革兰阴性杆菌，氨基糖苷类抗生素是个不错的选择。因庆大霉素的耐药率升高，所以更推荐选用阿米卡星。半合成青霉素、某些新一代头孢菌素、氨曲南以及β-内酰胺/β-内酰胺酶抑制剂也有很好的效果。复方磺胺甲噁唑和新一代喹诺酮对很多非厌氧的革兰阴性杆菌有效，常用于联合治疗。在重症患者，特别是免疫抑制的患者，β-内酰胺类抗生素与氨基糖苷类的组合是个很好的选择。亚胺培南和美洛培南基本能够覆盖除耐甲氧西林金葡菌以外的大部分细菌。其他的抗生素，如红霉素或利福平用于军团菌感染，磺胺类抗生素用于奴卡菌感染。结核杆菌感染应行正规的抗结核治疗。

最近，有研究发现肺炎克雷伯杆菌成为社区获得性肺脓肿的一个重要致病菌(21%)，对青霉素及克林霉素耐药的厌氧菌及米勒链球菌感染比例亦明显增加。鉴此，学者推荐β-内酰胺/β-内酰胺酶抑制药，或二代、三代头孢菌素联合克林霉素或甲硝唑作为社区获得性肺脓肿的经验性治疗方案。

2.治疗反应

肺脓肿大多对抗生素治疗敏感，临床改善可表现为抗生素治疗 3~4 天后体温下降，7~10 天体温恢复正常。恶臭痰可在 3~10 天内消失。影像学改变通常较缓慢，往往在第 1 周浸润阴影有扩大，甚至有新的空洞出现，2~3 周浸润病灶边缘清楚，以后可转变为薄壁空洞或残存条索状影。如治疗超过 2 周后仍存在发热提示治疗失败，应进一步检查以明确治疗失败的原因。

抗生素疗效差的原因包括异物或新生物阻塞支气管；所选抗生素未能覆盖到病原体(如分枝杆菌、真菌)，或耐药；空洞范围大(直径超过 6cm)，出现脓胸、支气管胸膜瘘等并发症，常需要延长疗程或外科介入处理；以往存在的囊肿、肺大疱等的感染可能是抗生素治疗效果欠佳的原因。另外还需考虑是否存在无菌性肺空洞、肺癌、肺栓塞或韦格纳肉芽肿的可能。

(二)脓液引流

肺脓肿患者应行体位引流以促进痰液排出，从而减轻症状，改善气体交换。引流的体位应使脓肿处于最高位，每日 2~3 次，每次 10~15 分钟。经纤支镜冲洗及吸引也是引流的有效方法。经皮肺穿刺引流，主要适用于肺脓肿药物治疗失败，患者本身条件不能耐受外科手术，肺脓肿直径>4cm，患者不能咳嗽或咳嗽障碍不能充分的自我引流；均质的没有液气平面的肺脓肿。CT 引导下的经皮肺穿刺可增加成功率，减少其不良反应。

第三章 消化系统疾病

第一节 急性胃炎

胃炎是由各种原因引起的胃弥散性或局部黏膜急性炎症,病变可局限于黏膜,也可累及胃壁各层。病理改变主要为黏膜内嗜中性粒细胞浸润,临床表现轻重不一。是一种可逆性疾病,大多数可完全恢复,少数可演变为慢性胃炎。急性胃炎根据病变表现不同有单纯性胃炎、急性糜烂性胃炎、急性化脓性胃炎和急性腐蚀性胃炎之分,单纯性胃炎和糜烂性胃炎最为多见。急性化脓性胃炎因抗生素广泛应用现已罕见。

一、急性单纯性胃炎

(一)诊断

急性单纯性胃炎是由微生物感染、化学或物理因素引起的急性胃黏膜的非特异性炎症。常有不洁饮食,口服刺激性食物、特殊药物等明确的病因,不洁饮食中被污染葡萄球菌、沙门菌、肉毒杆菌或嗜盐菌及其毒素是最常见原因,其他的病因有服用有明显损害胃黏膜的药物(如非甾体类消炎药、抗癌药),过量饮酒,误食有毒化学品,食物过热、过冷、过于粗糙以及胃部受放射线照射等。患者经常出现上腹痛、不适,伴有严重恶心、呕吐等症状,由细菌或毒素起发病者,常于进食后数小时起病。伴发腹泻等肠道症状者又称急性胃肠炎,后者常有发热、呕吐、腹泻,严重时可有脱水和(或)酸碱平衡失调。病程较短,多于数日内自愈。

胃镜下胃黏膜充血、水肿,黏液增多,黏膜表面附有白或淡黄色渗出物,常伴有糜烂或出血点。

(二)鉴别诊断

1.消化性溃疡

在饮酒及服用刺激性食物、非甾体类消炎药等诱发因素的作用下,可引起腹痛、反酸、恶心、呕吐等类似急性胃炎的症状。十二指肠球部溃疡腹痛部位位于中上腹部,或在脐上,或在脐上偏右处;胃溃疡疼痛的位置也多在中上腹但稍偏高处或在剑突下和剑突下偏左处。溃疡病的腹痛多呈节律性、慢性周期性、季节性,病史较长,反复发作。男性,青壮年多见,可合并出现上消化道出血、幽门梗阻及穿孔。确诊需在胃镜下发现典型的溃疡病灶。

2.急性胆囊炎

可有腹痛、恶心、呕吐等类似急性胃炎的症状,但典型的患者,疼痛常与进食油腻有关,位于右上腹,放射至背部,反复发作,可伴有发热,甚至黄染。查体 Murphy 征阳性。对不典型的患者,需行腹部 B 超或腹部 CT 检查确诊。

3. 急性胰腺炎

轻型胰腺炎发病可仅有上腹痛、恶心、呕吐、腹胀等症状,一般较急性单纯性胃炎更为剧烈,向腰背部呈带状放射。典型的急性胰腺炎的病因除大量饮酒外,更常见于有胆道疾病及暴饮暴食者,腹痛以左上腹为主,血尿淀粉酶升高,大部分病情有自限性,数日后可完全恢复。饮酒为诱发因素之一,与急性单纯性胃炎有相似之处。重症急性胰腺炎可出现腹膜炎与休克。血尿淀粉酶的动态变化、腹部 B 超及 CT 显示胰腺的变化对确诊有帮助。

(三)治疗

1. 去除病因

停止进食或服用一切可能对胃有刺激性的食物及药物。

2. 一般治疗

症状严重者应卧床休息。频繁呕吐时可短时禁食,给予输液补充热量,纠正脱水,维持水、电解质及酸碱平衡。症状缓解后可逐渐进食。

3. 对症治疗

(1)抗胆碱能药物:可减少胃酸分泌,解除平滑肌和血管痉挛;改善局部黏膜营养和延缓胃排空,从而达到止痛作用。常用的药物有:阿托品 0.3mg,颠茄片 16mg,溴丙胺太林 15~30mg,均为 3~4 次/d,餐前 0.5~1 小时口服,必要时可睡前加服 1 次,症状严重者,可肌内注射阿托品 0.5mg;或山莨菪碱 10mg,能迅速见效。该类药物可减少支气管黏液的分泌,解除迷走神经对心脏的抑制,使心跳加快、瞳孔散大、眼压升高、兴奋呼吸中枢等,所以临床上还用于抢救感染性休克、治疗缓慢性心律失常、辅助治疗有机磷农药中毒、眼科疾病以及用于外科手术麻醉前给药等。常见的药物不良反应有口干、眩晕、皮肤潮红、心率加快、兴奋、瞳孔散大、烦躁、谵语、惊厥。青光眼及前列腺肥大患者禁用。若出现排尿困难可肌内注射新斯的明 0.5~1mg 或甲氧氯普胺 10mg,以解除症状。

(2)抗酸药:能中和或减弱胃酸,当胃液 pH 值在 3.5~4.0 时,胃蛋白酶活性即降低,使疼痛缓解,常用药物有氢氧化铝凝胶、复方氢氧化铝片、铝碳酸镁片、铝镁加混悬液等。

(3)止吐药:甲氧氯普胺和多潘立酮为胃肠道多巴胺拮抗药,可提高食管下端括约肌张力,促进胃运动及排空;抑制延脑的催吐化学感受器,具有强的镇吐作用。甲氧氯普胺:口服 5~10mg/次,3~4 次/d,饭前 0.5 小时服用,必要时可肌内注射 10mg。注意:该药大剂量或长期应用可能因阻断多巴胺受体,使胆碱能受体相对亢进而导致锥体外系反应,表现为帕金森综合征。出现肌震颤、头向后倾、斜颈、双眼向下注视、发音困难、共济失调等,可用抗胆碱药治疗。禁忌证为:嗜铬细胞瘤、癫痫、进行放疗或化疗的乳腺癌患者、机械性肠梗阻、胃肠出血、孕妇。多潘立酮:口服,10mg/次,3 次/d,饭前 0.5 小时口服,不能口服者使用多潘立酮肛栓,成人每日 2~4 枚栓,不良反应少。莫沙必利(加斯清):该药主要是选择性地促进肠肌层神经丛节后处乙酰胆碱的释放,增强食管、胃和十二指肠的收缩与蠕动,改善胃窦-十二指肠的协调功能,从而防止胃-食管和十二指肠-胃反流,加强胃和十二指肠的排空,起到止吐的作用。口服吸收迅速,5~10mg/次,3次/d。由于本品系通过促进肠肌层节后,神经释放乙酰胆碱而发挥胃肠动力作用,因此抗胆碱药可降低本品效应。可加速中枢抑制剂如巴比妥类和乙醇等的吸收,引起嗜睡。氟康唑、红霉素及克拉霉素等明显抑制该药的代谢,应禁止同时服用。老年人及肝、肾功能不全患者剂量酌减。

4.抗菌治疗

对食物中毒性胃肠炎,可适当给予抗生素治疗。静脉滴注氨苄西林4~6g/d;庆大霉素16万~32万U静脉滴注,1次/d;阿米卡星(丁胺卡那霉素)0.2g,2次/d;左氧氟沙星0.2g,2次/d。腹泻严重时,可服洛哌丁胺(易蒙停)2mg,2次/d。

二、急性化脓性胃炎

本病是胃壁细菌感染引起的化脓性病变,最常见的致病菌为溶血性链球菌,其次为金黄色葡萄球菌、肺炎双球菌及大肠杆菌。是继发于身体某部位细菌感染后,由化脓性致病菌从胃黏膜侵入或由全身感染血循环或淋巴播散至胃壁引起化脓性炎症。过去也称急性蜂窝组织胃炎,是一种罕见重症胃炎。本病主要发生于免疫功能低下的酗酒者、衰弱的老年人及艾滋病患者,胃息肉切除及胃黏膜内注射药物或墨汁作为部位标记的操作也是发病诱因。该病如不及时诊断并立即予以治疗,病死率较高。

(一)诊断与鉴别诊断

1.诊断

临床表现以全身脓毒血症和急性腹膜炎症为其主要临床表现,起病突然,常有急性剧烈上腹痛,恶心呕吐,呕吐物为脓样物,伴上腹压痛、反跳痛及腹肌紧张,有寒战、高热、白细胞升高。对有上述表现而无活动性消化性溃疡及无急性胆囊炎史,且血清淀粉酶正常者,可考虑本病。

胃镜下该病表现为:胃黏膜急性红肿充血,有坏死、糜烂及脓性分泌物,胃壁增厚,可误为胃壁浸润病变或胃癌。有的仅累及胃远侧部分。

2.鉴别诊断

(1)消化性溃疡合并急性穿孔:常突然起病,出现急性剧烈上腹痛,恶心呕吐,伴上腹压痛、反跳痛及腹肌紧张等急性腹膜炎征象,血白细胞升高,腹平片可有膈下游离气体。对于少数无痛性溃疡而以急性穿孔为首发症状来诊者,与本病不易鉴别。确诊需手术或胃镜取病理,提示化脓性胃炎,胃壁各层都有明显而广泛的化脓性改变或者形成局限的胃壁脓肿。消化性溃疡胃壁不会出现化脓性改变,相关影像学检查见消化性溃疡胃壁内一般无由气泡形成的低密度改变。

(2)急性胆囊炎:可以有剧烈腹痛、恶心、呕吐、发热等症状。典型的患者,疼痛常与进食油腻有关,位于右上腹,可放射至腰背部,Murphy征阳性,部分患者可伴有黄疸。对不典型的患者,需行腹部B超或其他影像学检查协助诊断。

(3)急性胰腺炎：可有剧烈上腹痛、恶心、呕吐、腹胀等症状，常见的诱因为胆道疾病、大量饮酒及暴饮暴食，腹痛以中上腹为主，向腰背部呈带状放射。重症胰腺炎可出现腹膜炎、休克及血尿淀粉酶的动态变化，腹部B超及CT对确诊有帮助。胃壁病理组织学无化脓性改变。

(4)胃癌：因有胃壁浸润病变导致胃壁增厚，有时与化脓性胃炎镜下表现类似。但该病一般无剧烈上腹痛及腹膜炎体征，无中毒症状，腹平片胃腔无大量积气，一般无膈下游离气体，病理组织学可见肿瘤细胞，而无化脓性改变可做鉴别。

（二）治疗

1.一般治疗

卧床休息，禁食水，静脉补充热量，纠正脱水，维持水、电解质及酸碱平衡，必要时给予静脉高营养及输血。

2.控制感染

给予广谱、有效的抗生素，如大剂量青霉素640万～1000万U/d、头孢类抗生素4～6g/d等静脉滴注，一定要足量。急性期后可改口服制剂，如阿莫西林（羟氨苄青霉素）0.5g,4次/d，头孢拉定0.5g,4次/d。

3.PPI制剂

可抑制胃酸分泌，缓解疼痛，促进炎症及溃疡愈合。可给奥美拉唑40mg,1次/d静脉滴注。

4.对症治疗

腹痛者可给解痉药，如山莨菪碱10mg肌内注射，东莨菪碱0.3～0.6mg肌内注射。恶心、呕吐者，给予止吐药，如甲氧氯普胺10mg肌内注射等。

5.手术治疗

有胃穿孔和急性腹膜炎者及时外科手术；慢性胃脓肿，药物治疗无效可做胃部分切除术。

三、急性腐蚀性胃炎

吞服强酸、强碱及其他腐蚀剂所引起的胃黏膜腐蚀性炎症，称急性腐蚀性胃炎。

（一）病因

强酸（如浓盐酸、硫酸、硝酸、来苏）、强碱（氢氧化钾、氢氧化钠）或其他腐蚀剂均可引起腐蚀性胃炎。胃壁损伤程度与吞服的腐蚀剂剂量、浓度以及胃内情况有关。

（二）病理

主要病理变化为黏膜充血、水肿和黏液增多、糜烂、溃疡，重者胃黏膜出血、坏死甚至穿孔。

（三）诊断

1.临床表现

有吞服强酸、强碱等腐蚀剂史。吞服腐蚀剂后，最早出现口腔、咽喉、胸骨后及上腹部剧烈疼痛，常伴有吞咽疼痛、咽下困难、恶心呕吐、呕吐物呈血样。严重者可出现食管或胃穿孔的症状，甚至发生虚脱、休克。体查可发现唇、口腔、咽喉因接触各种腐蚀剂而产生颜色不同的灼痂，如硫酸致黑色痂、盐酸致灰棕色痂、硝酸致深黄色痂、乙酸或草酸致白色痂、强碱致透明性水肿等。上腹部明显压痛，胃穿孔者可出现腹膜炎体征。

2.特殊检查

胃穿孔者腹部 X 线透视可见膈下气影。内镜检查早期可致穿孔，应慎用。

3.诊断要点

根据吞服强酸、强碱等腐蚀剂病史，结合临床表现及 X 线检查可做出诊断。

(四)治疗

(1)禁食、禁洗胃及使用催吐剂。尽早饮蛋清或牛乳稀释。强碱不能用酸中和，强酸在牛乳稀释后可服氢氧化铝凝胶 60mL。

(2)积极防治休克，镇痛，剧痛时慎用吗啡、哌替啶，以防掩盖胃穿孔的表现，喉头水肿致呼吸困难者，可行气管切开并吸氧。

(3)防治感染：可选用青霉素、氨苄西林、头孢菌素等广谱抗生素。

(4)输液：维持内环境平衡，需要时静脉高营养补液。

(5)急性期过后，可施行食管扩张术以预防食管狭窄，幽门梗阻者可行手术治疗。

第二节 慢性胃炎

慢性胃炎是指不同病因引起的胃黏膜的慢性炎症或萎缩性病变。临床上十分常见，占接受胃镜检查患者的 80%～90%，男性多于女性，随年龄增长，发病率逐渐增高。由于过去对慢性胃炎的病理研究不够深入，对各种病理改变的命名不相同。2012 年 11 月有国内消化病学专家及病理学家在上海举行了全国慢性胃炎诊治会议，针对目前诊治进展更新了慢性胃炎的诊疗共识。2014 年 1 月由全球 40 余位相关领域专家在日本京都制定了幽门螺杆菌(H.pylori)胃炎全球共识，明确了 H.pylori 胃炎相关共识。对慢性胃炎有了更深、更清晰的认识。慢性胃炎目前分类为：非萎缩性胃炎(浅表性胃炎)、萎缩性胃炎和特殊类型胃炎。特殊类型胃炎的分类与病因和病理有关，包括化学性、放射性、淋巴细胞性、肉芽肿性、嗜酸细胞性以及其他感染性疾病所致者等。

一、H.pylori 胃炎

H.pylori 胃炎是 H.pylori 原发感染引起的慢性活动性黏膜炎症，为一种传染性感染性疾病。是 Hpylori 感染的基础病变，H.pylori 感染是慢性胃炎原因中感染性胃炎的首位，占慢性活动胃炎中的 70%以上。在 H.pylori 感染黏膜产生黏膜炎症基础上，部分患者可发生消化性溃疡(十二指肠溃疡、胃溃疡)、胃癌以及胃黏膜相关淋巴样组织(MALT)淋巴瘤等严重疾病，部分患者可有消化不良症状。

1.H.pylori胃炎实际上是一种传染病

H.pylori可以在人-人之间传播，感染者和可能包括被污染水源是最主要的传染源。口-口和粪-口是其主要传播途径，以口-口传播为主。前者主要通过唾液在母亲至儿童和夫妻之间传播，后者主要通过感染者粪便污染水源传播，儿童和成人均为易感人群。感染性疾病分为传染性和非传染性，因此H.pylori胃炎定义为传染病更为确切。

2.H.pylori相关消化不良

功能性消化不良分2种：一种是与H.pylori感染有关，另一种是与H.pylori感染无关。

3.H.pylori感染与慢性胃炎

H.pylori是革兰阴性菌，微需氧，在体内呈螺旋状，一端有2～6个鞭毛。生长在黏膜表面与黏液层之间。致病的多样性与其能够产生的尿素酶、黏附因子、应激反应蛋白、脂多糖、空泡毒素(VacA)以及细胞毒素相关蛋白(CagA)等毒力因子关系密切。H.pylori虽为非侵袭性病原，但能引起强烈的炎症反应。这是因为H.pylori既能直接刺激免疫细胞，又能直接刺激上皮细胞因子，其产生的细菌产物，如氢等对上皮细胞有直接毒性作用。H.pylori分泌的脂多糖或其他膜蛋白从胃腔表面扩散入黏膜内，引起趋化反应，吞噬细胞的激活及淋巴细胞的增殖引起各种不同类型的慢性胃炎，如浅表性胃炎、弥散性胃窦炎及多灶性萎缩性胃炎。H.pylori感染引起胃炎的致病机制涉及多种因素和多个环节，是H.pylori的致病因素和宿主免疫应答、炎症反应的综合结果。

H.pylori感染是慢性活动性胃炎的主要病因。80%～95%的慢性活动性胃炎患者胃黏膜中有H.pylori感染，H.pylori相关性胃炎患者H.pylori的胃内分布与炎症一致；根除H.pylori可使胃黏膜炎症消退，一般中性粒细胞消退较快，淋巴细胞、浆细胞消退需较长时间；志愿者和动物模型已证实H.pylori感染可引起慢性胃炎。在结节状胃炎中，H.pylori的感染率最高可接近100%。该型胃炎多见于年轻女性，胃黏膜病理组织则以大量淋巴滤泡为主。

H.pylori感染几乎均会引起胃黏膜活动性炎症，长期感染后部分患者可发生胃黏膜萎缩和肠化生；宿主、环境和H.pylori因素的协同作用决定了H.pylori感染后相关性胃炎的类型和发展。H.pylori感染几乎均会引起胃黏膜活动性炎症；胃黏膜活动性炎症的存在高度提示H.pylori感染。长期H.ylori感染所致的炎症、免疫反应可使部分患者发生胃黏膜萎缩和肠化生。H.pylori相关性慢性胃炎有两种常见类型：全胃炎胃窦为主胃炎和全胃炎胃体为主胃炎。前者胃酸分泌增加，发生十二指肠溃疡的危险性增加；后者胃酸分泌减少，发生胃癌的危险性增加。宿主[如白细胞介素-1B等细胞因子基因多态性、环境(吸烟、高盐饮食等)]和H.pylori因素(毒力基因)的协同作用决定了H.pylori感染相关性胃炎的类型以及萎缩和肠化生的发生和发展。

4.清除H.pylori方案

(1)常用的抗H.pylori抗生素

①阿莫西林：是一种广谱抗生素，对多种革兰阳性和阴性细菌有良好杀灭作用，它作用于

细菌的细胞壁,与合成细胞壁的转肽酶发生不可逆的结合,从而使菌壁发生缺陷,致使菌体解体。对 H.pylori 的根除率较高。用药量一般为 500mg/次,4 次/d,2 周为 1 个疗程。不良反应包括恶心、呕吐、腹泻、皮疹,症状较轻微,一般停药后可迅速缓解。

②甲硝唑和替硝唑:这两种药物多用于治疗阴道滴虫病、阿米巴及某些厌氧菌感染。此类药通过咪唑环减去一个硝基团而形成羟氨衍生物,后者引起细菌 DNA 损伤,最终导致细胞死亡。用药量一般为 400mg/次,3 次/d,7~14 天为 1 个疗程。不良反应包括口腔异味、恶心、腹痛、一过性白细胞降低、头痛、皮疹等,严重者可出现眩晕、共济失调、惊厥等。替硝唑不良反应比甲硝唑小。

③克拉霉素:是一种大环内酯类抗生素,其抗菌机制是刺激细菌内肽链 tRNA,使其在肽链延长过程中从核糖体(核蛋白体)解离,从而抑制蛋白质合成,导致菌体死亡。本药口服吸收比较好,对胃液的稳定性比红霉素强 100 倍,体内消除半衰期比红霉素长。有与红霉素相似的不良反应,如恶心、腹痛、腹泻、消化不良等,但明显少于红霉素。使用药量一般为 500mg/次。

④左氧氟沙星:喹诺酮类药物中的一种,具有广谱抗菌作用,抗菌作用强,其作用机制是通过抑制细菌 DNA 旋转酶的活性,阻止细菌 DNA 的合成和复制而导致细菌死亡。对多数肠杆菌科细菌,如大肠埃希菌、克雷伯菌属、变形杆菌属、沙门菌属、志贺菌属和流感嗜血杆菌、嗜肺军团菌、淋病奈瑟菌等革兰阴性菌有较强的抗菌活性。对金黄色葡萄球菌、肺炎链球菌、化脓性链球菌等革兰阳性菌和肺炎支原体、肺炎衣原体也有抗菌作用,但对厌氧菌和肠球菌的作用较差。常用剂量:0.2g/次,2 次/d,或 0.1g/次,3 次/d。不良反应主要是胃肠道反应,18 岁以下儿童慎用。

⑤四环素:广谱抑菌剂,高浓度时具杀菌作用,对革兰阳性菌、阴性菌、立克次体、滤过性病毒、螺旋体属乃至原虫类都有很好的抑制作用;对结核菌、变形菌等则无效。其作用机制是与核蛋白体的 30S 亚单位结合,阻止氨酰基-tRNA 进入 A 位,从而阻止核糖核蛋白体结合。口服,成人常用量:一次 0.25~0.5g,每 6 小时 1 次。不良反应主要是牙齿黄染、牙釉质发育不良、龋齿和骨生长抑制,故 8 岁以下小儿不宜用该品。

⑥呋喃唑酮:是一种硝基呋喃类抗生素,可用于治疗细菌和原虫引起的痢疾、肠炎、胃溃疡等胃肠道疾患。呋喃唑酮为广谱抗菌药,对常见的革兰阴性菌和阳性菌有抑制作用。口服,成人 0.1g/次,3~4 次/d;常见有恶心、呕吐等肠胃道反应,有时有过敏反应如荨麻疹、药物热及哮喘。孕妇和新生儿禁用。

⑦质子泵抑制药:特异性地作用于胃黏膜壁细胞,降低壁细胞中的 H^+-K^+ ATP 酶的活性,从而抑制胃酸分泌,提高抗生素在胃内的活性。通常用于消化性溃疡的治疗,慢性胃炎一般不主张应用。但慢性胃炎伴 H.pylori 阳性者,可用奥美拉唑或其他质子泵抑制药加抗炎药物使用。疗程 1~2 周,糜烂治愈及 H.pylori 根除率可达到 70%~80%。通常服用剂量:奥美拉唑 20mg,2 次/d 或兰索拉唑 30mg,2 次/d。不良反应甚轻微,发生率不到 1%,较常见的有便秘、腹泻、呕吐、头痛、一过性血浆促胃液素(胃泌素)及转氢酶升高,停药后可恢复。

⑧枸橼酸铋钾:是铋剂和枸橼酸的络合盐。目前市场上有多种含铋剂的胃黏膜保护药。

其主要成分均有三钾二枸橼酸络合铋。该药中和胃酸的作用弱,对 H.pylori 有杀菌作用,并抑制其产生的尿素酶、蛋白酶和磷脂酶,削弱其致病性,同时对胃黏膜具有保护作用。服用方法为枸橼酸铋钾(胶体次枸橼酸铋)120mg,4 次/d 或 240mg,2 次/d。仅约 0.2mg 吸收入血,常规用药较安全,疗程最长不要超过 8 周。常见的不良反应为黑便,少数患者出现便秘、恶心、谷丙转氨酶升高、舌苔及牙齿变黑等,不影响治疗,停药后可恢复。

(2)抗 H.pylori 感染的治疗方案:根除 H.pylori 的治疗方案大体上可分为质子泵抑制剂为基础和胶体铋剂为基础的两大类方案。随着 H.pylori 耐药率的上升,标准三联疗法的根除率已显著下降,不同国家或地区的 H.pylori 耐药率、药物可获得性、经济条件等存在差异,因此根除方案的选择应根据各地不同情况,基于药敏试验结果治疗和经验治疗是抗感染治疗的两种基本策略。定期监测人群抗菌药物耐药率,可为经验治疗抗菌药物的选择提供依据;是否实施基于药敏试验结果的个体化治疗,很大程度上取决于经验治疗的成功率。

①标准三联疗法:常用质子泵抑制药或铋剂加上甲硝唑、阿莫西林、克拉霉素中的两种,三联疗法的特点是疗程相对较短,10 天或 2 周,方案应用多样,剂量变化较大。但目前由于耐药性的增加,清除率较前下降。

②四联疗法:目前我国幽门螺杆菌治疗共识和 2014 年日本京都全球共识都推荐经验性铋剂四联疗法。标准剂量铋剂＋标准剂量质子泵抑制剂＋2 种抗菌药物组成的四联疗法。抗菌药物组成方案有 4 种:a.阿莫西林(1000mg/次,2 次/d)＋克拉霉素(500mg/次,2 次/d);b.阿莫西林(1000mg/次,2 次/d)＋左氧氟沙星(500mg/次,1 次/d 或 200mg/次,2 次/d);c.阿莫西林(1000mg/次,2 次/d)＋呋喃唑酮(100mg/次,2 次/d);d.四环素(750mg/次,2 次/d)＋甲硝唑(400mg/次,2 次/d或 3 次/d)或呋喃唑酮(100mg/次,2 次/d)。疗程 10 天或 14 天。标准剂量铋剂(枸橼酸铋钾 220mg/次,2 次/d)＋标准剂量质子泵抑制剂(埃索美拉唑 20mg、雷贝拉唑 10mg、奥美拉唑 20mg、兰索拉唑 30mg、泮托拉唑 40mg,2 次/d),餐前半小时服用。

③补救治疗:选择其中以 1 种方案为初始治疗后失败,可在剩余的方案中任选 1 种进行补救治疗。如果 2 次治疗失败后,需要再次评估根除治疗的风险-获益比,胃 MALT 淋巴瘤、有并发症史的消化性溃疡、有胃癌危险的胃炎(严重全胃炎、胃体为主胃炎或严重萎缩性胃炎等)或有胃癌家族史者,根除 H.pylori 获益较大。方案的选择需要有经验的医生在全面评估已有药物、分析可能失败的原因的基础上精心设计。如有条件,可进行药敏试验,但作用可能有限。

二、慢性萎缩性胃炎

慢性萎缩性胃炎是指胃黏膜的固有腺体(幽门腺或胃底腺)的数目减少、消失或腺管长度缩短、黏膜厚度变薄的一种慢性胃炎。胃黏膜萎缩分为单纯性萎缩和化生性萎缩,即肠化生也属于萎缩。根据萎缩性胃炎发生的部位结合血清壁细胞抗体,将慢性萎缩性胃炎分为 A 型(胃体炎、壁细胞抗体阳性)及 B 型(胃窦炎、壁细胞抗体阴性)。目前多数人认为引起胃壁黏膜萎缩的主要原因是幽门螺杆菌的感染。

(一)诊断与鉴别诊断

1.诊断

临床症状无特异性,常见上腹胀、隐痛、嗳气等消化不良症状,可伴有贫血。

(1)内镜下特征:病变最先从胃窦部小弯侧开始,沿胃小弯逐渐向上发展,呈倒"V"字形,萎缩灶逐渐融合,最后整个胃黏膜可被化生的黏膜所取代。由于萎缩性胃炎是灶性分布,活检需要多点进行,从胃窦、移行部、胃体小弯及大弯侧、前后壁侧各取一块,至少应从胃窦、胃体大弯及小弯、移行部、贲门部的小弯侧各取一块,以防漏诊,并了解萎缩的范围。

(2)病理:主要特点为多发分布的萎缩、化生及炎症灶。这种多灶性萎缩性胃炎是慢性萎缩性胃炎最常见的形式。早期的病灶集中于胃窦,胃体也可受累但数量少、程度轻,H.pylori的持续感染是其进展到萎缩性胃炎的重要因素。肠化生是萎缩性胃炎的常见病变。肠化上皮由吸收细胞、杯状细胞及潘氏细胞等正常肠黏膜成分构成。根据细胞形态及分泌黏液类型分为小肠型完全肠化生、小肠型不完全肠化生、大肠型完全肠化生和大肠型不完全肠化生。Whithead将萎缩性胃炎分三度:①轻度:为只有1~2组腺管消失。②重度:为全部消失或仅留1~2组腺管。③中度:则介于两者之间。也有人根据萎缩的程度将其分为3级:①轻度:固有腺的萎缩不超过原有腺体1/3,大部分腺体保留,黏膜层结构基本完整。②中度:萎缩的固有腺占腺体1/3~2/3,残留的腺体分布不规则,黏膜层结构紊乱、变薄。③重度:2/3以上的固有腺萎缩或消失,仅残留少量散在的腺体,或萎缩部被增生和化生的腺体所替代,黏膜层变薄,结构明显紊乱。

2.鉴别诊断

(1)淋巴细胞性胃炎:临床较少见,症状无特异性,主要表现为体重下降、腹痛、恶心及呕吐,常累及胃体黏膜,内镜可以观察到痘疮样病灶、肥大皱襞、糜烂灶。明确诊断靠组织学检查,100个胃腺上皮细胞内淋巴细胞浸润超过25个即可诊断。

(2)嗜酸粒细胞性胃炎:以胃壁嗜酸性细胞浸润为特征,常伴有外周血嗜酸粒细胞升高,病变可浸润至胃壁黏膜、黏膜下、肌层以及浆膜。病因不甚明确,50%的患者有个人或家族过敏史(如哮喘、过敏性鼻炎、荨麻疹),部分患者症状可由某些特殊食物引起,血中IgE水平增高,被认为是外源性或内源性过敏源造成的变态反应所致。临床表现多样,无特异性,主要有腹痛、恶心、呕吐、腹泻,少数出现腹膜炎、腹水等。诊断依据:①进食特殊食物后出现胃肠道症状;②外周血嗜酸粒细胞升高;③内镜下活检证实胃壁嗜酸粒细胞明显增多。

(3)胆汁反流性胃炎:患者出现上腹痛、胆汁性呕吐、消化不良等症状,可有胃切除术和胆系疾病史。其组织病理学改变与萎缩性胃炎不同,较少有炎性细胞浸润。确诊需进行胃内24小时胆红素监测、^{99m}Tc-EHIDA核素显像等检查。

(4)消化性溃疡:发病也与食物、环境危险因素及H.pylori感染有关,可有腹痛、反酸、恶心、呕吐等消化道症状,病史较长。但溃疡病的腹痛多呈节律性、慢性周期性、季节性,发病年龄较萎缩性胃炎更早一些,常合并出现上消化道出血、幽门梗阻及穿孔。确诊需在胃镜下发现典型的溃疡病灶。

(二)治疗

1. 胃酸低或缺乏

可给予稀盐酸每次 5~10mL、胃蛋白酶合剂每次 5~10mL，或复方消化酶胶囊（商品名达吉）1~2 粒，3 次/d。复方消化酶含有包括胃蛋白酶在内的 6 种消化酶，并含熊去氧胆酸，故该药除了可用于治疗慢性萎缩性胃炎胃酸低或缺乏造成的消化不良之外，还能促进胆汁分泌，增强胰酶活性，促进脂肪和脂肪酸的分解，带动脂溶性维生素的吸收。恶性贫血患者注意补充营养，给予高蛋白质饮食，补充维生素 C，必要时补充铁剂。

2. 胃酸不低而疼痛较明显

可服制酸解痉剂。应用制酸药可以提高胃内 pH 值，降低 H^+ 浓度，减轻 H^+ 对胃黏膜的损害及 H^+ 的反弥散程度，从而为胃黏膜的炎症修复创造有利的局部环境。同时，低酸又可以促进促胃液素释放，促胃液素具有胃黏膜营养作用，促进胃黏膜细胞的增殖和修复。依患者的病情选择质子泵抑制药（包括奥美拉唑、兰索拉唑、雷贝拉唑、埃索美拉唑等）。

3. 胃黏膜保护药

主要作用就是增强胃黏膜屏障功能，增强胃黏膜抵御损害因素的能力。按其作用机制及药物成分，有以下几类：①硫糖铝：1g，3 次/d。②三钾二枸橼酸络合铋：是铋剂和枸橼酸的络合盐，该药主要是在局部起到黏膜保护作用，并有杀灭 H.pylori 的作用，240mg，2 次/d。③前列腺素类药物：前列腺素（PG）是体内广泛存在的自体活性物质。PG 对胃的作用主要表现为 PGE 和 PGI 均抑制胃酸的基础分泌和受刺激后的分泌；PGE 对胃黏膜具有保护作用，包括促进黏液及重碳酸盐的合成和分泌，增进黏膜血流量及细胞修复等。此外，PG 对人体其他系统如循环系统、血液系统等均有作用。用于胃炎治疗的前列腺素包括恩前列腺素、罗沙前列腺素、米索前列醇等。目前，只有米索前列醇用于临床。④替普瑞酮：亦称施维舒，其功能为促进胃黏膜微粒体中糖脂质中间体的生物合成，促使胃黏膜及胃黏液的主要防御因子高分子糖蛋白和磷脂增加，提高胃黏膜的防御功能，并能促使胃黏膜损伤愈合。该药对胃黏膜的保护作用可能有如下机制：增加局部内源性 PG 的生成，尤其可以促进 PGE 的合成，防止非甾体类消炎药所引的胃黏膜损害；增加黏液表面层大分子糖蛋白，维持黏液层和黏液屏障的结构和功能；能有效地增加胃黏膜血流，促使胃黏膜损害的修复。该药用药量为 50mg，3 次/d，饭后 30 分钟内服。该药可出现头痛、恶心、便秘、腹胀等不良反应，有的出现皮肤瘙痒、皮疹，丙氨酸转氨酶和天冬氨酸转氨酶可轻度上升等，停药后即能恢复正常。⑤依安欣：新型胃黏膜保护药，是一种有机锌化合物，化学名称醋氨己酸锌。它通过增加胃黏膜血流量，促进胃黏膜分泌，促进细胞再生，稳定细胞膜，对胃黏膜具有保护作用。⑥谷氨酰胺：其主要成分为 L 谷氨酰胺。谷氨酰胺是人体内最丰富的游离氨基酸，其对维护体内多种器官的功能起重要作用。研究表明，L 谷氨酰胺对胃黏膜有明显的保护作用，其机制尚不完全清楚。有报道认为，它可以促进黏蛋白的生物合成，使胃黏液量增多。此外，谷氨酰胺还有促进胃黏膜细胞增殖的作用。其代表药物为麦滋林和国产的自维。药物的不良反应有恶心、呕吐、便秘、腹泻及腹痛。

4. 胃肠激素类

目前已发现的数十种胃肠激素中，有一些对胃黏膜具有明显增强作用及防御功能：①表皮生长因子:分布于涎腺、十二指肠 Brnnner 腺、胰腺等组织。在胃肠道的主要作用为抑制胃酸分泌和促进胃肠黏膜细胞增生、修复。此外,在胃肠激素族中,转化生长因子 α、成纤维细胞生长因子、神经降压素、降钙素基因相关肽、蛙皮素等有胃黏膜保护效应,在增强胃黏膜防御功能方面具有重要作用。②生长抑素:主要由胃黏膜 D 细胞分泌,也分布于中枢神经系统及胃肠道和胰腺等多种组织中。

5.中医中药治疗

对胃炎的治疗历史悠久,采用辨证施治的治疗取得了良好的治疗效果,在临床应用中较为广泛。某些中成药如增生平等对防止肠化生和不典型增生的加重有一定意义。

因有癌变可能,故对有大肠不完全肠化、不典型增生的 H.pylori 阳性的患者,应积极根除 H.pylori,应每 6～12 个月定期进行胃镜复查,及时了解病变发展情况。

三、慢性非萎缩性胃炎

(一)流行病学

慢性非萎缩性胃炎是慢性胃炎的一种类型,指在致病因素作用下胃黏膜发生的不伴有胃黏膜萎缩性改变,以淋巴细胞和浆细胞浸润为主并可能伴有糜烂、胆汁反流的慢性炎症。慢性非萎缩性胃炎在全球均为消化系统常见病,由于多数慢性非萎缩性胃炎患者无任何症状,因此难以获得确切的患病率。目前认为,H.pylori 感染是慢性胃炎最主要的病因,慢性胃炎可分为非萎缩和萎缩性胃炎,而萎缩性胃炎绝大多数由持续存在的非萎缩性胃炎演变而来,因此,H.pylori感染也是慢性非萎缩性胃炎的最常见病因。此外,还有其他一些感染和非感染因素也可引起胃黏膜损伤。慢性非萎缩性胃炎的临床表现缺乏特异性,诊断主要靠胃镜及镜下病理活检,以及 H.pylori 检测。目前我国基于内镜诊断的慢性胃炎患病率接近 90%,其中慢性非萎缩性胃炎最常见,约占 49.4%。随着年龄的增长,慢性非萎缩性胃炎的比例也呈上升趋势,其中原因主要与 H.pylori 感染率随年龄增长而上升有关。此外,慢性非萎缩性胃炎的患病率在不同国家和地区间存在较大差异,这可能与 H.pylori 感染率及遗传背景差异有关。

(二)发病机制

1.感染性因素

(1)幽门螺杆菌:H.pylori 感染是慢性胃炎的最主要病因,大量研究证实,H.pylori 感染者几乎都存在胃黏膜活动性炎症反应,同样慢性非萎缩性胃炎也与 H.pylori 感染密切相关。H.pylori毒力致病因子主要是 CagA、VacA、BabA、SabA、OipA、DupA 等,其中以 CagA 致病作用最强,这些毒力致病因子具有显著的基因多态性有助于适应宿主的定植环境并且有利于菌株持续感染。H.pylori 感染早期多表现为非萎缩性胃炎,感染后一般难以自发清除而导致终身感染(极少数患者可出现自然除菌),除非进行根除治疗,长期感染部分患者可发生胃黏膜萎缩和肠化,甚至是异型增生和胃癌,而 H.pylori 根除后胃黏膜炎症反应可减轻。H.pylori 的感染呈世界范围分布,我国属于 H.pylori 感染高发地区,感染率仍高达 50%。

(2)海尔曼螺杆菌:已知的胃内不同于 H.pylori 的另 1 株革兰氏阴性杆菌,同为螺杆菌属,人类感染率文献报道较少,多为胃镜检出结果,感染率明显低于 H.pylori(<1%),约有 5% 的患者会同时感染 H.pylori。海尔曼螺杆菌可在人类胃黏膜定植引起胃黏膜损伤,但与 H.pylori 相比,胃黏膜急性和慢性炎症程度相对轻,可能与胃黏膜螺杆菌的定植量有关。

(3)其他病菌:细菌(如分枝杆菌)、病毒(如巨细胞病毒、疱疹病毒)、寄生虫(如类圆线虫属、血吸虫或裂头绦虫)、真菌(如组织胞质菌)等感染亦可引起急慢性炎症反应,导致胃黏膜损伤。

2.非感染性因素

(1)物理因素:不良饮食习惯,如进食过冷、过热、过于粗糙或刺激的食物,长期作用可导致胃黏膜的损伤。

(2)化学因素:非甾体类抗炎药(NSAID,如阿司匹林、吲哚美辛)等药物和酒精可引起胃黏膜损伤。各种原因引起的幽门括约肌功能不全,可导致含有胆汁和胰液的十二指肠液反流入胃,削弱或破坏胃黏膜屏障功能,使胃黏膜遭到消化液所用,导致胃黏膜损伤。

(3)放射因素:一般发生于首次放射治疗后的 2~9 个月内,小剂量放射引起的胃黏膜损伤可以恢复,但高剂量放射导致的黏膜损伤往往是不可逆转的,甚至会引起萎缩以及缺血相关性溃疡。

(4)其他:嗜酸性粒细胞性、淋巴细胞性、肉芽肿性胃炎和 Menetrier 病相对少见。但随着克罗恩病在我国发病率的上升,肉芽肿性胃炎的诊断率可能会有所增加。此外,其他系统的疾病,如尿毒症、心力衰竭、门静脉高压症和糖尿病、甲状腺病、干燥综合征等也与慢性非萎缩性胃炎的发病有关。

(三)病理

慢性胃炎的过程是胃黏膜损伤与修复的慢性过程,其主要组织病理学特征是炎症、萎缩与肠化。然而,慢性非萎缩性胃炎的主要组织病理学特征是以淋巴细胞和浆细胞浸润为主要的慢性炎症,同时黏膜内无固有腺体减少。

慢性胃炎观察内容包括 5 项组织学变化和 4 个分级。5 项组织学变化分别为 H.pylori、慢性炎性反应(单个核细胞浸润)、活动性(中性粒细胞浸润)、萎缩(固有腺体减少)、肠化(肠上皮化生)。慢性非萎缩性胃炎的组织病理学特点中无腺体萎缩和肠上皮化生,因此,主要观察 H.pylori、慢性炎性反应、活动性 3 项组织学变化。4 个分级分别为 0 提示无,+提示轻度,++提示中度,+++提示重度。诊断标准采用我国慢性胃炎的病理诊断标准和新悉尼系统的直观模拟评分法。直观模拟评分法是新悉尼系统为提高慢性胃炎国际交流一致率而提出的。我国慢性胃炎的病理诊断标准较具体,易操作,而与新悉尼系统基本类似。但我国标准仅有文字叙述,可因理解不同而造成诊断上的差异。与新悉尼系统评分图结合,可提高与国际诊断标准的一致性。

1.幽门螺杆菌

观察胃黏膜黏液层、表面上皮、小凹上皮和腺管上皮表面的 H.pylori。无,特殊染色片上未见 H.pylori；轻度，偶见或小于标本全长 1/3 有少数 H.pylori；中度，H.pylori 分布超过标本全长 1/3 而未达 2/3 或连续性、薄而稀疏地存在于上皮表面；重度，H.pylori 成堆存在，基本分布于标本全长。

2.慢性炎性反应

表现为黏膜层以淋巴细胞和浆细胞为主的慢性炎性细胞浸润，H.pylori 感染引起的慢性胃炎常见淋巴滤泡形成。根据黏膜层慢性炎性细胞的密集程度和浸润深度分级，两者不一致时以前者为主。正常，单个核细胞（淋巴细胞、浆细胞和单核细胞）每高倍视野不超过 5 个，如数量略超过正常而内镜下无明显异常，病理可诊断为基本正常；轻度，慢性炎性细胞浸润较少，局限于黏膜浅层，不超过黏膜层的 1/3；中度，慢性炎性细胞浸润较密集，浸润深度超过 1/3 而不及 2/3；重度，慢性炎性细胞浸润密集，浸润深度达黏膜全层。

3.活动性

慢性炎性病变背景上有中性粒细胞浸润时提示有活动性炎症，称为慢性活动性炎症，多提示存在 H.pylori 感染。轻度，黏膜固有层有少数中性粒细胞浸润；中度，中性粒细胞较多存在于黏膜层，可见于表面上皮细胞、小凹上皮细胞或腺管上皮内；重度，中性粒细胞较密集或除中度所见外还可见小凹脓肿。

（四）临床表现

1.症状

大多数患者无明显自觉症状，部分有症状患者临床表现也缺乏特异性，常见表现为中上腹不适、饱胀、钝痛、烧灼痛等，也伴有食欲缺乏、嗳气、反酸、恶心等消化不良症状。症状一般无明显规律性，且严重程度与内镜下表现、胃黏膜病理组织学分级均无明显相关性。如病程时间久，少数患者可伴乏力、体重减轻等全身症状。

2.体征

大多数患者无明显临床体征，部分可有上腹部轻压痛。

（五）辅助检查

由于慢性非萎缩性胃炎临床症状无特异性，体征也很少，因此，慢性非萎缩性胃炎的确诊主要依赖于内镜检查和胃黏膜活检，尤其是胃黏膜活检的诊断价值更大。

1.实验室检查

(1)血清胃蛋白酶原检测：胃蛋白酶原(PG)是胃部分泌的胃蛋白酶无活性前体，通常约 1% 的 PG 可通过胃黏膜进入血液循环，可分为胃蛋白酶原Ⅰ(PGⅠ)和胃蛋白酶原Ⅱ(PGⅡ)两种Ⅱ型，是反映胃体黏膜泌酸功能的良好指标，可提示胃底腺黏膜萎缩情况。

(2)血清胃泌素检测：胃泌素-17(G-17)是由胃窦 G 细胞合成和分泌的酰胺化胃泌素，是反映胃窦分泌功能的敏感指标之一，可提示胃窦黏膜萎缩状况。

2.幽门螺杆菌检测

H.pylori 感染是慢性非萎缩性胃炎的最常见病因，因此，需要常规检测 H.pylori。

H.pylori检测方法分为侵入性和非侵入性两大类。侵入性指需要通过胃镜检查获取胃黏膜标本的相关检查,主要包括快速尿素酶试验、组织学检查、H.pylori培养和组织PCR技术。非侵入性检查指不需要通过胃镜检查获得标本,包括血清抗体检测、^{13}C或^{14}C尿素呼气试验、粪便H.pylori抗原检测。不同检测方法具有各自优势和局限,需要根据实际情况选择最优方法,目前临床最常用的是^{13}C或^{14}C尿素呼气试验、快速尿素酶试验和组织学检查。

3. 胃镜检查

慢性非萎缩性胃炎的诊断包括内镜诊断和病理诊断,确诊应以病理诊断为依据。电子染色放大内镜和共聚焦激光显微内镜对慢性非萎缩性胃炎的诊断和鉴别诊断有一定价值。

(1) 普通白光内镜:白光内镜诊断是指内镜下肉眼成像方法所见的黏膜炎性变化,需与病理检查结果结合做出最终判断。内镜下将慢性胃炎分为慢性非萎缩性胃炎和慢性萎缩性胃炎两大基本类型。慢性非萎缩性胃炎内镜下可见黏膜红斑、黏膜出血点或斑块、黏膜粗糙伴或不伴水肿、充血渗出等基本表现,同时可存在糜烂、出血或胆汁反流等征象,这些在内镜检查中可获得可靠的证据。其中糜烂可分为2种类型,即平坦型和隆起型,前者表现为胃黏膜有单个或多个糜烂灶,其大小从针尖样到直径数厘米不等;后者可见单个或多个疣状、膨大皱襞状或丘疹样隆起,直径5~10mm,顶端可见黏膜缺损或脐样凹陷,中央有糜烂。糜烂的发生可与H.pylori感染和服用黏膜损伤药物等有关。此外,通过白光内镜的特征性表现,也可以判断是否存在H.pylori感染。如H.pylori感染胃黏膜可见胃体-胃底部的点状发红、弥散性发红、伴随的集合细静脉的规律排列(RAC)消失、皱襞异常(肿大、蛇形、消失)、黏膜肿胀、增生性息肉、黄斑瘤、鸡皮样以及黏稠的白色混浊黏液等表现。

(2) 电子染色放大内镜:能清楚地显示胃黏膜微结构和微血管,尽管慢性胃炎的放大像丰富多彩,但随着胃炎的进展,变化还是具有一定的规律。从正常胃底腺黏膜的放大像,到萎缩黏膜、肠上皮化生,胃黏膜的变化会具有相应的改变。如观察肠化区域时,NBI(内镜窄带成像术)模式下可见来自上皮细胞边缘亮蓝色的细线样反光,称之为亮蓝嵴(LBC)。研究发现LBC对于肠化诊断有较好的敏感性和特异性。

(3) 共聚焦激光显微内镜:共聚焦激光显微内镜光学活检技术对胃黏膜的观察可达到细胞水平,能够辨认胃柱状上皮细胞、胃小凹、上皮下间质、间质内细胞和组织、血管以及胃上皮表面的H.pylori,凭借这些变量,对慢性胃炎的诊断和组织学变化分级(慢性炎性反应、活动性、萎缩和肠化生)具有一定的参考价值。同时,光学活检可选择性对可疑部位进行靶向活检,有助于提高活检取材的准确性。慢性非萎缩性胃炎在共聚焦激光显微内镜下观察,主要表现为水肿、H.pylori的感染、上皮细胞轮廓不清,胃小凹形态与数目改变,胃小凹间质的增宽等。

(4) 血红蛋白指数测定:血红蛋白指数(IHB)测定是一种内镜下光学技术,主要原理是将胃黏膜表层镜下区域内血红蛋白含量通过二维分布近似度以图像显示出来。胃黏膜有丰富微血管分布,IHB的色调变化可以反映微血管中所含血红蛋白含量,通过以正常的胃黏膜IHB值设定标准区间,对IHB值的高、低部分相应地进行色彩强调处理,从而获取内镜图像中的红色、绿色、蓝色等成分,进而推导出血红蛋白的浓度指数。慢性胃炎患者黏膜色调的改变与炎症程度有一定的关系,设定IHB标准数值区间后正常的胃黏膜组织呈绿色;在慢性非萎缩性胃炎的胃黏膜组织中,因为炎症反应的存在,使局部血流量增多导致IHB值高造成黏膜颜色增高而呈现偏暖色调,如黄色、红色;而慢性萎缩性胃炎由于黏膜及腺体发生萎缩,微血管减少,血流亦减少故而呈现为蓝色等偏冷色调。已有研究显示,IHB测定对诊断慢性胃炎的类型、严重程度,以及是否存在H.pylori感染具有意义,因此可提高对慢性非萎缩性胃炎诊断的准确性。

(六)诊断与鉴别诊断

鉴于多数慢性非萎缩性胃炎患者无任何症状,即使有症状也缺乏特异性,而且体征也很少,因此根据症状和体征难以做出慢性非萎缩性胃炎的正确诊断。慢性非萎缩性胃炎的确诊主要依赖内镜检查和胃黏膜活检组织学检查,尤其是后者的诊断价值更大。慢性非萎缩性胃炎的诊断应力求明确病因,考虑H.pylori是最常见病因,因此建议常规检测H.pylori。同时,慢性非萎缩性胃炎诊断中需要排除萎缩性胃炎、特殊类型胃炎,以及是否有其他消化系疾病并存等。慢性萎缩性胃炎内镜下可见黏膜变薄、红白相间、血管纹理透见等表现,病理学检测提示胃黏膜萎缩,伴不同程度肠上皮化生等,同时胃泌素、胃蛋白酶原检测也有助于判断胃黏膜有无萎缩。若怀疑自身免疫所致者建议检测血清维生素B_{12}以及壁细胞抗体、内因子抗体等。在排除萎缩性胃炎基础上,需进一步排除包括感染性胃炎、化学性胃炎、Menetrier病、嗜酸细胞性胃炎、淋巴细胞性胃炎、非感染性肉芽肿性胃炎、放射性胃炎、充血性胃病等特殊类型胃炎。临床上部分慢性非萎缩性患者可能同时存在其他消化系疾病,如合并反流性食管炎、功能性消化不良、慢性胆囊炎、胆石症、慢性胰腺炎、胰腺肿瘤等。在有报警症状时,应检测相关肿瘤标志物、B超及CT等,并定期复查胃镜;对于合并中重度焦虑抑郁患者,应注意诊断和进行专科治疗。

(七)治疗

慢性非萎缩性胃炎的治疗应尽可能针对病因,遵循个体化原则。治疗目的包括去除病因、保护胃黏膜、缓解症状,从而改善患者的生活质量,同时要改善胃黏膜炎症,以阻止非萎缩性胃炎进展,减少或防止萎缩性胃炎、肠上皮化生、上皮内瘤变及胃癌的发生。然而,对于无症状、H.pylori阴性的慢性非萎缩性胃炎无需特殊治疗。

目前,某些食物摄入与慢性胃炎症状之间的关系尚无明确临床证据,同时也缺乏饮食干预疗效的相关大型临床研究,但饮食习惯和生活方式的调整一直是慢性胃炎治疗不可或缺的一部分。因此,常规建议患者改善饮食与生活习惯,如避免过多饮用咖啡、大量饮酒和长期大量吸烟,同时尽量避免长期大量服用引起胃黏膜损伤的药物,如NSAID等。

H.pylori感染是慢性非萎缩性胃炎的主要病因,既往H.pylori胃炎是否均需要根除尚缺乏统一意见。随着H.pylori研究深入,目前国内最新H.pylori感染处理共识推荐H.pylori阳性的慢性胃炎,无论有无症状和并发症,均应进行根除治疗,除非有抗衡因素存在(包括患者伴存某些疾病、社区高再感染率、卫生资源优先度安排等)。大量研究证实,及时根除H.pylori

后,部分患者消化道症状能得到控制,同时胃黏膜的炎症能明显好转。H.pylori 根除治疗采用我国第 5 次 H.pylori 共识推荐的铋剂四联根除方案:PPI＋铋剂＋2 种抗菌药物,疗程为 10 天或 14 天,推荐抗生素有阿莫西林、呋喃唑酮、四环素、甲硝唑、克拉霉素、左氧氟沙星。同时,根除治疗后所有患者都应常规进行 H.pylori 复查,评估根除疗效;评估最佳的非侵入性方法是尿素呼气试验,应在治疗完成后至少 4 周进行。

服用 NSAID 等药物引起胃黏膜损伤患者,首先应根据患者使用药物的治疗目的评估是否可以停用该药物;对于必须长期服用者,应进行 H.pylori 筛查并根除,并根据病情或症状的严重程度选用质子泵抑制剂(PPI)、H_2 受体拮抗剂(H_2RA)或胃黏膜保护剂。已有多项高质量临床试验研究显示,PPI 是预防和治疗 NSAID 相关消化道损伤的首选药物,疗效优于 H_2RA 和胃黏膜保护剂。

胆汁反流也是慢性非萎缩性胃炎的病因之一。胆汁反流入胃可削弱或破坏胃黏膜屏障功能,遭到消化液作用,从而产生炎性反应、糜烂、出血和上皮化生等病变。促动力药如盐酸伊托必利、莫沙必利和多潘立酮等可防止或减少胆汁反流,铝碳酸镁制剂有结合胆酸作用增强胃黏膜屏障功能,从而减轻或消除胃黏膜损伤。此外,有条件者可短期服用熊去氧胆酸制剂。

对于有胃黏膜糜烂和(或)以上腹痛和上腹烧灼感等症状为主者,考虑胃酸、胃蛋白酶在其中所起的重要作用,可根据病情或症状严重程度选用胃黏膜保护剂、H_2RA 或 PPI。以上腹饱胀、恶心或呕吐等为主要症状者,考虑可能与胃排空迟缓相关,结合胃动力异常是慢性胃炎不可忽视的因素,因此,促动力药可改善上述症状。在促动力药物选择中需要注意,多潘立酮是选择性外周多巴胺 D_2 受体拮抗剂,能增加胃和十二指肠动力,促进胃排空。有报道显示多潘立酮在每日剂量超过 30mg 和(或)伴有心脏病患者、接受化学疗法的肿瘤患者、电解质紊乱等严重器质性疾病的患者、年龄＞60 岁的患者中,发生严重室性心律失常,甚至心源性猝死的风险可能升高。因此,2016 年 9 月多潘立酮说明书有关药物安全性方面进行了修订,建议上述患者应用时要慎重或在医师指导下使用。莫沙必利是选择性 5-羟色胺 4 受体激动剂,能促进食管动力、胃排空和小肠传输,临床上治疗剂量未见心律失常活性,对 QT 间期亦无临床有意义的影响。伊托必利为多巴胺 D_2 受体拮抗剂和乙酰胆碱酯酶抑制剂,2016 年"罗马功能性胃肠病"提出,盐酸伊托必利可有效缓解早饱、腹胀等症状,而且安全性好,不良反应发生率低。具有明显的进食相关的腹胀、食欲缺乏等消化不良症状者,可考虑应用消化酶制剂。推荐餐中服用,效果优于餐前和餐后服用,以便在进食同时提供充足的消化酶,帮助营养物质消化,缓解相应症状。我国常用的消化酶制剂包括复方阿嗪米特肠溶片、米曲菌胰酶片、胰酶肠溶胶囊、复方消化酶胶囊等。

中医药治疗可拓宽慢性胃炎治疗途径,在治疗慢性胃炎伴消化不良方面有其独特的理论和经验。根据我国慢性胃炎中医诊疗共识意见,慢性非萎缩性胃炎的基本病机为胃膜受伤,胃失和降;以餐后饱胀不适为主症者,属于中医"胃痞"的范围,以上腹痛为主症者,属于中医"胃痛"范畴。中医药治疗主要采用辨证治疗、随症加减、中成药治疗和针灸治疗等方法,可改善部分患者消化不良症状,甚至可能有助于改善胃黏膜病理状况,但目前尚缺乏多中心、安慰剂对照、大样本、长期随访的临床研究证据。对于常规西医治疗效果不佳的患者,可以采用中医药治疗或者中西医结合治疗。

精神心理因素与消化不良症状发生密切相关,尤其是焦虑症和抑郁症患者。抗抑郁药物或抗焦虑药物可作为伴有明显精神心理因素者,以及常规治疗无效和疗效差者的补救治疗,包括三环类抗抑郁药或选择性5-羟色胺再摄取抑制剂等。在服用抗焦虑或抑郁药期间,要遵从医嘱坚持规律服用药物,定期复诊,调整用药方案,监测药物的不良反应。

第三节 消化性溃疡

消化性溃疡指胃及十二指肠黏膜被胃酸和胃蛋白酶等自身消化而发生的溃疡,其深度达到或穿透黏膜肌层,直径多大于5mm。消化性溃疡包括胃溃疡(GU)和十二指肠溃疡(DU),亦可见于食管下段、胃肠吻合术的吻合口、空肠Meckel憩室等。消化性溃疡的发生是损害因素与防御因素之间平衡失调的结果,幽门螺杆菌(Hp)、非甾体抗炎药(NSAIDs)和遗传等,在发病机制中占有重要地位。

一、诊断标准

1.临床表现

(1)上腹疼痛:为最主要的症状,其特点为慢性病程,呈周期性、节律性发作,发病常与季节变化、精神紧张、过度疲劳和饮食不当等有关。疼痛性质可为隐痛、烧灼感、钝痛或剧痛。GU疼痛多位于剑突下偏左;DU疼痛常位于中上腹偏右,少数向后背发散。疼痛的发生及缓解与进食有一定的关系,GU疼痛多出现在餐后0.5~1.5小时,持续1~2小时,至下次进餐前消失;DU疼痛好发于餐后3~4小时或夜间,少许进食后可缓解。

(2)伴随症状:可有反酸、嗳气、恶心及呕吐等胃肠道症状。

(3)体格检查:体征较少,缓解期多无明显体征,发作期可有上腹压痛,部位较局限和固定。

(4)并发症

①出血:常见,可为首发症状。表现为呕血和(或)黑便,严重者可出现失血性休克。

②溃疡穿孔:溃疡穿透浆膜层至游离腹腔可导致急性穿孔,溃疡穿透与邻近器官组织粘连,可导致穿透性溃疡或溃疡慢性穿孔。急性穿孔时胃或十二指肠内容物流入腹腔,可引起急性弥散性腹膜炎,亚急性或慢性穿孔可引起局限性腹膜炎、肠粘连或肠梗阻征象。

③幽门梗阻:多由于十二指肠溃疡引起,亦可发生于幽门前或幽门管溃疡。呕吐为其主要症状,多发生于餐后0.5~1小时,呕吐物中含发酵宿食。

④癌变:少数GU可发展为胃癌,目前未见有DU发生癌变的报道。

2.实验室检查

(1)胃分泌功能检查:测定每小时基础胃酸分泌量(BAO)、每小时胃酸最大分泌量(MAO)及BAO/MAO比值,了解胃酸分泌情况。GU患者BAO可正常或稍低,DU患者

BAO 与 MAO 均可增高。

(2)粪隐血试验:阳性者提示消化性溃疡伴有出血。

3.辅助检查

(1)X 线钡餐检查:X 线气钡双重造影辅以低张、加压和变动体位等,可观察胃及十二指肠各部的形状、轮廓、位置、张力、蠕动及黏膜像。直接征象可见龛影、黏膜集中;间接征象可见溃疡导致激惹的功能性改变和溃疡愈合、瘢痕收缩导致的局部变形。

(2)内镜检查:内镜检查是确诊的主要手段,可直接观察溃疡的部位、形态、大小及数目,还可在直视下钳取活体组织做病理组织学检查,对良、恶性溃疡进行鉴别。

(3)幽门螺杆菌检查

①侵入性检查:包括组织切片染色镜检、尿素酶试验、细菌培养和聚合酶链反应(PCR)等。

②非侵入性检查:包括 ^{13}C 或 ^{14}C-尿素呼气试验、Hp 血清学试验和粪 Hp 抗原检测等。但 Hp 血清学试验阳性者不能代表 Hp 现症感染。

二、药物治疗

(一)抑制胃酸治疗

消化性溃疡的治疗方针和原则是根据其病因及发病机制来确定的。如胃酸和胃蛋白酶作用引起的消化性溃疡,抑制胃酸分泌是主要的治疗方法。20 世纪 70 年代 Black 证实胃酸分泌系由胃壁细胞上组胺受体 H_2 所介导,因此,H_2 受体拮抗剂也随之问世,使消化性溃疡的治疗有所改观。治疗十二指肠溃疡 4~6 周,胃溃疡 6~8 周,溃疡愈合率可达 65%~85%,但停药后溃疡复发率高,年复发率可达 80% 以上。

1989 年质子泵抑制剂 PPD 奥美拉唑问世后,成为治疗消化性溃疡的首选药物。其主要作用是能选择性地抑制胃壁细胞中 H^+,K^+-ATP 酶,阻断胃酸分泌的最终步骤,产生抑制酸分泌作用。PPIs 为苯丙咪唑的衍生物,能迅速穿过胃壁细胞膜,聚积在强酸性分泌小管中,转化为次磺胺类化合物,后者与 H^+,K^+-ATP 酶 α 亚基中半胱氨酸残基上的巯基作用,形成共价结合的二硫键,使 H^+,K^+-ATP 酶失活,从而抑制其泌酸活性。接着兰索拉唑、泮托拉唑、雷贝拉唑、埃索美拉唑等相继问世。标准计量的 PPI 治疗 2、4 和 8 周后十二指肠溃疡愈合率分别为 75%、95% 和 100%,而治疗 4 周及 8 周后胃溃疡的愈合率分别为 85% 和 98%。值得注意的是,PPIs 虽可迅速缓解消化性溃疡的症状及短期内愈合溃疡,但停药后 6 个月溃疡复发率可高达 30%~75%。因此对 Hp 感染的消化性溃疡,目前并不主张单纯的抑酸治疗,而应常规行 Hp 根除治疗。

(二)保护胃黏膜的药物

黏膜保护功能下降,是消化性溃疡特别是胃溃疡发生的主要原因。在治疗的同时加用胃黏膜保护剂不仅能够缓解症状,还能提高溃疡愈合质量,防止复发。这一类药物的主要作用机制是增强胃黏膜-黏液屏障、增加碳酸氢盐的分泌,增加黏膜血流和细胞更新,促进前列腺素和表皮生长因子等细胞因子的合成。目前已知的具有胃黏膜保护作用的药物有：兼有抗酸作用的药物，如铝碳酸镁、氢氧化铝、磷酸铝等铝制剂；对 Hp 有一定杀灭作用的铋制剂，如枸橼酸铋钾和胶态果胶铋；单纯黏膜保护作用的药物，如麦滋林、施维舒、硫糖铝、米索前列醇（喜克溃）等；清除氧自由基的药物，如超氧化物歧化酶、谷胱甘肽等。

（三）治疗 Hp 感染

1. 根除 Hp 感染

Hp 阳性的消化性溃疡患者进行 Hp 根除法可以明显降低溃疡复发率，达到治愈的目的。所有 Hp 阳性的消化性溃疡，不管是否处于活动期，过去有无并发症史，都必须进行 Hp 根除治疗，这是国际共识。细菌未根除的患者应更换药物治疗，根据药敏试验选择敏感抗生素进行治疗，直至检查 Hp 根除为止。用于治疗 Hp 感染的药物包括抗生素、抑制胃酸分泌药和铋剂；Hp 对药物敏感性的高低，与胃内 pH、药物剂型、给药途径、药物达到感染部位的浓度等因素有关。治疗有单药、二联、三联、四联等方案。20 世纪 90 年代末用经典的三联疗法根除 Hp，根除率达 85.5%～90%，但最近几年的根除率显著下降，某医院统计了首次采用标准三联疗法根除 Hp 的情况，2005 年为 70.7%，2006 年为 71.1%，2007 年为 74.2%，均较 90 年代低，可能与 Hp 的耐药有关。当前 Hp 耐药情况：在美国，克拉霉素的耐药率为 10%～12%；欧洲北部、东部和南部的耐药率分别为 4.2%、9.3% 和 18%。克拉霉素继发性耐药为 60%。发达国家 35% 的 Hp 菌株对硝基咪唑耐药，发展中国家则更高。北京地区对克拉霉素的耐药率从 1999—2000 年的 10% 上升到 2001—2002 年 18.3%，对甲硝唑的耐药率从 36.0% 上升到 43.1%，两者混合耐药从 10% 上升到 14.7%。目前标准的三联治疗方案是：PPI、阿莫西林、克拉霉素，疗程 7～14 天，初次治疗失败，可再选择二三线的治疗方案。二三线治疗方案常用四联疗法（PPI＋铋剂＋两种抗生素，或选用喹诺酮类、呋喃唑酮、四环素等药物，疗程多采用 10 或 14 天）。有文献报道，选用序贯疗法治疗成功率较高。Zullo 等于 2000 年首先发表了对 52 例患者进行序贯疗法根除 Hp 的研究，前 5 天采用奥美拉唑＋阿莫西林，后 5 天采用奥美拉唑、克拉霉素和替硝唑根除率到 98%。国内有报道序贯疗法 Hp 根除率达 90.7%。

2. Hp 感染和 NSAIDs 的相互作用

Hp 感染和 NSAIDs 的应用在消化性溃疡病中是两个独立的危险因子，但它们之间的关系目前尚不完全清楚。由于无法鉴别两者所致溃疡的作用，所以服用 NSAIDs 的 Hp 阳性患者应该根除 Hp。但非溃疡的 NSAIDs 服用者是否也要常规检测和根除 Hp 目前尚有争议。现在观点认为对于没有溃疡并发症，没有溃疡的 NSAIDs 服用者，可以不作 Hp 根除治疗。欧洲共识观点：①NSAIDs 使用前根除 Hp 可以减少溃疡的发生。②单纯根除 Hp 不能预防 NSAIDs 溃疡再出血。③在持续服用 NSAIDs 的患者接受抑酸治疗的同时根除 Hp 不会促进溃疡愈合。④Hp 和 NSAIDs 是消化性溃疡的独立危险因子。

3. Hp 根除的标准

首选非侵入性技术，在根除治疗结束至少 4 周后进行。符合下述三项之一者可判断 Hp 被根除：①^{13}C 或 ^{14}CUBT 阴性。②HpSA 检测阴性。③基于胃窦、胃体两部位取材的快速尿素酶试验均阴性。

4.影响 Hp 根除的因素

①Hp 耐药性。②胃内 pH,根除 Hp 的最佳 pH 应＞5,并持续 18 小时。③治疗方案的选择(时间和方法)。④吸烟。⑤患者的依从性。⑥治疗前是否应用过 PPI。以上因素均可能影响 Hp 的根除率,因此在治疗过程中避免不良因素的影响。

三、复发及预防

在当前不断涌现的抑酸药物及根除 Hp 的治疗下,达到溃疡愈合的目的已非难事。但相关前瞻性资料表明,消化性溃疡复发问题仍值得重视。

1.消化性溃疡复发的原因

(1)Hp 是导致复发的主要原因,大量临床研究表明,随着根除 Hp 在消化性溃疡治疗中的应用,消化性溃疡年平均复发率已下降至 3%～10%。显著低于根除治疗前水平(60%～100%)。而复发病例中,90%～100%患者的 Hp 阳性。

(2)NSAIDs:长期服用 NSAIDs 是导致消化性溃疡复发的第二因素,90%消化性溃疡复发是因长期服用 NSAIDs 和 Hp 感染所致。

(3)溃疡愈合质量(QOUH):该概念由 Tarnawski 在 1991 年首次提出,目前受到人们的重视。治疗溃疡时加用前列腺素类似物或胃黏膜保护剂则可显著减少消化性溃疡的复发,提示除 Hp 感染和 NSAIDs 外,溃疡愈合质量也是影响溃疡复发的重要因素。

(4)难治性溃疡:经传统方案治疗,十二指肠溃疡患者 8 周、胃溃疡 12 周溃疡仍不愈合者称为难治性溃疡。此类患者在消化性溃疡发病中占 5%～10%,其复发率较普通溃疡更高。

(5)消化性溃疡复发的危险因子还包括吸烟、饮酒和应激。

2.消化性溃疡复发的预防

(1)一般治疗:患者应戒烟、酒等刺激性食物,对频繁复发患者,应重复胃镜和病理检查,排除其他因素所致溃疡。

(2)药物治疗:①Hp 阳性患者一定要行根除治疗,有研究报道,在 Hp 根除后,如能使用抑酸药物维持治疗,溃疡复发率较未行维持治疗者低。②对服用 NSAIDs 所致溃疡,如有可能,建议停用 NSAIDs 药物。如因原发的病情需要不能停药者,可换用 COX-2 环氧合酶抑制剂,并同时服用 PPI。对合并 Hp 感染者,应行根除治疗。③黏膜保护剂:黏膜保护剂或前列腺素衍生物可提高溃疡愈合质量。抑酸治疗同时加用黏膜保护剂也可降低溃疡复发。④难治性溃疡:如 Hp 感染阳性,应再抗 Hp 治疗;对 Hp 阳性者,有研究表明采用全量 H_2 受体拮抗剂治疗 1 年复发率为 50%～70%,而采用加倍计量 PPI 可有效预防复发。因此,对该类患者提倡采用大剂量 PPI 维持治疗。

(3)手术治疗:对维持治疗无效患者或无法耐受药物治疗患者,可考虑手术治疗。

第四节 溃疡性结肠炎

溃疡性结肠炎(UC)是一种病因不明机制不清的结直肠慢性非特异性炎症性疾病。UC与克罗恩病(CD)一起统称为炎症性肠病(IBD)。UC多为年轻起病,病程长、易反复,病变局限于大肠黏膜与黏膜下层。临床表现为腹泻、黏液脓血便,可伴腹痛、里急后重和发热等全身症状,可有关节、皮肤、黏膜、眼和肝胆等肠外表现。治疗困难,无根治方法,严重影响患者生活质量,长程患者有癌变风险,预后不佳。

一、流行病学

以往认为,IBD是以西方白种人为主要患病人群的疾病,它从20世纪中叶起在西方国家发病率逐渐增高,至今仍呈上升趋势,在北美和欧洲常见,但近30年来日本发病率呈逐步增高趋势,近十多年我国就诊人数亦明显增加。目前欧美IBD发病率在10/10万~30/10万,其中欧洲UC发病率为1.5/10万~20.3/10万,北美UC发病率为8.8/10万~14.6/10万,北美UC患病率为191/10万~241/10万。我国IBD发病率还没有统一的数据,南北方有明显差异,黑龙江省大庆市的IBD的发病率为1.77/10万,其中UC为1.64/10万,而广东中山市的IBD发病率为3.14/10万,其中UC为2.05/10万。我国多中心病例回顾研究也表明,IBD患者住院率和内镜检出率在15年间有明显增多的趋势。

UC可发生在任何年龄,最常发生于青壮年期,根据我国统计资料,发病高峰年龄为20~49岁,男女性别差异不大[男:女为(1.0~1.3):1]。

二、病因与发病机制

IBD的病因和发病机制尚未完全明确,已知肠道黏膜免疫系统异常反应所导致的炎症反应在IBD发病中起重要作用,目前认为这是由多因素相互作用所致,主要包括环境、遗传、感染和免疫因素。

1.环境因素

近几十年来,全球IBD的发病率持续增高,这一现象首先出现在社会经济高度发达的北美、北欧,继而是西欧、南欧,然后才是日本、南美,以往该病在我国少见,现已越来越多。这一现象反映了环境因素微妙但却重要的影响,如饮食、吸烟、卫生条件或暴露于其他尚不明确的因素,都是可能的环境因素。

2.遗传因素

IBD发病的另一个重要现象是其遗传倾向。IBD患者一级亲属发病率显著高于普通人群,而患者配偶的发病率不增加。通过全基因组扫描及候选基因的研究,已经发现了近200个可能与IBD相关的染色体上的易感区域及易感基因。NOD2/CARD15基因是第一个被发现和肯定的与 IBD 发病相关的基因,该基因突变通过影响其编码的蛋白的结构和功能而影响 NF-KB 的活化,进而影响免疫反应的信号转导通道。NOD2/CARD15 基因突变见于白种人克罗恩病患者,但在日本、中国等亚洲人并不存在,反映了不同种族、人群遗传背景的不同。与 UC 关系较密切的基因或位点主要包括 TNFSF15、HLA-DR 等。

3.微生物因素

多种微生物参与了 IBD 疾病的发生发展过程,但至今尚未找到某一特异微生物病原与 IBD 有恒定关系。有研究认为副结核分枝杆菌及麻疹病毒与 CD 有关,但证据缺乏说服力。近年关于微生物致病性的另一种观点正日益受到重视,这一观点认为 IBD 是针对自身正常肠道菌群的异常免疫反应引起的。有两方面的证据支持这一观点:①来自 IBD 的动物模型,用转基因或敲除基因方法造成免疫缺陷的 IBD 动物模型,在肠道无菌环境下不会发生肠道炎症,但如重新恢复肠道正常菌群状态,则出现肠道炎症;②临床上观察到细菌滞留易促发 CD 发生,而粪便转流能防止 CD 复发;抗生素或微生态制剂对某些 IBD 患者有益。

4.免疫因素

肠道黏膜免疫系统在 IBD 肠道炎症发生、发展、转归过程中始终发挥重要作用。研究证明 CD 患者的 Th1 细胞存在异常激活。除了特异性免疫细胞外,肠道的非特异性免疫细胞及非免疫细胞如上皮细胞、血管内皮细胞等,免疫反应中释放出各种导致肠道炎症反应的免疫因子和介质,包括免疫调节性细胞因子如 IL-2、IL-4、IFN-7,促炎症性细胞因子如 IL-1、IL-6、IL-8 和 TNF-α 等亦参与免疫炎症反应。此外,还有许多参与炎症损害过程的物质,如反应性氧代谢产物和 NO 可以损伤肠上皮。随着对 IBD 免疫炎症过程的信号传递网络研究的深入,近年不少旨在阻断这些反应通道的生物制剂正陆续进入治疗 IBD 的临床应用或研究,如英利昔单抗(一种抗 TNF-α 单抗)对 IBD 的疗效已被证实并在临床推广应用,反证了肠黏膜免疫因素在 IBD 中发挥重要作用。

目前 IBD 的发病机制可概括为:环境因素作用于遗传易感者,在肠道菌群的参与下,启动了肠道特异性免疫及非特异性免疫系统,最终导致免疫反应和炎症过程。可能由于抗原的持续刺激或(及)免疫调节紊乱,这种免疫炎症反应表现为过度亢进和难于自限。一般认为 UC 和 CD 是同一疾病的不同亚类,组织损伤的基本病理过程相似,但可能由于致病因素不同,发病的具体环节不同,最终导致组织损害的表现不同。

三、病理

病变位于大肠,呈连续性弥散性分布。病变范围多自肛端直肠开始,逆行向近段发展,甚至累及全结肠及回肠末段。

活动期黏膜呈弥散性炎症反应。固有膜内弥散性淋巴细胞、浆细胞、单核细胞等细胞浸润是 UC 的基本病变,活动期并有大量中性粒细胞和嗜酸性粒细胞浸润。大量中性粒细胞浸润发生在固有膜、隐窝上皮(隐窝炎)、隐窝内(隐窝脓肿)及表面上皮。当隐窝脓肿融合溃破,黏膜出现广泛的小溃疡,并可逐渐融合成大片溃疡。肉眼见黏膜弥散性充血、水肿,表面呈细颗粒状、脆性增加、出血、糜烂及溃疡。由于结肠病变一般限于黏膜与黏膜下层，很少深入肌层，所以并发结肠穿孔、瘘管或周围脓肿少见。少数重症患者病变累及结肠全层，可发生中毒性巨结肠，肠壁重度充血、肠腔膨大、肠壁变薄，溃疡累及肌层至浆膜层，常并发急性穿孔。

结肠炎症在反复发作的慢性过程中，黏膜不断破坏和修复，致正常结构破坏。显微镜下见隐窝结构紊乱，表现为腺体变形、排列紊乱、数目减少等萎缩改变，伴杯状细胞减少和潘氏细胞化生，可形成炎性息肉。由于溃疡愈合、瘢痕形成、黏膜肌层及肌层肥厚，使结肠变形缩短、结肠袋消失，甚至肠腔缩窄。少数患者发生结肠癌变。

四、临床表现

一般起病缓慢，少数急骤，病情轻重不一，常反复发作。

1.腹泻

为主要症状，腹泻轻重不一，轻者每天 2～3 次，重者每天可达 10～30 次，多为黏液脓血便，常有里急后重。

2.腹痛

腹痛部位一般在左下腹或下腹部，亦可波及全腹，常为阵发性痉挛性疼痛，多发生于便前或餐后，有腹痛-便意-便后缓解规律。

3.全身症状

急性发作期常有低热或中等发热，重症可有高热，但不伴畏寒或寒战。其他还有上腹不适、嗳气、恶心、消瘦、贫血水电解质平衡紊乱、低蛋白血症等。

4.肠外表现

包括外周关节炎、结节性红斑、坏疽性脓皮病、巩膜炎、前葡萄膜炎、口腔复发性溃疡等，这些肠外表现在结肠炎控制或结肠切除术后可缓解或恢复；骶髂关节炎、强直性脊柱炎、原发性硬化性胆管炎等，可与 UC 共存，但与 UC 的病情变化无关。国内报道肠外表现的发生率低于国外。

5.体征

轻、中型患者仅有左下腹轻压痛。重型和暴发型患者常有明显压痛和肠型。若有腹肌紧张、反跳痛、肠鸣音减弱应注意中毒性巨结肠、肠穿孔等并发症。直肠指检可有触痛及指套带血。

6.并发症

有大出血、中毒性巨结肠、肠穿孔和癌变等。病程超过 8 年的 UC 患者需定期结肠镜检查并多部位活检以监测不典型增生或癌变。

五、并发症

1.中毒性巨结肠

多发生在重度溃疡性结肠炎患者。国外报道发生率在重度患者中约有 5%。此时结肠病变广泛而严重,累及肌层与肠肌神经丛,肠壁张力减退,结肠蠕动消失,肠内容物与气体大量积聚,引起急性结肠扩张,一般以横结肠最为严重。常因低钾、钡剂灌肠、使用抗胆碱能药物或阿片类制剂而诱发。临床表现为病情急剧恶化,毒血症明显,有脱水与电解质平衡紊乱,出现鼓肠、腹部压痛,肠鸣音消失。血常规示白细胞计数显著升高。腹部X线片可见结肠明显扩张,结肠袋消失。本并发症预后差,易引起急性肠穿孔。

2.结直肠癌变

多见于广泛性结肠炎、幼年起病而病程漫长者。国外有报道起病20年和30年后癌变率分别为7.2%和16.5%,在UC诊断8～10年后,CRC的发病风险每年增加0.5%～1.0%。

3.其他并发症

下消化道大出血在本病发生率约3%。肠穿孔多与中毒性巨结肠有关。肠梗阻少见,发生率远低于克罗恩病。

六、辅助检查

1.实验室检查

(1)血液检查:血红蛋白在轻型病例多正常或轻度下降,中、重型病例有轻或中度下降,甚至重度下降。白细胞计数在活动期可有增高。红细胞沉降率加快和C-反应蛋白增高是活动期的标志。

(2)粪便检查:黏液脓血便,镜检见大量红、白细胞和脓细胞。急性发作期可见巨噬细胞。粪便病原学检查可排除感染性结肠炎。

(3)免疫学检查:活动期IgG、IgM常增高。外周型抗中性粒细胞胞质抗体可呈阳性。

2.结肠镜检查

是本病诊断与鉴别诊断的最重要手段之一。应做全结肠及回肠末段检查,直接观察肠黏膜变化,取活组织检查,并确定病变范围。

本病病变呈连续性、弥散性分布、从直肠开始逆行向上扩展,内镜下所见重要改变如下。

(1)黏膜粗糙呈细颗粒状,弥散性充血、水肿,血管纹理模糊,质脆、出血,可附有脓性分泌物。

(2)病变明显处见弥散性糜烂或多发性浅溃疡。

(3)慢性病变见假息肉和桥状黏膜,结肠袋往往变钝或消失。

结肠镜下黏膜活检组织学见弥散性炎症细胞浸润,活动期表现为表面糜烂、溃疡、隐窝炎、隐窝脓肿;慢性期表现为隐窝结构紊乱、杯状细胞减少。对于急性期重型患者结肠镜检查宜慎重,可仅观察直、乙状结肠。

3.X线检查

X线钡剂灌肠检查所见X线征主要表现如下。

(1)黏膜粗乱及(或)颗粒样改变。

(2)多发性浅溃疡,表现为管壁边缘毛糙呈毛刺状或锯齿状以及见小龛影,亦可有炎症性息肉而表现为多个小的圆或卵圆形充盈缺损。

(3)结肠袋消失,肠壁变硬,肠管缩短、变细,可呈铅管状。结肠镜检查比X线钡剂灌肠检查准确,有条件宜做结肠镜全结肠检查。

七、诊断与鉴别诊断

(一)诊断

在排除其他疾病(如急性感染性肠炎、阿米巴痢疾、慢性血吸虫病、肠结核等感染性结肠炎以及结肠克罗恩病、缺血性肠炎、放射性肠炎等非感染性结肠炎)基础上,可按下列要点诊断:①具有上述典型临床表现者为临床疑诊,安排进一步检查;②同时具备上述结肠镜和(或)放射影像特征者,可临床拟诊;③如再加上上述黏膜活检和(或)手术切除标本组织病理学特征者,可以确诊;④初发病例如临床表现、结肠镜及活检组织学改变不典型者,暂不确诊UC,应予随访3~6个月,观察发作情况。

应强调,本病并无特异性改变,各种病因均可引起类似的肠道炎症改变,故只有在认真排除各种可能有关的病因后才能做出本病的诊断。一个完整的诊断应包括其临床类型、病情分期、疾病活动严重程度、病变范围及并发症。

(二)鉴别诊断

1.急性感染性肠炎

各种细菌感染如志贺菌、空肠弯曲菌、沙门菌、产气单胞菌、大肠埃希菌、耶尔森菌等,均可引起急性感染性肠炎。常有流行病学特点(如不洁食物史或疫区接触史),急性起病常伴发热和腹痛,具有自限性(病程一般数天至1周,不超过6周);抗菌药物治疗有效;粪便检出病原体可确诊。

2.阿米巴肠炎

有流行病学特征,果酱样大便。病变主要侵犯右侧结肠,也可累及左侧结肠,结肠镜下见溃疡较深、边缘潜行,间以外观正常黏膜,确诊有赖于粪便或组织中找到病原体,非流行区患者血清抗阿米巴抗体阳性有助诊断。高度疑诊病例抗阿米巴治疗有效。

3.血吸虫病

有疫水接触史,常有肝、脾肿大。确诊有赖粪便检查见血吸虫卵或孵化毛蚴阳性;急性期结肠镜下直肠乙状结肠见黏膜黄褐色颗粒,活检黏膜压片或组织病理见血吸虫卵。免疫学检查有助鉴别。

4.克罗恩病

克罗恩病的腹泻一般无肉眼血便,结肠镜及X线检查病变主要在回肠末段和邻近结肠,且病变呈节段性、跳跃性分布并有其特征改变,与溃疡性结肠炎鉴别一般不难。但要注意,克罗恩病可表现为病变单纯累及结肠,此时与溃疡性结肠炎鉴别诊断十分重要。对结肠IBD一时难以区分UC与CD者,即仅有结肠病变,但内镜及活检缺乏UC或CD的特征,临床可诊断为 IBD 类型待定(IBDU);而未定型结肠炎(IC)指结肠切除术后病理检查仍然无法区分 UC 和 CD 者。

5.大肠癌

多见于中年以后,结肠镜或 X 线钡剂灌肠检查对鉴别诊断有价值,活检可确诊。须注意溃疡性结肠炎也可发生结肠癌变。

6.肠易激综合征

粪便可有黏液但无脓血,显微镜检查正常,隐血试验阴性。结肠镜检查无器质性病变证据。

7.其他

肠结核、真菌性肠炎、抗生素相关性肠炎(包括假膜性肠炎)、缺血性结肠炎、放射性肠炎、嗜酸性肠炎、过敏性紫癜、胶原性结肠炎、白塞病、结肠息肉病、结肠憩室炎以及人类免疫缺陷病毒(HIV)感染合并的结肠病变亦应与本病鉴别。还要注意,结肠镜检查发现的直肠轻度炎症改变,如不符合 UC 的其他诊断要点,常为非特异性,应认真寻找病因,观察病情变化。

8.UC 合并艰难梭菌或巨细胞病毒(CMV)感染

重度 UC 或在免疫抑制剂维持治疗病情处于缓解期患者出现难以解释的症状恶化时,应考虑到合并艰难梭菌或 CMV 感染的可能。确诊艰难梭菌感染可行粪便艰难梭菌毒素试验(酶联免疫测定 toxinA/B)。确诊 CMV 感染可行肠镜下活检 HE 染色找巨细胞包涵体及免疫组化染色,以及血 CMV-DNA 定量。

八、治疗

(一)治疗目标

诱导并维持临床缓解,促进黏膜愈合,防治并发症,改善患者生存质量。

(二)一般治疗

营养支持治疗:常有营养不良,根据情况予以高糖、高蛋白、低脂、少渣饮食,适当补充叶酸、微生物和微量元素,全肠外营养适用于重症患者及中毒性巨结肠、肠瘘、短肠综合征等并发症患者。推荐采用间接能量测定仪测定患者的静息能量消耗(REE)。

因疾病反复发作,迁延终生,患者常见抑郁和焦虑情绪,需予以心理问题的防治。

此外,尼古丁与 UC 的发病密切相关,吸烟可以预防 UC 的发生并能改善临床症状,停止吸烟反而会加重 UC 的症状,故以有吸烟习惯的 UC 患者不主张戒烟。

(三)常用治疗药物

1.氨基水杨酸类(5-ASA)

轻中度患者活动期或缓解期 UC 患者的一线治疗药物,通过影响肠黏膜局部花生四烯酸代谢产物环氧酶和氧化酶,抑制前列腺素合成、清除氧自由基而减轻炎症反应、抑制免疫细胞的免疫反应以及促进激活的 T 淋巴细胞的凋亡等,以保护肠道细胞免受破坏。

水杨酸偶氮磺胺吡啶(SASP)是经典的药物,5-氨基水杨酸(5-ASA)为其有效成分。SASP治疗缓解率达80%,但恶心、呕吐、头痛、食欲减退等不良反应发生率较高。近年来在SASP的基础上研制了一些新型5-ASA制剂。

2. 肾上腺皮质激素(GC)

是抑制UC急性活动性炎症最为有效的药物,主要用于中重度患者或5-ASA治疗无效患者的急性活动期的一线治疗,但无维持效果,常与氨基水杨酸类药物合用,此类药物具有强大的抗炎作用及免疫抑制作用,在炎症早期能增高血管的紧张性,降低血管的通透性,同时抑制白细胞的浸润及减少炎症因子的释放;通过诱导淋巴细胞的DNA降解及凋亡达到免疫抑制作用,近期疗效好,有效率为90%。禁忌证有肠穿孔、腹膜炎、腹腔脓肿等。临床常用的有地塞米松、琥珀酸氢化可的松、泼尼松、甲泼尼龙及布地奈德等。虽然其控制病情快,效果满意,但不良反应也非常明显。近年应用的新型制剂有二丙酸倍氯松、巯氢可的松、巯基可的松异戊酸酯等,此类药抗炎作用强而全身不良反应相对较少。糖皮质激素长期应用易产生不良反应,且不能控制复发,故症状好转后应逐渐减量至停药。不良反应可使病情加重,当应用时限小于2~3个月时可基本避免。对严重依赖糖皮质激素的UC患者可试用自体红细胞介导的地塞米松进行治疗,可克服糖皮质激素依赖并控制病情,从而达到糖皮质激素逐渐减量至停用。

3. 免疫抑制剂

是治疗UC的二线药物,适用于激素无效或依赖者以及不能使用SASP或不能行手术治疗者。常用的免疫抑制剂有硫唑嘌呤(AZA)、6-巯基嘌呤(6-MP)、环孢素(CY)、甲氨蝶呤(MTX)、沙利度胺、他克莫司及麦考酚吗乙酯等。

(1)硫唑嘌呤(AZA)和6-巯基嘌呤(6-MP):两者同为硫嘌呤类药物,通过抑制嘌呤核苷酸合成抑制细胞增殖,疗效相似。我国医师使用AZA的经验较多。使用AZA出现不良反应的患者转用6-MP后,部分患者可以耐受。硫嘌呤类药物不能耐受者,可换用MTX。AZA欧美推荐的目标剂量为1.5~2.5mg/(kg·d),有人认为亚裔人种剂量宜偏低,如1mg/(kg·d),但目前尚未达成共识。UC的治疗常会将氨基水杨酸制剂与硫嘌呤类药物合用,但前者会增加后者的骨髓抑制的毒性,应特别注意。

(2)环孢素A(CsA):是一种具有强免疫抑制作用的脂溶性多肽,属于调钙素抑制剂,通过抑制T细胞IL-2的产生,影响免疫反应的诱导和进展,从而发挥作用。可用于对激素治疗无效的重症UC患者,可能使部分患者明显降低手术率与病死率,无骨髓抑制的不良反应,但需注意肾毒性、二重感染、高血压、肺纤维化等不良反应。用药期间应密切监测血药浓度及血生化等指标。倾向于使用较小剂量如2~4mg/(kg·d)静脉滴注7~14天,临床取得明显缓解后,换以口服制剂6~8mg/(kg·d)(也可直接口服起效1个月后渐减量),总疗程4~7个月。

(3)其他:MTX、他克莫司(FK506)、沙利度胺及麦考酚吗乙酯等。

①MTX:主要抑制二氢叶酸还原酶,阻碍DNA合成。能有效诱导和维持缓解,并减少对激素的依赖和耐药,但起效较慢,毒性较大,具有骨髓抑制、出血性膀胱炎、胃肠道反应、发热、肝炎和过敏反应等不良反应。妊娠期禁用,用药期间及停药数月内应避免妊娠。

②沙利度胺:可抑制肿瘤坏死因子-α(TNF-α)产生,被称为"穷人的生物制剂",但目前仅有少数关于沙利度胺治疗 UC 的文献报道,具体剂量和疗效有待探讨。

③他克莫司(FK506):为一种钙调节神经蛋白抑制剂,抑制促炎症细胞因子的产生和 T 细胞的激活,临床多用于顽固性病例及对 AZA、6-IMP 免疫或英夫利西诱导缓解后使用,但经验尚少。有肾毒性、头痛、恶心、肌痉挛与感觉异常、剂量依赖性等,长期效果和安全性有待进一步观察。本品静脉注射用 0.01~0.02mg/(kg·d),但也有口服制剂 0.05~0.20mg/(kg·d)。

④麦考酚吗乙酯:为新一代免疫抑制剂,又称霉酚酸,商品名骁悉 cellcept,是抑制淋巴细胞增殖的强力免疫抑制剂,治疗 UC 经验尚少。可考虑用于对其他免疫抑制剂过敏不耐受或无效者。一般剂量为 0.5g/d 或按 15mg/(kg·d)进行计算,最大剂量不大于 1.0g/d。

4.生物治疗

包括英夫利西单抗、戈利木单抗及阿达木单抗。适用证为成年中重度活动性 UC 患者,这些患者对常规治疗包括激素类、巯嘌呤或硫唑嘌呤治疗无效,或不能耐受,以及存在常规治疗禁忌证。自治疗起每 12 个月或治疗失败(包括需要手术)需要重新评估。三者均为 TNF-α 的单克隆抗体,能中和 TNF-α 的促炎症作用。最近发现临床上部分患者对 IFX 等生物制剂原发性无效,可能与患者基因型有关。基因型的检测正逐渐成为趋势。

(1)英夫利西(IFX):能用于 6~17 岁儿童及青少年重度活动性溃疡性结肠炎。英夫利西的注射应避免在妊娠最后 3 个月内进行,以避免其通过胎盘。IFX 是一种鼠源性抗 TNF-α 的单克隆抗体,能中和 TNF-α 的促炎症作用,溶解 TNF-α 并诱导活化的巨噬细胞和 T 淋巴细胞凋亡,与 TNF-d 结合后也可抑制 Th1 型细胞因子分泌。IFX 的具体使用方法为 5mg/kg 静脉滴注,分别在第 0、2、6 周以及之后每 8 周使用。由于 IFX 为鼠源性抗 TNF-α 制剂,虽然其免疫原性较强,患者因过敏而不耐受现象较多。其他不良反应包括乙肝病毒激活、充血性心力衰竭、严重感染、系统性红斑狼疮、脱髓鞘疾病、肝胆管病变、淋巴瘤。

(2)阿达木:是一种人源化的 IgG Ⅰ 类单克隆抗 TNF 抗体,阿达木单抗在儿童患者的研究中也获得了满意的疗效和安全性。阿达木单抗在诱导期第 0 周使用 160mg,以及第 2 周 80mg 皮下注射,以后每隔 2 周 40mg 皮下注射。不良反应主要为感染、注射部位反应、头痛、肌肉骨骼疼痛、乙肝病毒激活、各种恶性肿瘤和严重血液学、神经和自体免疫反应。

(3)戈利木:皮下注射,剂量根据患者体重调整,体重不超过 80kg 的患者,初始剂量为 200mg,第 2 周 100mg,以后每 4 周以 50mg 维持治疗。体重在 80kg 或以上的患者,初始剂量为 200mg,第 2 周 100mg,以后每 4 周 100mg 维持治疗。每 12~14 周评估疗效。不良反应包括感染、脱髓鞘疾病、淋巴瘤、乙肝病毒激活、充血性心力衰竭和反应性血液疾病。

5.抗生素

多用于重症 UC 或有严重并发症的中毒性巨结肠病例。UC 肠道菌群发生明显改变,尤其以致病性的肠球菌、变形杆菌、酵母菌的增加和益生菌双歧杆菌的减少为特征,在临床上多采用抗厌氧菌药物及广谱抗生素,常用药物为喹诺酮类和抗厌氧菌的甲硝唑或替硝唑。近年来甲硝唑临床应用较广泛,研究发现该药可抑制肠内厌氧菌,并有免疫抑制、影响白细胞趋化等作用,对 UC 效果良好且能预防复发,目前作为二线药物在 GCS 或 SASP 无效时可考虑使用。

6.肠道菌群调节剂

肠道菌群失调和腔内抗原刺激是胃肠道炎症的主要刺激因素,微生态制剂可补充肠道正常存在的细菌,抑制致病菌的生长,减少肠道内毒素的产生,维持肠道菌群平衡,达到控制肠道炎症及维持缓解的目的,有益于 UC 的治疗。肠道菌群调节的方法主要包括:抗菌药物、益生菌、益生元、合生元制剂及健康人粪便微生物移植(FMT)。益生菌被定义为活的微生物,当摄入足够数量时能发挥对人体健康有益的作用,常见有乳酸菌、双歧杆菌、非致病性酵母菌和复合益生菌等。微生态疗法安全、有效、无明显不良反应,作为 UC 的辅助用药其临床应用前景良好。

7.抑酸药及黏膜保护修复药

H_2 受体阻滞剂对结肠肥大细胞所释放的组胺产生有效的抑制作用,具有与甲硝唑类药物相类似的化学结构,可通过强大的抗菌作用发挥治疗效果;质子泵抑制剂奥美拉唑等能抑制胃肠分泌,减少胃肠液对溃疡面的进一步损伤。胃黏膜保护药瑞巴派特可以保护胃肠黏膜,修复溃疡面;思密达即双八面体蒙脱石微粉,是一种很好的黏膜保护剂,对消化道黏膜有很强的覆盖能力,在减轻炎症的同时可以促进黏膜水肿的消退,提高黏膜屏障的防御功能并有利于溃疡的愈合,对消化道内的细菌、病毒及其产生的毒素有极强的吸附、固定、抑制作用,从而改善肠道的菌群失调并且能吸附 8 倍于自身重量的水,减轻 UC 慢性反复性腹泻及腹泻导致的电解质紊乱;硫糖铝是一种黏膜保护剂,在肠液中水解,附着在肠壁上,并形成一层保护膜覆盖在溃疡面上,避免外源性致病因素对患处肠黏膜的继续侵害,从而有利于肠黏膜修复再生,促进溃疡愈合。

8.维生素

自由基增加、抗氧化能力减弱及过度炎症反应在 UC 发生中起重要作用。维生素 E 为抗氧化剂及自由基清除剂;维生素 D 可影响机体的固有免疫,对抑制 UC 的炎症反应有一定作用。治疗时增加维生素 D、维生素 E 的摄入量有利于病情缓解。

9.其他药物治疗

临床上脂肪氧化酶抑制剂、超氧化物歧化酶系自由基清除剂、血栓素合成酶抑制剂、色氨酸钠、钙通道抑制剂、生长抑素等药物也被用于 UC 治疗,经过规范化治疗患者取得了一定的效果,由于作用有限,一般不单独使用,多作为辅助用药。中药和中西结合研究约占国内治疗研究的 80%,疗效均满意,临床应用普遍,常用的口服方剂有白头翁汤、三黄汤、葛根芩连汤、参苓白术散、灌肠药锡类散、冰硼散、白头翁汤附桂苓芷汤等,以灌肠治疗效果最为肯定。中药治疗有效、简便、价廉,值得推广。

(四)药物治疗原则

治疗前,首先应对病情进行综合评估,包括病变累及范围、部位,病程长短,疾病严重程度以及全身情况,给予个体化、综合化的治疗。治疗过程中应根据患者对药物的反应及对药物的耐受情况随时调整治疗方案。

广泛性结肠炎或有肠外症状者则以系统性治疗为主,远段结肠炎时还可采用局部治疗。

目前,针对 UC 的治疗策略上选择"升阶梯"治疗策略,还是"降阶梯"治疗策略仍未达成一致共识。"升阶梯"治疗是依照 5-ASA-糖皮质激素-免疫抑制剂-生物制剂的顺序逐步使用,以前为大多数学者和临床医师所接受。"降阶梯"治疗是指对于一些 UC 患者经过综合评估后首先使用生物制剂,这样能早期抑制异常的全身或肠道免疫反应。

1.活动期治疗

治疗以尽早控制炎症、缓解症状为主要目的。

(1)轻度 UC:氨基水杨酸制剂是治疗轻度 UC 的主要药物,可采用柳氮磺胺吡啶(SASP)或不同类型 5-ASA 制剂。暂无证据显示不同类型的 5-ASA 制剂疗效上有差别。

激素:对氨基水杨酸制剂治疗无效者,特别是病变较广泛者,可改用口服全身作用的激素。

对远端直肠型,可用上药栓剂(剂量 0.5～1g,2 次/d)。病变范围在左半结肠的,也可用美沙拉嗪灌肠液 1～2g/d 或琥珀酸氢化可的松 100～200mg/d,睡前或分 2 次保留灌肠。近年来采用新型激素类制剂布地奈德泡沫剂 2mg 加水 100mL 保留灌肠,1～2 次/d,取得较好疗效。对某些患者,中药锡类散保留灌肠亦有效。

(2)中度 UC:氨基水杨酸类制剂仍是主要药物,用法同上。

激素:足量水杨酸类制剂反应不佳(一般 2～4 周),尤其是病变范围较广者及时改用激素,按泼尼松 0.75～1mg/(kg·d)(其他类型全身作用激素的剂量按相当于上述泼尼松剂量折算)给药。达到症状缓解后再逐渐减量,如泼尼松剂量<30mg/d 时,减量宜更缓,每减 5mg 约间隔 2 周。最小维持量达 10mg/d 左右为理想,但要个体化。

硫嘌呤类药物:包括硫唑嘌呤(AZA)和 6-巯基嘌呤(6-MP)。适用于激素无效或依赖者。

英夫利西:当激素及免疫抑制剂治疗无效或激素依赖或不能耐受上述药物治疗时,可静脉滴注英夫利西单抗治疗。国外研究已肯定其疗效,我国正在进行上市前的Ⅲ期临床试验。

局部用药:对病变局限在直肠或直肠乙状结肠者,强调局部用药(病变局限在直肠用栓剂、局限在直肠乙状结肠用灌肠剂),口服与局部用药联合应用疗效更佳。抗菌药物仅在怀疑合并败血症时使用。

(3)重度 UC:一般病变范围较广,病情发展较快,做出诊断后需要及时处理。

①一般治疗:a.补液、补充电解质,防治水及电解质、酸碱平衡紊乱,特别是补钾。贫血者纠正贫血。b.病情严重者暂禁食,予以胃肠外营养。c.有高热伴脓血便次数较多的患者,考虑到肠道有混合感染时,可加用广谱抗生素或对 G^- 或厌氧菌有效的抗生素,如头孢类抗生素、喹诺酮类、甲硝唑等,如合并艰难梭菌及 CMV 感染则做相应处理。d.有时可发生肠菌群紊乱,则需用一些微生态制剂。e.慎用止泻剂、抗胆碱能药物、阿片制剂及 NSAIDs 等药物以免诱发结肠扩张。

②静脉用激素:为首选治疗。静脉滴注琥珀酸氢化可的松 300～400mg/d 或甲泼尼龙 40～60mg/d,剂量再大不会增加疗效,但剂量不足却会降低疗效。直肠型、左半结肠型可加用

美沙拉嗪1~2g/d、琥珀酸氢化可的松100~200mg/d或布地奈德2mg/d保留灌肠。病情好转后，先将静脉剂量减量，同时与口服制剂短期交替，再改为口服剂量，继续使用一段时间（不应超过6个月），逐渐过渡到硫嘌呤类药物维持治疗。如静脉应用激素5天仍然无效则考虑转换治疗方案。

③需要转换治疗的判断及转换治疗方案的选择：

a.需要转换治疗的判断：在静脉用足量激素治疗大约5天仍然无效，应转换治疗方案。所谓"无效"除看排便频率和血便量外，宜参考全身状况、腹部体检及血清炎症指标进行判断。根据欧洲克罗恩病和结肠炎组织（ECCO）和亚太共识的推荐将判断的时间点定为"约5天"，宜视病情之严重程度和恶化倾向，适当提早（如3天）或延迟（如7天）。但应注意，不恰当的拖延势必大大增加手术风险。

b.转换治疗方案的选择：两大选择，一是转换药物的所谓"拯救"治疗，依然无效才手术治疗；二是立即手术治疗。环孢素（CsA）：2~4mg/(kg·d)静脉滴注。该药起效快，短期有效率可达60%~80%，可有效减少急诊手术率。使用期间需定期监测血药浓度，严密监测不良反应。4~7天治疗无效者，应及时转手术治疗。研究显示，以往服用过硫嘌呤类药物者对CsA短期及长期疗效显著差于未使用过硫嘌呤类药物者。英夫利西（IFX）：近年国外有一项安慰剂对照研究提示IFX作为"拯救"治疗有效。立即手术治疗：在转换治疗前应与外科医师和患者密切沟通，以权衡先予"拯救"治疗与立即手术治疗的利弊，视具体情况决定。对中毒性巨结肠者一般宜早期手术。

2.缓解期治疗

临床治疗失败的主要原因多是治疗剂量不足或疗程不够。

(1)维持治疗的对象：除轻度初发病例、很少复发且复发时为轻度而易于控制者外，均应接受维持治疗。

(2)维持治疗的药物：激素不能作为维持治疗药物。维持治疗药物选择视诱导缓解时用药情况而定。

①氨基水杨酸制剂：由氨基水杨酸制剂或激素诱导缓解后以氨基水杨酸制剂维持，用原诱导缓解剂量的全量或半量，如用SASP维持，剂量一般为2~3g/d，并应补充叶酸。远段结肠炎以美沙拉秦局部用药为主（直肠炎用栓剂每晚1次；直肠乙状结肠炎灌肠剂隔天至数天1次），加上口服氨基水杨酸制剂更好。

②硫嘌呤类等免疫抑制剂：用于激素依赖者、氨基水杨酸制剂不耐受者。剂量与诱导缓解时相同，注意剂量要足。硫唑嘌呤宜在皮质激素减至小量前先期应用，因其充分起效要数个月后。环孢素治疗重症UC诱导缓解后，AZA或6-MP用作维持疗法具有较肯定的疗效。开始剂量可为50mg/d，然后逐步增至2~2.5mg/(kg·d)(AZA)或0.75~1.5mg/(kg·d)(6-MP)。也可一开始即给予目标剂量，用药过程中进行剂量调整。迄今，尚无资料表明AZA或6-MP两者中哪一种更优，但AZA应用出现不适（恶心或腹痛）时，可换用6-MP。但如发生胰腺炎等严重不良反应时，则不宜再换用另一种药。

严密监测 AZA 的不良反应：不良反应以服药 3 个月内常见，又尤以 1 个月内最常见。但骨髓抑制可迟发，甚至有发生在 1 年及以上者。用药期间应全程监测定期随诊。最初 1 个月内每周复查 1 次全血细胞，第 2～3 个月内每 2 周复查 1 次全血细胞，之后每月复查全血细胞，半年后全血细胞检查间隔时间可视情况适当延长，但不能停止；最初 3 个月每月复查肝功能，之后视情况复查。

欧美的共识意见推荐在使用 AZA 前检查硫嘌呤甲基转移酶(TPMT)基因型，对基因突变者避免使用或严密监测下减量使用。TPMT 基因型检查预测骨髓抑制的特异性很高，但敏感性低(尤其在汉族人群)，应用时须充分认识此局限性。

在达到目标剂量之前，如白细胞>10000/mm^3，剂量可予以增加。然后控制剂量，直到激素停用为止。在用药的头 3 个月内，不宜递减激素剂量。3 个月后如果患者递减激素过程中不能避免复发，则仍应维持足够的激素剂量，而将 AZA 剂量每 2 周增加 25mg，直到白细胞计数介于 3000～5000/mm^3 之间为止。如果患者 6 个月内不能停用激素（尽管白细胞发生中度减少，接近 3000/mm^3 左右），则应视为 AZA 治疗无效，可考虑采用结肠切除术。

③IFX：以 IFX 诱导缓解后继续 IFX 维持，诱导缓解的剂量和维持的剂量一致，均为 5mg/kg。使用 IFX 前接受激素治疗时应继续原来的治疗，在取得临床完全缓解后将激素逐步减量直至停用。对原先使用免疫抑制剂无效者，无必要继续合用免疫抑制剂；但对 IFX 治疗前未接受过免疫抑制剂治疗者，IFX 与 AZA 合用可提高撤离激素缓解率和黏膜愈合率。

维持治疗期间复发者，查找原因，如为剂量不足可增加剂量或缩短给药间隔时间；如为抗体产生可换用其他生物制剂（目前我国尚未批准）。目前尚无足够资料提出确切疗程。对 IFX 维持治疗达 1 年，维持撤离激素缓解伴黏膜愈合和 CRP 正常者，可考虑停用 IFX 继以免疫抑制剂维持治疗。对停用 IFX 后复发者，再次使用 IFX 可能仍然有效。

④其他：肠道益生菌和中药治疗维持缓解的作用尚有待进一步研究。白细胞洗涤技术国外有成功报道，国内尚未开展。

(3)维持治疗的疗程：氨基水杨酸制剂维持治疗的疗程为 3～5 年或更长。硫嘌呤类药物及 IFX 维持治疗的疗程暂未有共识，视患者具体情况而定，可能为无限期应用。对较轻的初发型，如控制较顺利，有人提出，病情稳定后维持治疗至少 1 年。对反复发作的患者要长期甚至终生用药。其他类型的都需要应用药物维持治疗。

(五)干细胞治疗

干细胞移植是目前新兴起来的一种新的治疗方法，主要通过两种基本机制治疗 UC：一是通过移植后定植于病变肠道部位，横向分化为具有相应功能的多种正常肠道细胞，增强肠道上皮修复能力，重建肠道黏膜和绒毛结构，促进损伤的肠黏膜的恢复；二是通过复杂的免疫网络重新调节肠道免疫，重建免疫耐受。

非骨髓脐带血干细胞治疗激素免疫型溃疡性结肠炎，近期可使患者临床症状缓解，结肠黏膜愈合，组织学改善，疾病活动指数降低，可停用皮质激素，是安全、有效的治疗方法。造血干细胞或骨髓间充质干细胞可能在基因治疗、肠黏膜修复、调节 T 淋巴细胞功能、免疫调节功能及促进损伤局部微循环重建等方面发挥作用。虽然干细胞移植在很大程度上都还处在初级或实验阶段,但是随着基础研究的逐步深入和UC病因和发病机制的逐步阐明,会给UC患者尤其是难治性UC患者带来根治的希望。

(六)其他治疗

选择性白细胞分离法(LCAP)通过选择性吸附炎性细胞,进而减轻肠道炎性反应,从而成为有效的治疗方法之一。早期LCAP多用于治疗中重度、激素依赖、免疫、无效或不良反应严重的UC患者。随着人们对LCAP认识的逐渐深入,它的适应证也逐渐扩展。

高压氧(HBO)治疗改善结肠黏膜局部缺血缺氧状态,促进溃疡愈合及坏死组织的修复;抑制结肠内微需氧菌及厌氧菌生长繁殖,增加白细胞的杀菌能力和机体对微生物的防御能力;此外,尚能调节皮下自主神经系统的功能,达到调节情绪,缓解自主神经系统的功能紊乱症状,阻断了UC的脑肠病理性恶性循环。

健康人粪便微生物移植(FMT)最初用于治疗难辨梭菌感染,取得了显著疗效。近年来FMT作为一种新方法已逐渐应用于IBD的治疗,但其有效性和安全性有待研究。

第四章 神经系统疾病

第一节 偏头痛

偏头痛是一种慢性发作性神经血管疾病,以发作性、偏侧、搏动样头痛为主要临床特征。严重的偏头痛被世界卫生组织定为最致残的慢性疾病之一,类同于痴呆、四肢瘫痪和严重精神疾病。最新流行病学调查显示:在我国18~65岁人口中,偏头痛的发病率为9.3%,男孩的发病率与女孩相同,都是6%,但随着年龄的增长,女性的偏头痛发病率会逐渐增高,男女比例为1:3。

一、病因和发病机制

(一)病因

目前偏头痛的发病原因并不完全清楚,但从临床上观察,许多因素可促使其诱发。

1. 激素性

月经、排卵、口服避孕药、激素替代。

2. 食物性

乙醇、亚硝酸盐(腌制食品)、谷氨酸钠(味精等)、阿司帕坦、巧克力、奶酪、饮食不规律。

3. 心理性

精神紧张、焦虑、抑郁。

4. 环境性

强光、日晒、噪声、气味、天气变化、高海拔。

5. 睡眠相关性

缺少睡眠、过多睡眠。

6. 药物性

硝酸甘油、组胺、雌激素、雷尼替丁、利血平等。

7. 其他

头部外伤、强体力劳动、疲劳。

(二)发病机制

1. 血管学说

认为血管先收缩,如眼动脉收缩造成视觉先兆如偏盲、闪光等,继之血管剧烈扩张,血流瘀滞而头痛,2~4小时后恢复正常。

2.神经学说

认为脑功能紊乱始于枕叶,以2~3mm/min的速度向前推进并蔓延及全头部,借此解释视觉先兆和头痛,称为扩散性皮质抑制现象。

3.神经源性炎症反应学说

认为不明原因的刺激物刺激三叉神经,使三叉神经末端释放化学特质如P物质,导致局部炎性反应和血管舒张,激发头痛。

4.血管神经联合学说

认为各种不同刺激物可影响皮质、丘脑、下丘脑,然后刺激脑干。一方面脑干的兴奋导致皮质功能改变,出现先兆症状,然后引起血管扩张,刺激三叉神经,使神经末端产生局部炎症反应;另一方面促使血小板释放5-羟色胺(5-HT),促使5-HT浓度下降,抗疼痛的作用减弱,导致头痛加重。

二、诊断与鉴别诊断

(一)临床表现

典型的偏头痛患者将经历下列四个阶段。

1.前驱症状

在偏头痛发作前一天或数天患者会有一些异常现象,如畏光、怕声、情绪不稳定、困倦、水肿等。

2.先兆症状

主要是视觉症状(如眼前闪光、冒金星、视野缺损等)、感觉症状(如针刺感、麻木感等)、语言功能障碍。持续时间约数分钟至1小时。有少许患者只有先兆症状而不头痛。

3.头痛症状

剧烈头痛,头痛多位于一侧,呈搏动感,逐渐蔓延及全头部,伴恶心、呕吐、畏光、怕声,持续时间4~72小时。

4.后遗症状

发作终止后,患者感到疲劳、无力、食欲差,1~2天后症状好转或消失。

(二)辅助检查

所有的检查对单纯的偏头痛患者无诊断价值,检查的目的是为了排除其他引起头痛的疾病,可根据患者的情况,选择进行头颅CT、MR及脑电图、脑脊液等检查。

(三)诊断要点

偏头痛的诊断主要根据患者的病史、临床表现(包括头痛的部位、性质、程度、持续时间、伴随症状、先兆表现和活动的影响)、家族史、神经系统检查及相关检查结果进行综合判断,必须排除继发性头痛和其他类型的原发性头痛。目前偏头痛的诊断主要根据国际头痛协会制订的

《国际头痛疾患分类第 3 版(试用版),2013》的诊断标准进行分类和诊断。

1.无先兆偏头痛(普通型偏头痛,单纯型偏头痛)

(1)至少有 5 次发作符合下述 2~4 项标准。

(2)头痛发作持续时间 4~72 小时(未经治疗或治疗无效者)。

(3)头痛至少具有下列特点中的两项:

①局限于单侧。

②搏动性。

③程度为中度或重度。

④日常体力活动(如走路或爬楼梯)会加重头痛或头痛时避免此类活动。

(4)头痛期至少具有下列中的一项:

①恶心和(或)呕吐。

②畏光和怕声。

(5)不能归因于其他疾病。

2.有先兆偏头痛(典型偏头痛,复杂型偏头痛)

(1)至少符合无先兆头痛 2~4 项特征的 2 次发作。

(2)先兆至少有下列一种表现,没有运动无力症状:

①完全可逆的视觉症状:包括阳性症状(如闪烁的光、点、线)及(或)阴性症状(如视觉丧失)。

②完全可逆的感觉症状:包括阳性症状(如针刺感)及(或)阴性症状(如麻木感)。

③完全可逆的语言功能障碍。

(3)至少满足下列的两项:

①同向视觉症状及(或)单侧感觉症状。

②至少一个先兆症状逐渐发展的过程≥5 分钟,和(或)不同先兆症状接连发生,过程≥5 分钟。

③每个症状持续 5~60 分钟。

(4)在先兆症状同时或在先兆发生后 60 分钟内出现头痛,头痛符合无先兆偏头痛标准 2~4 项。

(5)不能归因于其他疾病。

3.慢性偏头痛

(1)每个月头痛≥15 天,持续 3 个月以上。

(2)平均持续时间超过每次 4 小时(未治疗)。

(3)至少符合以下 1 项:

①符合国际头痛协会(IHS)诊断的偏头痛病史。

②典型偏头痛特征弱化或消失但发作频率增加超过 3 个月。

③期间有符合 IHS 诊断标准的偏头痛发作。

(4)不符合新发每日头痛或持续偏侧头痛的诊断。

(5)除外其他原因引起的头痛。

4.特殊类型的偏头痛

(1)偏瘫型偏头痛:多在儿童期发病,成年后停止;偏瘫可单独发生,也可伴有偏侧麻木、失语;偏头痛消退后可持续10分钟至数周不等。有家族型和散发型。

(2)基底型偏头痛:儿童和青春期女性发病较多,先兆症状为完全可逆的视觉症状(如闪光、暗点)、脑干症状(如眩晕、复视、眼球震颤、共济失调、黑矇),也可出现意识模糊和跌倒发作;先兆症状持续20~30分钟后出现枕部搏动性疼痛,常伴有恶心和呕吐。

(3)前庭性偏头痛:具有前庭性眩晕的症状和偏头痛的发作特点,反复出现发作性的眩晕、恶心呕吐,持续5分钟至72小时,可伴有畏光、畏声等类似于偏头痛的伴随症状,且对于抗偏头痛药物有良好反应。

(4)偏头痛持续状态:偏头痛发作时间持续72小时以上,但期间可有短于4小时的缓解期。

(四)鉴别诊断

1.丛集性头痛

头痛部位多为一侧眼眶或球后、额颞部,头痛性质多为发作性、剧烈样疼痛,常伴有同侧结膜充血、流泪、流涕和霍纳(Homner)征,不伴恶心、呕吐。发作频率为隔日1次至每日8次,每次持续时间15分钟至3小时。男女比例为9:1。

2.紧张性头痛

头痛部位多在双侧颞部、枕部、额顶部和(或)全头部,可扩展至颈、肩、背部;头痛性质多呈紧缩性、压迫性;程度为轻至中度,可呈发作性或持续性;多伴有焦虑、抑郁表现。

3.症状性偏头痛

临床上也可表现为类似偏头痛性质的头痛,可伴有恶心、呕吐,但无典型的偏头痛发作过程。大部分病例可有局灶性神经功能缺失或刺激症状,头颅影像学检查可显示病灶。同时注意排除高血压。

三、预防和治疗

(一)偏头痛的有效治疗方法

偏头痛治疗应注意几个方面的问题:

(1)偏头痛是多病因的,包括遗传因素、外部(酒精、应激)和内部(激素)的诱发因素,因此,多种不同的治疗方法都被证明是有效的。

(2)偏头痛是短暂的脑、硬脑膜和硬脑膜血管功能障碍,并不涉及脑实质,也不会增加脑瘤和动静脉畸形的危险。

(3)偏头痛不是精神障碍,亦无神经源性,但心理因素在偏头痛的频繁发作中起着重要作用。

(4)虽然偏头痛不能治愈,但可成功地治疗急性发作,还可用药物和行为方法减少发作。

(5)教条的原则无助于成功的治疗。

许多医师对偏头痛的病因学和病理生理学有着固定的观念,因而给予单一原因的治疗。来自不同医师的各种解释也使患者困惑。安慰剂治疗在预防偏头痛发作上可有明显效果,但这种效应3个月后减弱。

(二)急性偏头痛发作的治疗

1.止吐药

在治疗偏头痛时,遇到呕吐的病例,由于呕吐会延缓药物吸收,使镇吐药不能迅速达到血药峰值。止吐药甲氧氯普胺和多潘立酮可减轻呕吐等自主性失调,加速胃排空,在发作开始时应尽早使用。具有抗多巴胺作用的止吐药有时也能改善头痛。甲氧氯普胺通常与口服药包括非甾体类抗炎药(NSAIDs)或曲普坦类药物联合使用。口服剂量为10~20mg,直肠栓剂为20mg,或肌内注射剂量10mg。如果有呕吐的风险,可在给予急性抗偏头痛药物前10~20分钟先给甲氧氯普胺。对于偏头痛持续状态患者,可联用甲氧氯普胺(5mg,静脉注射)与双氢麦角碱(静脉注射)。甲氧氯普胺主要有锥体外系运动不良反应,如肌张力障碍、震颤、静坐不能、眼动现象。如果在偏头痛前驱症状期给予多潘立酮30mg,可终止偏头痛发作。甲氧氯普胺和多潘立酮都不能用于儿童。在美国,不使用多潘立酮,而使用抗多巴胺药,如氯丙嗪或丙氯拉嗪。静脉注射丙氯拉嗪10mg治疗偏头痛,不仅对恶心、呕吐有效,而且对疼痛本身也有效。在急诊室,丙氯拉嗪可作为阿片类药物的替代用药,必要时,可在30分钟重复使用。丙氯拉嗪可引起肌张力障碍,但其镇静作用较氯丙嗪弱。其不良反应直立性低血压也不如氯丙嗪常见。

2.镇痛药

镇痛药、非甾体类抗炎药(NSAIDs)和阿司匹林可通过抑制前列腺素的合成,影响外周受体和炎性递质的释放。阿司匹林、布洛芬和对乙酸氨基酚对于轻至中度偏头痛发作是首选的镇痛药。阿司匹林与甲氧氯普胺合用几乎与专门的偏头痛治疗药舒马曲坦一样有效。对乙酰氨基酚的镇痛和退热作用与阿司匹林相当,但消炎作用较弱。最近试验结果表明,对乙酰氨基酚与多潘立酮合用能较快和较好地解除疼痛。对乙酰氨基酚的耐受性好,不良反应少,偶见皮疹。

3.麦角胺和双氢麦角胺

麦角胺和双氢麦角胺为血管收缩药,在动物模型上能抑制无菌性外周血管炎,在人和动物还能抑制CGRP的释放。麦角胺和双氢麦角胺有许多不良反应,包括恶心、呕吐、头痛加重、麻痹、头晕眼花、眩晕、胃部不适、口干和焦虑不安。常规服用可引起麦角胺中毒,导致偏头痛加重,出现每日发作的、钝性的、弥散性的头痛(麦角胺性头痛),与慢性紧张性头痛难以区分。双氢麦角胺的不良反应轻一些。一旦停服麦角胺头痛会加重(反弹性头痛)。此外,常规服用麦角胺会使偏头痛预防失败。服用麦角胺和双氢麦角胺的禁忌证包括缺血性心脏病、心肌梗死、间歇性跛行、Raynaud病、高血压和妊娠期妇女。

4.曲普坦类药物

曲普坦类药物是一个特异性5-HT(5-HT$_{1B/D}$)受体激动剂。所有的曲普坦类药物都作用于血管壁的突触前5-HT$_{1B}$受体,在动物模型上,它们引起大脑和硬膜动脉收缩的作用强于冠状动脉和外周动脉。此外,这类药物可抑制刺激三叉神经节5-HT$_{1D}$受体而引起的硬膜无菌性脉管炎。注射舒马曲坦后,偏头痛发作时颈静脉内升高的CGRP水平下降。舒马曲坦不能通过完好的血脑屏障,而新型5-HT$_{1D}$受体激动剂佐米曲坦、那拉曲坦、利扎曲坦和依来曲坦可以通过并结合于三叉神经核和神经元上。

口服5-HT$_{1B/D}$激动剂在60分钟内使30%～40%的发作患者头痛缓解,2小时后可使50%～70%的发作患者头痛缓解,恶心、呕吐、畏光、畏声随之得到改善。但如果首剂无效,再给第二剂也无效,曲坦类药物存在的问题是24小时内有30%～40%的患者头痛复发,这是因为药物并未根治脑干内的病源。舒马曲坦有较宽的治疗剂量范围,可根据发作的程度和不良反应强度来选择剂量。佐米曲坦的疗效与舒马曲坦相同,但可用于对舒马曲坦无反应的患者。利扎曲坦起效较快,收缩冠状动脉的作用较弱,这是否使之不良反应较轻还有待进一步检验。在Ⅱ期临床试验中,依来曲坦40mg和80mg的疗效要优于舒马曲坦,但其80mg的不良反应强于舒马曲坦100mg。

5-HT$_{1B/D}$受体激动剂典型的不良反应有疲乏、头晕、咽喉症状、虚弱、颈痛、镇静和胸部症状。皮下注射舒马曲坦还可见注射不良反应,如麻刺感、温热感、头晕或眩晕、面红、颈痛、紧迫感等。最常见的不良反应难以与偏头痛本身症状相区别,但只有2%～6%的患者因不良反应而退出试验,无心肌梗死、心律失常等严重不良反应发生。理想的偏头痛治疗药物应该有舒马曲坦的疗效,而没有收缩血管不良反应。然而没有收缩血管作用的强神经源性炎症抑制剂,如SP拮抗剂、内皮素拮抗剂均无治疗偏头痛作用。

(三)严重偏头痛发作的治疗

严重偏头痛发作可给予甲氧氯普胺10mg静脉注射或肌内注射。阿司匹林0.5～1.0g静脉注射或双氢麦角胺1mg肌内注射也有效。安定类、阿片类、巴比妥类、苯二氮䓬类和可的松类药物在紧急状态下可广泛使用,在这方面几乎没有严格的安慰剂对照试验。

严重头痛发作治疗失败主要有以下几方面原因:

(1)诊断不正确,如患者是紧张性头痛而不是偏头痛。

(2)单独使用镇痛药或麦角类药物而未与止吐药合用。

(3)使用较长时间才能达到有效血药浓度的制剂(如片剂)。

(4)使用错误剂型,如呕吐时用片剂,腹泻时用栓剂。

(5)剂量不足。

(6)使用镇静药或阿片类药物,镇静药、催眠药、安定药和阿片类药物或者无效,或者有成瘾的危险。

(7)镇痛药与其他药配伍用,试验表明,用镇痛药+咖啡因+麦角胺治疗头痛的效果并不比正确剂量的单一药物效果好,长期服用咖啡因后突然停药会导致头痛发作。

(8)滥用药物,许多患者常规服用偏头痛治疗药物,导致药物性慢性头痛,急性发作时药物不再起作用,越有效的药物导致药物性头痛的危险性越大。

(9)高限药效,许多药物都在某一剂量时达到最大药效,超过此剂量,药效不再增加,进而引起更大的不良反应。

(四)偏头痛的预防

理想的偏头痛预防药物应杜绝头痛发作,解除症状,然而这个目标现在还难以达到。

1.下列情况下应开始进行偏头痛预防

①每月发作3次或更多。②发作时间>48小时。③头痛极度严重。④急性发作后头痛未充分缓解。⑤发作前的先兆期长。⑥急性发作治疗导致不良反应的发生。

2.问题

大部分预防偏头痛药物的作用方式尚不清楚,也没有研究该药物的动物模型。安慰剂在3个月内可使头痛发作减少至70%。联合用药是否比单一用药效果好也不得而知,但最好避免联合用药,以降低不良反应。另一个问题是患者可有不同的不良反应谱。试验结果发现,因不同原因服用同类药物时,偏头痛患者更常出现不良反应。

(1)β-受体阻滞剂:β-受体阻滞剂预防偏头痛的作用是在治疗同时患有高血压和偏头痛时偶然发现的。普萘洛尔和美托洛尔都有预防偏头痛的作用。在53项试验中,3403名患者用普萘洛尔160mg或另一相关药物或安慰剂,结果普萘洛尔使偏头痛发作平均减少44%,5.3%的患者由于不良反应退出试验。阿替洛尔、噻吗洛尔、纳多洛尔和比索洛尔也有潜在的预防作用;而醋丁洛尔、阿普洛尔、氧烯洛尔和吲哚洛尔没有预防作用。

(2)钙拮抗剂:氟桂利嗪用于预防偏头痛是基于它有抗脑缺氧作用,然而它有许多不良反应,例如抗多巴胺作用(锥体外系不良反应)、抗5-HT作用(镇静、体重增加)和抗肾上腺素作用(抑郁)。该药在许多国家都未获准用于预防偏头痛,尽管许多试验表明它确实有效。其他钙拮抗剂如维拉帕米仅稍见效,硝苯地平和尼莫地平无效。环扁桃酯在最近的研究中显示有可与β-受体阻滞剂相比的预防效果,并且不良反应少。

(3)双氢麦角胺:双氢麦角胺在一些欧洲国家广泛用于预防偏头痛,确能减少偏头痛发作,但长期服用双氢麦角胺会导致慢性头痛。

(4)5-HT拮抗剂:苯噻啶和美西麦角是5-HT拮抗剂,能有效预防偏头痛,但不良反应较多。美西麦角能导致腹膜后纤维化,因而服用不能超过6个月,现在只限用于持续头痛和其他预防药无效的偏头痛患者。

(5)阿司匹林和NSAIDs:在一项22071名男性医师参加的隔日口服阿司匹林325mg预防心肌梗死和脑卒中的试验中发现,661名患有偏头痛的医师服用阿司匹林后头痛发作减少20%。另一项试验比较了每日服用美托洛尔200mg和阿司匹林1500mg的效果,结果美托洛尔组67%的患者发作明显减少,而阿司匹林组只有14%减少。最近一项270名患者参加的试验再次证明阿司匹林300mg的预防效果不如美托洛尔200mg,反应率分别为42.7%和56.9%,但不良反应较少。萘普生钠能较好地预防偏头痛发作,其效果与苯噻啶相当。其他NSAIDs类药物如酮洛芬、甲芬那酸、托芬那酸和氯诺昔康也有效。但有些患者因胃肠作用不能长期服用。

(6)其他药物:麦角乙脲在一些国家被获准用于预防偏头痛发作,它可能是通过多巴胺和5-HT受体起作用。阿米替林的疗效较弱,可用于合并有紧张性头痛和发作较少的偏头痛。丙戊酸可减少偏头痛发作,但不减轻头痛严重程度和持续时间。

3.选药顺序

开始预防治疗前,患者应注意记录偏头痛发作的频率、严重程度和持续时间。用药应从小剂量开始。预防治疗应进行9～12个月以逐步减少药量,然后观察2～3个月,如一种药使用3～5个月无效应换另一种药。

β-受体阻滞剂应作为首选治疗偏头痛的药物,如患者同时患有高血压和焦虑,其疗效会很显著。低血压和睡眠障碍等不应使用β-受体阻滞剂。禁忌证是心力衰竭、房室传导阻滞、1型糖尿病和哮喘等。有畏食、睡眠障碍的患者最好选用氟桂利嗪,而有震颤、抑郁和锥体外系症状的患者禁用。第三选择是5-HT拮抗剂,但常出现不良反应(如镇静、头晕、体重增加和抑郁),禁忌证包括妊娠、冠心病、外周血管疾病、高血压和肝肾功能障碍等。

4.失败原因

与急性发作的治疗相似,预防治疗偏头痛失败的原因包括:①诊断错误。②使用未确切疗效的药物。③未首选β-受体阻滞剂或氟桂利嗪。④未从小剂量开始,以致出现患者不能耐受的不良反应。⑤用药时间过短,至少应用3个月。⑥用药时间过长,给药9～12个月停药。⑦期望值过高,希望能治愈,但预防治疗只能减少发作频率和严重程度。⑧不良反应,应告知患者有关的不良反应。

第二节 蛛网膜下隙出血

一、病因与发病机制

(一)病因

1.颅内动脉瘤破裂

是SAH最常见的病因,约占85%。这种动脉瘤不是先天性的,但可随时间发展。儿童及青年发病较少,多在40～60岁发病,其中31～70岁占85.2%。动脉瘤多发生在颅底动脉环及颅底动脉和主要分支上,其中颈内动脉动脉瘤占41.3%,后交通动脉瘤占24.4%,大脑中动脉瘤占20.8%,大脑前动脉瘤占9.0%,椎-基底动脉瘤占4.5%,多发性动脉瘤约占8.0%,按动脉瘤大小可分为:≤0.5cm为小动脉瘤,0.5～1.5cm为一般动脉瘤,1.5～2.5cm为大型动脉瘤,≥2.5cm为巨型动脉瘤。在一些患者中,还存在一些动脉瘤特异的病因,如外伤、感染或结缔组织病。在普通人群中发现囊性动脉瘤的频度取决于动脉瘤大小的定义和搜寻未破裂动脉瘤的力度。

2.脑血管畸形

脑血管畸形是脑血管发育异常形成的畸形血管团,而动静脉血管畸形(AVM)是最常见的脑血管畸形，表现为颅内某一区域血管的异常增多和形态畸变。形成原因被认为是在胚胎第3、4周时，脑血管发育过程受到阻碍，动静脉之间直接交通而形成的先天性疾病，动静脉之间没有毛细血管，代之以一团管径粗细和管壁厚薄不均的异常血管团。它占脑血管畸形60%，占自发性蛛网膜下隙出血病因的第2位，AVM与颅内动脉瘤比例为1:3.5。发病多见21～30岁的青壮年患者，平均发病年龄25岁左右，较颅内动脉瘤发病年龄早平均20年，男性略多于女性。脑动静脉畸形发生在幕上者占90%以上，幕下者9.2%，大脑半球占70%～93%，以额叶和顶叶为最常见部位。根据病变大小，一般分为：小型病变直径<2.5cm；中型病变直径2.5～5.0cm；大型病变直径>5.0cm；巨大型病变直径>7.0cm。

硬膜动静脉瘘（AVF）是较少见的脑血管畸形，也可引起颅底出血，在CT上难以与动脉瘤性出血相区别。出血的危险性取决于静脉的引流形式，直接皮质静脉引流的患者危险性相对较高，如有静脉扩张，则危险性可进一步增高；引流至主要静脉窦的患者，出血的危险性较低，如果不反流至较小的静脉窦或皮质静脉，则可以忽略不计，首次破裂后，可再出血。

3.高血压、脑动脉硬化

脑动脉粥样硬化时，动脉中的纤维组织代替了肌层，内弹力层变性断裂，胆固醇沉积于内膜，经过血流冲击逐渐扩张形成梭形动脉瘤，极易引起破裂出血，导致SAH。

4.烟雾病

烟雾病指双侧颈内动脉远端及大脑前、中动脉近端狭窄或闭塞，伴有脑底丰富的小动脉、毛细血管扩张。这种扩张的小血管管壁发育不良，破裂后即可导致SAH。

5.非动脉瘤性中脑周围出血

发生于20岁以上，多在60～70岁时发病。1/3的患者症状出现前有大强度的活动。头痛发作常呈渐进性（数分而不是数秒），意识丧失和局灶性症状少见，但仅是短暂性的。漏出的血液局限于中脑周围的脑池内，出血中心紧邻中脑前方，出血不会蔓延到大脑外侧裂或大脑纵裂前部。预后良好，恢复期短。

6.其他原因

有血液病、颅内肿瘤卒中、中毒、动脉炎、脑炎、脑膜炎及抗凝治疗的并发症等。还有一些原因不明的SAH，是指经全脑血管造影及脑CT扫描未找到原因者。

（二）发病机制

1.与颅内动脉瘤出血有关的机制

多数脑动脉瘤发生在动脉分叉处，此处是血管最薄弱的地方，常只有一层内膜而缺乏中膜和外膜，并且此处承受的血流冲击力也最大。由于瘤内、瘤壁和瘤外的条件变化，可导致动脉瘤破裂使血液流入蛛网膜下隙，但这种观念已被大量相反的观察结果所改变。最近经研究发现，颅内动脉肌层缝隙在有和无动脉瘤患者中同样存在，而且常被致密的胶原纤维填塞加固。另外，肌层任何缺陷并不在动脉瘤的颈部，而在动脉瘤囊壁的部位。所以，现有学者认为动脉瘤获得性改变可能是高血压所致。吸烟、酗酒这些危险因素很可能导致分叉处近远端动脉内膜层增厚，这些内膜层无弹性，可使血管壁更有弹性的部分张力增加。当血压突然升高时，动脉壁薄弱部位便会破裂出血。主要因素如下。

(1)瘤内因素：高血压可增加动脉瘤瘤腔内的张力和瘤壁的负荷,加速瘤壁动脉硬化的进程。动脉瘤内的血液涡流所产生的震动如与瘤壁的共振频率相同,会引起瘤壁结构疲劳,导致动脉瘤壁的弱化使动脉瘤破裂出血。

(2)瘤壁因素：包括瘤壁机械性疲劳、滋养血管闭塞和酶的作用等因素。这些因素可使瘤壁局限性弱化,在瘤壁弱化部位出现小的突起,易破裂出血。

(3)瘤外因素：动脉瘤外的压力在很大程度上影响动脉瘤的破裂,颅内压降低时可增加动脉瘤破裂出血的机会,导致SAFI。

2.与脑动静脉畸形(AVM)出血有关机制

异常血管团的小动脉、小静脉和毛细血管有的缺乏弹力层或肌层,有的管壁仅为一层内皮细胞,薄壁血管容易破裂出血。脑凸面的SAH可来自表浅的AVM。在10%～20% AVM的供血动脉上可形成囊性动脉瘤,推测是血流明显增加和动脉壁张力增加所致。在这些患者中,动脉瘤的部位不同于典型Willis环上的囊性动脉瘤,出血更常进入脑实质而不是蛛网膜下隙。主要因素如下。

(1)伴发动脉瘤：研究证实,动静脉畸形引起的血流动力学改变是伴发动脉瘤的成因,伴发动脉瘤的动静脉畸形出血率较高。脑动静脉畸形伴发动脉瘤是畸形血管适应其内血流动力学状况的一种形态学表现,一旦血流动力学变化超出动脉瘤壁承受力,即形成出血。伴发的动脉瘤与动静脉畸形血管团位置关系不同,出血程度也不同。Marks将具体分为：①畸形血管团内动脉瘤。②畸形血管团外动脉瘤。畸形血管团内动脉瘤瘤壁薄弱,本来发育不良的血管结构,在血流动力学应力作用下进一步局限性受损,在某些诱因作用下,容易超负荷发生破裂出血。近畸形血管团或血管团内动脉瘤是最危险的伴发动脉瘤。

(2)组织病理学改变：脑AVM是否出血与血管结构的病理改变有直接关系。有学者对脑AVM的血管厚度与出血的关系进行了研究,发现有出血史的患者血管壁的平均厚度为94.01μm,显著薄于非出血组的151.06μm(P＜0.001)。血管壁厚度在100μm以下者,出血组占84.97%,非出血组仅占32.4%。尽管畸形血管大小不等、厚薄不一,但血管厚度大多与出血相关。

(3)血管构筑改变：脑AVM在结构上由畸形的供血动脉、引流静脉和之间的结构紊乱、相互短路的血管团组成。其构筑学内容主要包括供血动脉的来源、数量、扭曲程度、直径、供血方式；畸形团的位置、大小、形态、分隔；瘘管的大小、数量；引流静脉的数量、直径、引流方式、引流路径；伴随的血管瘤的位置、形态；畸形团的生长方式和对周围血管结构的影响等。超选择血管造影是目前研究脑AVM最精确的方法。大量研究表明,脑AVM出血与其血管构筑学的特点关系非常密切,但不同学者的研究结果存在较大的差异。①多支动脉供血是复杂脑动静脉畸形的典型特征。一般来说,动静脉畸形呈高流量低阻力,有多支供血者尤为突小。但在血管团不同部位,不能除外血管阻力不均致灌注压不同的可能,即不除外有局限性低排高阻区,该部位则易破裂出血；供血动脉长度也影响着畸形血管团内的压力,在动静脉畸形血管团及供血动脉口径恒定条件下,供血动脉越长,内压衰减越大,畸形血管内压力越低,越不易破裂出血,反之则易破裂出血。②引流静脉的数量、通畅程度及部位是影响畸形血管团内灌注压的重要因素,与出血密切相关。引流静脉支越多,引流阻力越小,灌注压越低,血管破裂出血机会减少。引流静脉狭窄或闭塞,使脑动静脉畸形血管团内压力增高,加之血管结构的异常,故易破裂出血。深部静脉引流出血率明显高于浅部引流。由此可见,引流静脉数少,口径狭窄,部位深在,易致动静脉畸形破裂出血。③深部动静脉畸形出血倾向高于浅部动静脉畸形。深部指位于丘脑、基底节、胼胝体等部位。深部动静脉畸形出血率高,除因其供血动脉短及引流静脉易狭窄和闭塞外,还与其邻近脑室,多首发脑室出血症状易被临床发现有关。脑动静脉畸形大小与出血相关。

二、病理生理改变

(一)病理

血液进入蛛网膜下隙后,脑脊液被染色,整个或部分脑表面呈现紫红色,在脑沟、脑池内红细胞沉积,故染色更深。如果出血量大,脑表面可有薄层血凝块覆盖,颅底部的脑池内血凝块的积贮更明显。如为脑动脉瘤破裂所致者,则动脉瘤破裂处积血尤多,可将动脉瘤完全包埋。如为大脑前动脉或前交通动脉瘤破裂,于半球间纵裂处形成血肿,血肿可穿破终板破入第三脑室或向上经透明隔破入侧脑室,或破入额叶形成额叶血肿,如为大脑中动脉瘤破裂,则积血主要位于脑岛池、外侧裂池、再累及额叶或穿通入脑室系统。后交通动脉瘤或基底动脉瘤破裂,则于鞍区、脚间池、桥池及小脑脑桥角池等呈厚层积血,脑表面充血肿胀。随着时间的推移,蛛网膜下隙的大量红细胞出现不同程度的溶解,释放出含铁血黄素,使邻近的脑皮质及软、硬脑膜呈现不同程度的铁锈色,同时局部可有不同程度的粘连。部分红细胞随着脑脊液沉入蛛网膜颗粒,使其堵塞,引起脑脊液吸收减慢,最后产生交通性脑积水。较重的SAH由于血小板释放5-羟色胺及血管创伤,可引起局部脑血管痉挛(CVS),部分患者可继发脑梗死。显微镜下,通常在发病12小时以内即可见到颅内组织的防御反应,即脑膜细胞及游离单核细胞有吞噬红细胞现象。36小时以后可见血块的机化迹象,其成纤维细胞部分来自软脑膜,部分来自血管的外膜,渗入血块之内。机化现象缓慢进行,最后形成一层闭塞蛛网膜下隙的瘢痕。

(二)病理生理

SAH后的病理生理学改变与出血量、出血部位和血液在蛛网膜下隙存留的时间长短有关。

(1)SAH后,由于管壁异常血液渗出或管壁破裂血液涌入蛛网膜下隙,使颅腔内容物增加,可很快发生颅内压增高和全身应激反应,颅内压增高可使动脉瘤壁内外压力梯度降低,加上载瘤动脉急性痉挛,有助于动脉瘤止血。但一般颅内压随着SAH后患者临床分级的恶化而增高。

(2)血液刺激引起无菌性脑膜炎,可致剧烈头痛及脑膜刺激征,还可引起自主神经机能受损而出现高血压和心律失常。

（3）大量积血或凝血块沉积于颅底，刺激脑膜形成大量渗出液导致蛛网膜粘连，部分凝集的红细胞还可堵塞蛛网膜颗粒，影响脑脊液循环通路，使脑脊液的吸收受阻，轻者引起亚急性或慢性脑积水，重者可发生急性交通性脑积水，使颅内压急骤升高，进一步减少了脑血流量，加重了脑水肿，甚至导致脑疝形成。

（4）动脉瘤破裂出血后，动脉短时痉挛对减少或终止出血有保护作用，但持久痉挛，可使脑组织发生严重缺血或引起脑梗死，出现神经功能缺失症状。

Key等对52例动脉瘤性SAH患者进行了监测，Ⅰ～Ⅱ级的患者平均颅内压为1.33kPa（10mmHg）；Ⅱ～Ⅲ级为2.39kPa（18mmHg）；Ⅲ～Ⅳ级为3.86kPa（29mmHg）。颅内压还与患者的预后相关，颅内压低于1.99kPa（15mmHg）的患者预后良好率可达86%以上，超过15mmHg的患者预后良好率只有15%。颅内压增高可使脑灌注压降低（脑灌注压＝平均动脉压－颅内压），SAH急性期脑血流量（CBF）和脑氧代谢率（$CMRO_2$）也降低。Grubb等发现，SAH后临床病情分级为Ⅰ～Ⅱ级但无CVS的患者局部脑血流量（rCBF）降至42mL/(min·100g脑组织)，正常值为54mL/(min·100g脑组织)，Ⅲ～Ⅳ级降至35mL/(min·100g脑组织)。临床分级为Ⅰ～Ⅱ级并伴有CVS的患者CBF降至36mL/(min·100g脑组织)，Ⅲ～Ⅳ级降至33mL/(min·100g脑组织)。在CBF降低的同时，$CMRO_2$也随着病情的恶化和CVS的加剧而降低，SAH后第10～14天降至低谷，如果病情稳定，CBF可缓慢回升。

三、临床表现

任何年龄均可发病，青壮年更常见，动脉瘤破裂所致者好发于30～60岁，女性多于男性。突然起病，以数秒或数分钟速度发生的头痛是最常见的起病方式。患者常能清楚地描述起病的时间和情景。发病前多有明显诱因，如剧烈运动、情绪激动、用力、排便、咳嗽、饮酒等；少数可在安静情况下发病。约1/3患者动脉瘤破裂前数日或数周有头痛、恶心、呕吐等症状。

SAH典型临床表现为突然发生的剧烈头痛、恶心、呕吐和脑膜刺激征，伴或不伴局灶体征。剧烈活动中或活动后出现爆裂性局限性或全头部剧痛，难以忍受，呈持续性或持续进行性加重，有时上颈段也可出现疼痛。其始发部位常与动脉瘤破裂部位有关。常见伴随症状有呕吐、短暂意识障碍、项背部或畏光等。绝大多数病例发病后数小时内出现脑膜刺激征，以颈项强直最明显，Kernig征、Brudzinski征可呈阳性。眼底检查可见视网膜出血、视盘水肿，约25%的患者可出现精神症状，如欣快、谵妄、幻觉等。还可有癫痫发作、局灶神经功能缺损体征如动眼神经麻痹、失语、单瘫或轻偏瘫、感觉障碍等。部分患者，尤其是老年患者头痛、脑膜刺激征等临床表现常不典型，而精神症状较明显。原发性中脑出血的患者症状较轻，CT表现为中脑或脑桥周围脑池积血，血管造影未发现动脉瘤或其他异常，一般不发生再出血或迟发型血管痉挛等情况，临床预后良好。

四、并发症

1.再出血

是 SAH 的急性严重并发症,病死率为 50% 左右。出血后 24 小时内再出血危险性最大,发病 1 个月内再出血的风险都较高。2 周内再出血发生率为 20%~30%,1 个月为 30%。再出血原因多为动脉瘤破裂。入院时昏迷,高龄,女性,收缩压超过 170mmHg 的患者再出血的风险较大。临床表现为在病情稳定或好转的情况下,突然发生剧烈头痛、恶心呕吐、意识障碍加深、抽搐、原有症状及体征加重或重新出现等。确诊主要依据上述表现、CT 显示原有出血的增加或腰椎穿刺脑脊液含血量增加等。

2.脑血管痉挛

是死亡和致残的重要原因。20%~30% 的 SAH 患者出现脑血管痉挛,引起迟发性缺血性损伤,可继发脑梗死。早发性脑血管痉挛出现于出血后,历时数分钟或数小时缓解;迟发性脑血管痉挛始发于出血后 3~5 天,5~14 天为高峰,2~4 周逐渐减少。临床表现为意识改变、局灶神经功能损害(如偏瘫、失语等),动脉瘤附近脑组织损害的症状通常最严重。

3.脑积水

15%~20% 的 SAH 患者会发生急性梗阻性脑积水。急性脑积水于发病后 1 周内发生,由于血液进入脑室系统和蛛网膜下隙形成血凝块阻碍脑脊液循环通路所致,属畸形阻塞性脑积水;轻者表现为嗜睡、精神运动迟缓和记忆损害,重者出现头痛、呕吐、意识障碍等。急性梗阻性脑积水大部分可随出血被吸收而好转。迟发性脑积水发生于 SAH 后 2~3 周,为交通性脑积水。表现为进行性精神智力障碍、步态异常及尿便障碍。脑脊液压力正常,故也称正常颅压脑积水,头 CT 或 MRI 显示脑室扩大。

4.其他

5%~10% 患者可发生抽搐,其中 2/3 发生于 1 个月内,其余发生于 1 年内。5%~30% 患者可发生低钠血症和血容量减少的脑耗盐综合征或抗利尿激素分泌增多所致的稀释性低钠血症和水潴留,上述两种低钠血症需要在临床上进行鉴别;还可出现脑心综合征和急性肺功能障碍,与儿茶酚胺水平波动和交感神经功能紊乱有关。

五、辅助检查

1.影像学检查

(1)头颅 CT:是诊断 SAH 的首选方法,CT 显示蛛网膜下隙内高密度影可以确诊 SAH。根据 CT 结果可以初步判断或提示颅内动脉瘤的位置:如位于颈内动脉段常是鞍上池不对称积血;大脑中动脉段多见外侧裂池积血;前交通动脉段则是前间裂基底部积血;而出血在脚间池和环池,一般无动脉瘤。动态 CT 检查还有助于了解出血的吸收情况,有无再出血、继发脑梗死、脑积水及其程度等。CT 对于蛛网膜下隙出血诊断的敏感性在 24 小时内为 90%~

95%,3天为80%,1周为50%。

(2)头MRI：当病后数天CT的敏感性降低时,MRI可发挥较大作用。4天后T_1像能清楚地显示外渗的血液,血液高信号可持续至少2周,在FLAIR像则持续更长时间。因此,当病后1～2周,CT不能提供蛛网膜下隙出血的证据时,MRI可作为诊断蛛网膜下隙出血和了解破裂动脉瘤部位的一种重要方法。

2.CSF检查

通常CT检查已确诊者,腰穿不作为临床常规检查。如果出血量少或者起病时间较长,CT检查可无阳性发现,而临床可疑下腔出血需要行腰穿检查CSF。最好于发病12小时后进行腰椎穿刺,以便于穿刺误伤鉴别。均匀血性脑脊液是蛛网膜下隙出血的特征性表现,且显示新鲜出血,如CSF变黄或者发现吞噬红细胞、含铁血黄素或胆红质结晶的吞噬细胞等,则提示已存在SAH。

3.脑血管影像学检查

(1)DSA：是诊断颅内动脉瘤最有价值的方法,阳性率达95%,可以清楚显示动脉瘤的位置、大小、与载瘤动脉的关系、有无血管痉挛等,血管畸形和烟雾病也能清楚显示。由于血管造影可加重神经功能损害,如脑缺血、动脉瘤再次破裂出血等,因此造影时机宜避开脑血管痉挛和再出血的高峰期,即出血3天内或3～4周后进行为宜。

(2)CTA和MRA：CTA和MRA是无创性的脑血管显影方法,但敏感性、准确性不如DSA。主要用于动脉瘤患者的随访以及急性期不能耐受DSA检查的患者。

(3)经颅超声多普勒：动态检测颅内主要动脉流速是及时发现脑血管痉挛(CVS)倾向和痉挛程度的最灵敏的方法。

(4)其他：有些SAH找不到病因,即脑血管造影结果是正常的,这部分患者往往呈良性病程,以后不容易再出血。但一定注意偶尔会出现脑血管造影结果假阴性的情况,即由于医生经验不足、硬件设备不够先进或动脉瘤内血栓形成等原因导致器质性脑血管病变被漏诊。

4.实验室检查

血常规、凝血功能、肝功能及免疫学检查有助于寻找出血的其他原因。

六、诊断及鉴别诊断

突然发生的剧烈头痛、恶心、呕吐和脑膜刺激征阳性的患者,无局灶性神经缺损体征,伴或不伴意识障碍,应高度怀疑本病,结合CT证实脑池与蛛网膜下隙内有高密度征象可诊断为蛛网膜下隙出血。如果CT检查未发现异常或没有条件进行CT检查时,可根据临床表现结合腰穿CSF呈均匀一致血性、压力增高等特点做出蛛网膜下隙出血的诊断。

SAH需与下列疾病鉴别：

1.脑出血

深昏迷时与SAH不易鉴别,脑出血多有高血压,伴有偏瘫、失语等局灶性神经功能缺失症状和体征。原发性脑室出血与重症SAH临床难以鉴别,小脑出血、尾状核头出血等因无明显肢体瘫痪易与 SAH 混淆,仔细的神经功能检查、头颅 CT 和 DSA 检查可资鉴别。

2.颅内感染

各种类型的脑膜炎如结核性、真菌性、细菌性和病毒性脑膜炎等,虽有头痛、呕吐和脑膜刺激征,但常先有发热,发病不如 SAH 急骤,CSF 形状提示感染而非出血,头 CT 无蛛网膜下隙出血表现等特点可以鉴别。

3.瘤卒中或颅内转移瘤

约 1.5% 脑肿瘤可发生瘤卒中,形成瘤内或瘤旁血肿合并 SAH,癌瘤颅内转移、脑膜癌病或 CNS 白血病有时可谓血性 CSF,但根据详细的病史、CSF 检出瘤或癌细胞及头部 CT 可以鉴别。

4.其他

有些老年人 SAH 起病以精神症状为主,起病较缓慢,头痛、颈项强直等脑膜刺激征不明显或表现意识障碍和脑实质损害症状较重,容易漏诊或误诊,应注意询问病史及体格检查,并行头颅 CT 或 CSF 检查以明确诊断。

七、治疗

SAH 是一神经科急症,最重要的是保持呼吸道通畅、呼吸和心血管功能稳定,即 ABC-OK。如果患者 ABC-OK 应立即进行神经系统检查,应特别注意患者的意识水平以及意识清醒者的头痛等主诉,对患者临床状况做出评价,根据不同情况给予不同的进一步处理。与 SAH 患者不良预后密切相关的 3 个因素是:入院时的神经系统状况、年龄和首次 CT 扫描蛛网膜下隙的出血量。

(一)SAH 的一般处理

一般处理的目的是尽量减少患者的疾苦和尽量避免再出血、迟发性脑缺血以及其他并发症,具体处理见表 4-1。

(二)病因治疗

1.动脉瘤

动脉瘤是 SAH 的最常见病因,对动脉瘤性 SAH 患者的诊断和治疗应改变传统的早期以非手术治疗为主的概念,提倡"早期进行病因诊断,尽快实行病因治疗",力争在出血后 72 小时内即行 DSA 检查,以明确诊断并及时予以手术夹闭动脉瘤或血管内治疗等对病因的治疗,以防止再出血、预防血管痉挛,从而提高治愈率,降低病死率及病残率,改善患者的治疗前景及缩短住院时间。

外科手术使动脉瘤管腔闭合是主要的治疗方法。手术时期分为早期手术(<3 天)和延迟(10~12 天或以上)手术。早期手术和延迟手术两者的预后无明显差别。但在初次出血后 7~10 天手术的患者预后差,这个时间刚好与脑血管痉挛的高峰期(出血后 4~12 天)相符。外科治疗的时机和适应证取决于动脉瘤的分型、患者的临床分级和有无并发症等。目前许多医院

将 Hunt-Hess 分级 1～2 级者纳入早期积极处理的适应证,而对其他级别者进行延期手术;对于后循环(即椎-基底动脉系统)或巨大动脉瘤等复杂动脉瘤性出血,应延期手术;对伴有脑积水的高级别者,应先行分离术,使级别降一级,再手术。

表 4-1 SAH 患者的一般处理

护理
持续观察(Glasgow 昏迷评分、体温、瞳孔、血压、ECG 和局灶体征)
呼吸道管理
气道插管,机械通气(呼吸障碍、神经源性肺水肿和临床评分恶化者)
间歇性强制通气(IMV):用于有自主呼吸者
呼气末端正压通气(PEEP):用于濒死或可能发展为脑死亡者
压力控制通气:用于早期 ARDS
营养
吞咽和咳嗽反射正常者可口服进食
置鼻饲管
全胃肠外营养(仅作为最后的措施)
保持大便通畅:摄入足够水分,限制牛奶摄入量,必要时用缓泻剂
血压
高血压不需要特殊处理(除非有进行性器官损害的证据;血压>180/100mmHg 给温和降压药)
液体和电解质
建立静脉通道
给生理盐水 3L/d
3% NaCl 50mL,tid(有脑血管痉挛危险者)
排尿困难需置尿管
发热和体液负平衡者需补液
隔天 1 次监测电解质和白细胞计数
疼痛
开始可用对乙酰氨基酚和(或)右旋丙氧吩(避免用阿司匹林)
如果伴有抑郁可用咪达唑仑(5mg 肌内注射或泵注)
严重的可用可待因甚至麻醉剂
预防深静脉血栓形成和肺栓塞
动脉瘤闭塞之前:穿弹力长袜,气动压肢仪器治疗
动脉瘤治疗之后:用低分子肝素
药物预防继发性局部缺血
尼莫地平 60mg,q4 小时,持续 3 周

随着新技术的运用,以及介入治疗具有创伤小、并发症少、恢复快及适应证相对宽等特点,血管内治疗动脉瘤的应用已为动脉瘤治疗开创了一个新的选择。目前血管内治疗分两类:动脉瘤载瘤动脉的闭塞和动脉瘤囊内栓塞。巨大囊状动脉瘤、梭形和瘤颈宽大的动脉瘤适合应

用可脱性球囊闭塞载瘤动脉。动脉瘤囊内栓塞的方法包括：机械可脱性微弹簧圈(MDS)囊内栓塞、电解可脱性微弹簧圈(GDC)囊内栓塞、液体栓塞剂囊内栓塞、电子栓塞剂囊内栓塞、不可脱球囊结合金属圈囊内栓塞及结合支架微弹簧圈栓塞颅内动脉瘤等。据报道最适合控制性可脱弹簧圈治疗的是基底动脉动脉瘤，其他适宜的是颈动脉和前交通动脉动脉瘤，难以达到的部位是胼胝体周围动脉，另一个治疗困难的是大脑中动脉三根分叉处的动脉瘤。

2002年报道的国际蛛网膜下隙出血动脉瘤试验(ISAT)纳入了2143例同时适合开颅手术夹闭治疗和血管内可脱性弹簧圈治疗的破裂动脉瘤患者，初步结果显示：治疗后一年时，血管内治疗组生活不能自理或死亡的相对和绝对危险性分别比外科手术组下降了22.6%和6.9%，破裂动脉瘤再出血的危险性在血管内治疗组和外科手术组分别为2/1276和0/1081。

2.血管畸形

治疗AVM的最佳方法是显微外科手术，但是许多高流量、部位深和位于重要功能区的AVM不适合手术切除。γ刀只能治疗小的脑AVM。血管内栓塞在治疗脑AVM方面不仅可单独应用，而且可与开颅手术或γ刀联合应用，使绝大多数AVM得到治疗。采用多种方法联合治疗AVM近年逐渐被认可。

AVF是外科较为难治的AVM，关键在于闭塞瘘口，利用血管内技术可较好的进行瘘口栓塞。

血管内栓塞治疗是脊髓AVM的首选治疗方法。

3.感染性动脉瘤

感染性动脉瘤可采用外科手术或血管内治疗，加用适当的抗生素。单独抗生素治疗死亡率高于合用手术治疗者。

4.不明原因的SAH

如果血管造影阴性，就需根据最初的头颅CT来判断出血的方式。

如果出血方式是中脑周围出血，可考虑非动脉瘤性出血，可不必再重复造影，且预后好。患者可不住监护病房，数天后可出院。

如果CT表现为动脉瘤性出血方式，而血管造影是阴性，此时仍有迟发梗死和再出血的可能，此类患者仍需住监护病房，且需进行第2次、甚至第3次血管造影。首次造影阴性者，重复造影19%的患者可发现动脉瘤。动脉瘤性SAH患者血管造影阴性的原因除技术外，可能为：①血管痉挛造成出血血管狭窄。②动脉瘤颈部或囊腔血栓形成。③动脉瘤被其周围血肿压迫，使管腔闭塞，此情况多见于前交通动脉瘤。

(三)再出血的防治

再出血是SAH最危险的并发症。多数再出血发生在初次出血后的4周内。第1个再出血高峰是初次出血后几小时，发生率约15%；第2个再出血高峰在初次出血后7~14天的纤维蛋白酶活性高峰期。初次出血第1天以后到第4周，再出血发生率35%~40%；初出血后第4周到6个月，其再出血发生率由每天1%~2%到每年约3%。再出血主要表现为：SAH患者经治疗病情好转或稳定后，又突然发生剧烈头痛、呕吐、脑膜刺激征、眼底出血，再次出现意识障碍,原有神经系统缺失征加重或出现新的症状和体征。CT和MRI发现蛛网膜下隙出血量增加。在首次出血后的几小时内的早期再出血,几乎是不可预防的,但稍候发生的再出血是可以通过药物和手术等预防。

1. 卧床休息

绝对卧床休息4～6周,减少探视,保持情绪安定及大便通畅,减轻疼痛,稳定血压,尽量避免一切再出血的诱发因素。

2. 降低血压

等待手术治疗动脉瘤的SAH患者,要减少手术前这段时间再出血所致的死亡率,控制和预防系统性高血压是关键。一般主张轻度降压使收缩压低于160mmHg或比出血前已知血压下降10%。但单靠降低血压来防治出血是不够的。降血压治疗必须密切观察,充分考虑再出血的概率与医源性低灌注之间的平衡关系。

3. 抗纤维蛋白溶解剂的应用

氨基己酸是一种抗纤维蛋白溶解剂,它抑制纤维蛋白溶酶原转化成纤维蛋白溶酶的活化因子,从而抑制破裂的动脉瘤周围和壁内血凝块的破碎,减少再出血。抗纤维蛋白溶解剂可以减少初次出血后第2周的再发出血率25%～50%。常用氨基己酸,一般18～24g/d,有专家主张24～36g/d,持续静脉滴注,10～12小时/次,3～10天后根据情况改为口服,2g,3次/天,直到出血后2～3周。应用氨基己酸可引起多种并发症,如脑梗死、肢体静脉血栓、肺栓塞、增加交通性脑积水的发生率,最为严重的是迟发性脑缺血。剂量越大不良反应越大。应用中一旦有并发症征象应立即停药。65岁以上患者、脑动脉硬化明显者、继往有脑梗死、糖尿病、高血压者要慎用或剂量酌减。妊娠、深静脉血栓、心脏病和凝血功能障碍者禁用。

抗纤溶治疗并不能改善患者的最终预后,因为再发出血降低的死亡率与并发脑缺血所增加的死亡率相互抵消。因此,预防再出血采用抗纤溶药物目前还有争议,国际协作中心认为:由于抗纤溶治疗有发生脑缺血的高度危险性,因此不作为常规治疗,对于动脉瘤延期手术的患者,需要采用抗纤溶治疗时,可与尼莫地平联合应用,以减少并发症。

4. 手术夹闭或血管内治疗动脉瘤

早期外科治疗动脉瘤是从根本上减少再出血改善预后的方法。早期外科治疗可减少因长期卧床所致的并发症,可避免抗纤溶治疗及其相应的并发症,有利于实施防止脑缺血的措施(如扩容、升血压等),减少总体死亡率。外科技术和术前处理的进步,使早期手术更安全。

(四)脑血管痉挛及迟发性脑缺血的防治

脑血管痉挛(CVS)可分为血管造影显示的血管痉挛(AVS)和症状性血管痉挛(SVS),血管造影的发现与临床症状有时并不一致。

CVS包括早期血管痉挛和迟发性血管痉挛(DVS)两种。早期CVS可在SAH后立即出现,多在30分钟以内,表现为短暂的意识障碍和神经功能缺失。约1/3的SAH患者可发生迟发性脑缺血,始发于SAH后3～5天,5～14天达高峰,持续1～2周。常见表现为头痛和脑膜刺激征进行性加重、血象持续升高、持续发热。意识障碍是SAH患者并发CVS的首发症状,其中25%的患者是唯一的症状,患者可由清醒转为嗜睡或昏迷,或由昏迷转清醒再陷入昏迷,呈波动性进行性意识障碍。出现不同程度的局灶体征和脑水肿、颅内压增高,严重时可引起脑疝而致死。CT和MRI可发现脑梗死,但CSF无新鲜出血。

蛛网膜下隙的血液量是一个重要的影响预后的因素。所以CT扫描是预测血管痉挛发生的重要方法。经颅多普勒超声显像可通过监测狭窄的颈内、大脑中动脉和后循环动脉,发现血流速度增加而提示脑缺血,但有相当多此类改变的患者并不发生脑缺血。

1. 脑血管痉挛和迟发性脑缺血的预防

(1) 血压的处理:在SAH患者,高血压的处理是一个困难的问题。颅内出血后,脑血流自动调节的范围缩小,脑的灌注主要依靠动脉血压,所以降低血压可能使自动调节功能丧失的区域发生缺血。许多临床试验提示SAH后的高血压在一定程度上是代偿现象,建议不干预,并提出避免抗高血压治疗和增加液体摄入可减少脑梗死的危险性。

对血压极度升高、有迅速进展的器官功能衰竭的临床征象(新的视网膜病变、心力衰竭等)和实验室证据(胸片示左心衰竭、蛋白尿和伴随肌酐增高的少尿)的患者需应用抗高血压药物。

(2) 水和电解质平衡:在SAH,液体的补充对于防治由血流量减少引起的脑缺血有重要的作用。约1/3的患者术前血容量降低≥10%,且与负钠平衡有密切关系,即水钠同时丢失。低钠血症的患者限制水的摄入可增加脑缺血的危险。

液体补充是对抗血管痉挛的基本方法。一般主张给予2.5~3.5L/d生理盐水,有心衰征象者除外;许多患者液体需要量可达4~6L/d(有时多达10L/d)用以补充尿液和不显性失水(出汗和呼吸)。液体的需求可由中心静脉压(>8mmHg)或肺楔入压(维持>7mmHg)提示,但主要是根据频繁计算(每天4次,直到10天左右)液体平衡,去估计所需补充的液体量。各种原因发热的患者,补液量要适当增加。

(3) 钙离子拮抗剂:应用钙离子拮抗剂防治迟发性缺血是基于此类药可阻止钙离子流入血管平滑肌细胞,从而减少血管痉挛。其机制是否为通过神经保护或减少血管痉挛或两者同时起作用还不清楚。有报道尼莫地平可改善SAH的预后,包括减少SAH总的死亡率、血管痉挛所致的伤残和死亡及脑梗死的发生率。

目前公认的标准治疗方法是:尼莫地平60mg,q4h,持续3周,不能吞服的患者可通过鼻饲管注入,也可静脉应用。偶尔,应用尼莫地平可引起血压下降,静脉应用时更明显,所以应用尼莫地平前要有足够的血容量,需调节尼莫地平的剂量以保持平均动脉压>90mmHg。也可用尼卡地平20~40mg,q(4~6)h或静脉滴注,或氟桂利嗪:5~10mg,qn(每晚睡前1次)。

另一钙离子拮抗剂盐酸法舒地尔,受到愈来愈多的关注,它能在无钙离子的情况下抑制肾上腺素能受体激活产生的血管痉挛,通过与传统钙离子拮抗剂不同的机制抑制平滑肌痉挛,它对脑血管有高度选择性,静脉注入基本上不影响全身血压,对SAH患者有较好前景。

(4) 清除血凝块和脑池内注药:蛛网膜下隙的血液是CVS的根本原因,最佳预防CVS的方法是早期去除蛛网膜下隙的血液。其方法包括手术清除血肿和蛛网膜下隙脑脊液持续引流。此方法可以减少CVS的发生,但无对照研究证实其疗效。腰穿放CSF对出血量少、症状轻微的患者以及有剧烈头痛、频繁呕吐,甚至出现脑疝危象的患者则不宜采用。

有人认为脑池内注药是治疗CVS最直接和有效的方法。常用药物有:①组织型纤溶酶原激活剂(t-PA),目的是溶解血块,防治CVS。一般用t-PA 0.5mg溶于生理盐水3～5mL中,分别注入基底池、侧裂池及脑室注药后夹闭管1小时,然后开放引流,每日1～2次,CT显示脑池内呈低密度影,CSF呈草黄色时停止用药。疗程一般4～5天,最长7～10天。②硝普钠,有报道通过脑室引流管持续注射硝普钠,有效治疗动脉瘤性SAH后的难治性脑血管痉挛。③尼卡地平,有报道,动脉瘤夹闭术后,脑池置管给尼卡地平,可减少CVS症状和脑血管造影CVS发现率。

(5)抗氧化剂和自由基清除剂:tirilazad是一种抑制铁依赖性脂质过氧化反应的氨基激素。有学者报道它可改善SAH的预后。另有报道,羟自由基清除剂N'-丙烯二烟酰胺可减少迟发性脑缺血,但对预后无改善。而ebselen(一种具有通过类谷胱甘肽过氧化物酶激活的氧化活性的硒有机化合物),可以改善SAH后3个月的预后,但并未减少迟发性缺血的发生。deferoxamine是一种高铁螯合剂,也可预防CVS。其他自由基清除剂还有超氧化物歧化酶(SOD)、过氧化氢酶、甘露醇、维生素C、维生素E、辅酶Q_{10}等。

(6)内皮素抑制剂和其他药物:人类脑血管表达两种ET-1受体:ETA和ETB,ETA受体兴奋引起脑血管收缩,ETB受体兴奋引起靶血管收缩和(或)舒张。最初用的ET-1合成物抑制剂是放线菌素D,它有较强的伴随脑血管壁ET免疫反应性下降的预防血管痉挛的作用。在实验动物中,用ET转换酶抑制剂CGS-26303阻断ET转换酶活性可减轻慢性血管痉挛和恢复急性血管收缩;用$ET_{A/B}$受体拮抗剂Ro-47-0203或ET_A受体拮抗剂PD-155080,也可预防迟发性CVS,但临床疗效不理想。

有人报道,应用K^+通道活化剂cromakalin、nic-orandil、aprikalim可以增加K^+通透性,扩张血管,解除CVS。

有报道大剂量甲泼尼龙可明显降低迟发性脑缺血的发生率。应用于手术以前,同时应检测血糖,必要时需应用胰岛素,还应加用H_2受体阻滞剂。由于有较多不良反应,一般不推荐应用。

血小板活化因子(PAF)是一免疫介质。在SAH实验模型中,静脉注射抗PAF剂——E-5889可预防CVS。ADP核糖多聚酶在调节免疫中起重要作用。ADP核糖多聚酶抑制剂——3-氨基苯甲酰胺可减轻兔子的CVS。

有报道,硝普钠治疗一组SAH后发生CVS的患者,脑血管造影显示83%有好转征象。

米力农是一强烈影响血管舒缩的物质,在狗SAH模型中可有效预防CVS。

一些学者对阿司匹林、双嘧达莫、TXA_2合成酶抑制剂mzofenone和cataclot以及试验性抗血小板药OKY-46在SAH中的作用进行了研究,发现阿司匹林可减少迟发性脑缺血的发生,但上述各种研究中SAH患者的不良预后在抗血小板剂治疗组和对照组之间无显著性差异。在一随机的前瞻性研究中显示:cataclot可稍改善的预后、迟发性脑缺血和死亡率,几乎无不良反应。

2.迟发性脑缺血的治疗

(1)"3H"疗法:扩容、血液稀释和升压称为"3H"疗法,一旦出现迟发性脑缺血,除应用上述预防措施外,"3H"疗法被广泛应用,特别是在动脉瘤手术后。"3H"疗法主要是通过以下4点增加脑血流:①提高血压,增加脑灌注压。②增加心搏出量,增加血管内容量。③降低血黏度及红细胞、血小板聚集力。④增强红细胞变形能力和改善侧支循环,从而增加脑血流。

在所有治疗血管痉挛的方法中,血管内扩容是最成功的方法之一。扩容可用生理盐水和5%白蛋白溶液。升压可用多巴胺和去甲肾上腺素。血液稀释疗法时一般认为红细胞压积应在30%以上,以保证脑供氧。"3H"疗法有一定的危险性,包括未闭合的动脉瘤再出血、增加缺血区的脑水肿或脑出血、出血性脑梗死、心肌梗死、充血性心力衰竭、肺水肿、电解质异常以及与内置导管有关的并发症,所以应用此疗法时应密切观察电解质和左室舒张末压、心输出量等血流动力学指标。最近有报道称通过前瞻性、随机对照研究发现"3H"疗法治疗组和对照组在近期和远期预后均无显著性差异,而"3H"疗法治疗组的费用和治疗并发症大于治疗组。

(2)血管内治疗:经皮腔内血管成形术(血管内球囊扩张术)在非对照研究中显示对治疗血管痉挛是有效的,可以显著的改善迟发性脑缺血患者的神经功能缺失症状,常规治疗无效的血管痉挛患者可用此方法,但只能用于动脉瘤经过手术处理之后发生的CVS,其并发症有:大腿血肿、腹膜后血肿以及手术中血管破裂导致患者死亡。

新近也有主张采用高选择性导管插入,动脉内注入罂粟碱,以改善迟发性脑缺血。适应证为CVS经静脉内或其他途径给药治疗效果不佳者,禁忌证为痉挛血管已发生梗死以及动脉瘤未经手术夹闭者。有报道应用罂粟碱每15~60分钟300mg可扩张近端、中间和远端脑血管,但对于远端和弥散性脑血管痉挛仅有一半的患者临床症状有改善。

(五)脑积水

SAH所至脑积水包括急性和迟发性。20%的SAH患者可发生急性脑积水,由脑室流出道阻塞所致,引起颅内压增高和脑室扩张,其发生与脑室内积血程度有关,一般出现在SAH后7天以内。表现为无特异性的剧烈头痛、呕吐、脑膜刺激征、意识障碍、偏瘫,少数患者可因导水管扩张,其周围灰质受损而出现眼球垂直运动麻痹、Parinaud综合征,需要及时处理。迟发性脑积水约占SAH患者的23%,是由于血液分解产物和纤维蛋白沉积使蛛网膜粒瘢痕形成所致交通性脑积水,发生于SAH 10天以后,其发生与SAH的量有关,出血程度越严重及多次出血者更易发生。表现为正常颅压脑积水:痴呆、嗜睡、步态性共济失调和尿失禁。

部分急性脑积水患者在24小时内可自行缓解。在脑室扩大的患者中仅有1/3会发展为症状性脑积水,而且在仅有昏睡的急性脑积水和GCS评分为12~14分或更重而没有脑室内大量血液的急性脑积水分别约有50%的患者可以自发改善,所以有人主张对这些患者观察24小时后再对脑积水进行干预。如果出现进行性意识障碍、瞳孔对光反射迟钝和眼球下视、头颅CT证实诊断者应早期行脑室引流术。有报道在脑室引流同时,从引流管注入纤维蛋白溶解剂,其疗效比单纯引流好。行脑室引流术应注意再出血和感染并发症。

症状明显的迟发性脑积水患者可行脑脊液转流术。

(六)脑内血肿

在30%的动脉瘤破裂的患者可以发生脑内血肿。有脑内血肿者的预后比单纯SAH的预后差。巨大血肿很可能造成患者入院状况极差，且常通过MRA或CTA就可以发现动脉瘤，此时需要紧急处理血肿——外科手术治疗。外科治疗不仅能挽救患者的生命，而且还可减少患者生存的功能缺失。

(七)癫痫

住院期间有3%~5%的SAH患者有痫性发作。SAH患者总的癫痫发生率约15%。其中90%以上发生在SAH后18个月内。继发性慢性癫痫的最大危险因素有：入院时评分差，大脑中动脉动脉瘤破裂，继发于血管痉挛的脑梗死和脑积水分流术。SAH急性期应用抗惊厥药物预防癫痫，但不能影响慢性癫痫的发生。

(八)全身并发症的处理

1.神经源性肺水肿

SAH患者发生肺水肿并不常见，占SAH总数的10%以下，常与严重的动脉瘤性脑出血相关。SAH患者发生的神经源性肺水肿是压力性和渗透性肺水肿。患者表现为迅速发展的呼吸衰竭，出现呼吸困难、发绀、粉红色泡沫痰、大汗，常伴有昏迷，水肿液中蛋白质含量超过4.5g/dL。神经源性肺水肿还可以合并可逆的左心室功能失调，出现低血压、短暂的乳酸性酸中毒、CK-MB轻度增高、ECG异常（持续或广泛的T波倒置）。

治疗包括：①控制和减低颅内压。②保持呼吸道通畅，呼气末正压通气（PEEP），气管切开，高浓度吸氧（30%~50% O_2），应用50%乙醇消泡剂。③监测肺楔压以维持有效的心输出量，可给予去乙酰毛花苷注射液0.4mg静脉注射，增强心肌收缩力，同时可应用硝普钠、酚妥拉明等血管扩张剂，以改善微循环、降低肺循环负荷。④可用地塞米松降低毛细血管通透性，减轻肺水肿和脑水肿。⑤应用有效抗生素，防治肺部感染。⑥利尿剂常被作为肺水肿标准治疗方法，氯丙嗪也是有用的。⑦低血压时可用升压药。另外应注意，治疗时不限制液体量有利于脑灌注，但可能延迟肺水肿的恢复，引起脑缺氧性损害。

2.心功能异常

SAH患者心脏异常通常表现为ECG改变。最常见变化为QT间期延长，ST段抬高或压低、T波增高或倒置。可见心律失常：如期前收缩、窦性心动过缓、窦性心动过速等，还可出现心肌梗死的症状。心肌酶谱可增高，以CK-MB增高最为明显。这些改变可能是SAH后，自主神经及脑对心脏的控制与调节发生障碍，以及应激状态导致儿茶酚胺分泌增加，引起冠状动脉收缩，造成心脏缺血、心肌细胞损害所致。另外，SAH引起颅内压增高，使交感神经和副交感神经功能不平衡，也可发生心功能紊乱。治疗主要在于原发病的治疗，以及在治疗原发病时，适当控制甘露醇的应用、输液速度和输液量。有建议应用β受体阻滞剂降低交感神经的张力，预防严重室性心律失常，但由于β受体阻滞剂可引起血压下降，且没有能改善总体预后的证据，目前在治疗中不推荐作为常规应用。

3.低钠血症

低钠血症是 SAH 的常见并发症之一，其临床的一般表现为食欲缺乏、恶心、呕吐和腹痛等消化道症状，急性发生的低钠血症常并发神经系统症状，血钠低于 125mmol/L 时可出现头痛、乏力、感觉迟钝，血钠低于 100mmol/L 时几乎都会发生癫痫，偶见室性心动过速或室颤，在血钠快速下降或持续数天时，可出现易激惹、烦躁、意识模糊，甚至昏迷。低钠血症危险最大的是由于低血容量而导致迟发性脑缺血。

低钠血症通常与抗利尿剂异常分泌综合征（SIADH）和脑失盐综合征（CSWS）有关。SIADH 患者心血管状态正常，红细胞压积正常或减少，体重正常或增加，此种低钠血症是属于稀释性或假性。限制液体入量（800～1000mL/d）是最好的治疗方法。CSWS 是指循环血容量减少，但仍有过度尿钠排除，引起负钠平衡并出现低钠血症，而 ADH 或醛固酮分泌正常。CSWS 患者，可有体位性低血压和心动过速、血压和血管内容量减低、红细胞压积增加以及体重减轻。治疗上需要同时补钠和液体。

既往误认为 SAH 后的低钠血症是属于 SIADH，现在认为 SAH 后的低钠血症是由于尿钠排除过多所致，即 CSWS。SAH 后引起低钠血症的可能因素为脑积水，特别是第三脑室的扩大，对丘脑下部的机械性压迫可引起水盐内环境失调。

纠正 SAH 的低钠血症应重视的问题是纠正低血容量。急性有症状的低钠血症是罕见的，需要用高渗盐水（1.8%甚至 3% NaCl）紧急治疗，但应注意过快输入钠可引起脑桥和大脑白质脱髓鞘。有学者建议，每天补钠使血钠最多提高 12mmol/L，但有人认为第一个 24 小时后血钠不能＞126mmol/L，需要更快速度补钠才安全。轻度低钠血症（125～134mmol/L）有较好的耐受性和自限性，针对低钠本身并不需要治疗，对伴有负液体平衡和尿钠排除过多者用生理盐水纠正。对持续性低钠血症应用氢化可的松可能有效。

第三节 短暂性脑缺血发作

一、病因与发病机制

TIA 的发病机制至今尚未完全明确。目前主要有以下几种学说：①微栓子学说。②血流动力学改变学说。③炎性反应学说。④盗血综合征学说。⑤动脉受压学说。⑥血管痉挛学说。⑦血液成分的改变。多数学者认为，微栓塞或血栓栓塞是 TIA 发病的主要机制。

（一）微栓子学说

该学说是 Fisher 1954 年提出，一过性黑矇发作患者眼底检查可见白色栓子流过，病理证实为血小板、纤维蛋白、白细胞和胆固醇结晶形成的微栓子。栓子主要来源于大动脉粥样硬化斑块破裂，也可为心源性（常见于心房颤动患者），栓子脱落阻塞远端血管，一部分患者直接发生脑梗死，而另一部分患者在栓子阻塞远端血管后迅速自溶，临床表现为 TIA。一般而言，微栓塞性TIA以颈动脉系统多见,而椎动脉系统少见,主要来源于颈内动脉颅外段,如颈内动脉起始部和椎动脉的粥样斑块脱落。血管内血流分层平流现象使某一来源的微栓子被反复带向同一血管分支,形成微栓塞并反射性引起周围小动脉痉挛,导致局灶性脑缺血,临床反复出现刻板样症状。栓子较小易破裂,栓塞血管内皮细胞受刺激分泌溶栓酶溶解微栓子,使血管再通,症状缓解。大动脉近端分叉处因长期受血流剪切力影响,易使血管内膜损伤形成粥样斑块,斑块内出血及溃疡,血压突然升高时可使斑块脱落,内皮下胶原直接暴露于血流后可吸附血小板和纤维蛋白原等形成新的斑块和反复脱落,出现TIA症状。

(二)血流动力学改变或低灌注学说

血流动力学改变学说(即低灌注学说)则认为,在血管本身病变(动脉粥样硬化或严重的血管狭窄)的基础上,某些因素引起低血压或血压波动时(如体位性低血压),病变血管支配区域的血流就会显著下降,从而出现TIA症状。其原因在于病变血管自身调节能力下降,缺乏弹性,不能进行血管正常的自动调节使局部脑血流保持恒定,同时又可能存在全血黏度增高、红细胞变形能力下降和血小板功能亢进等血液流变学改变,促进了微循环障碍的发生,使其无法保持局部血流量的恒定,或者低灌注前提下狭窄的血管相对地更加缺血。这就是为什么一些患者给予量肝素治疗后仍然发生脑卒中的原因,此时如进行适当的升压治疗就能有效地改善症状。一般而言,微栓塞性TIA以颈动脉系统多,而低灌注性TIA以椎-基底动脉系统(VBAS)更常见。低灌注性TIA易发生分水岭型脑梗死或腔隙性脑梗死,当狭窄部位血栓形成则会产生较大面积脑梗死,低灌注性TIA的特点是反复刻板发作。

(三)炎性反应学说

Elneihoum等通过测定脑缺血患者血清炎性细胞因子(如肿瘤坏死因子)和炎性因子相关蛋白酶的活性,间接地反映了白细胞的活化状态,提示炎性反应参与了脑缺血的病理生理学过程,继发性炎性反应促进了缺血的进一步发展。

(四)盗血综合征学说

脑动脉盗血导致颅内血流动力学障碍以及脑血管痉挛所致的TIA也应该重视。如颅外动脉狭窄闭塞时,脑部血液从交通支逆行到阻塞动脉的远端,而正常血管血流反而减少而引起TIA发作。锁骨下动脉盗血综合征在临床比较多见,是引起椎基底动脉系统TIA的重要原因之一。

(五)动脉受压学说

颈部动脉扭曲、过长、粥样硬化、打结或颈椎骨质增生、髓核变性脱出压迫椎动脉以及颈部肌肉纤维发育不良等,当头颈过伸和突然向一侧扭转时椎动脉受压可发生TIA。

(六)血管痉挛学说

Osles提出,动脉粥样硬化斑块下血管平滑肌细胞增生,细胞内钙离子浓度增加使血管壁易激惹,微栓子引起血液湍流可产生短暂的血管痉挛,引起TIA发作。一过性黑矇患者可见眼底视网膜动脉痉挛，血流如火车厢状。此外，病变血管在某些刺激因素的作用下可出现短暂性痉挛，患者也可表现为 TIA。

狭窄部位的硬化斑块或斑块的附壁血栓脱落是 TIA 的主要病理基础。有学者认为斑块的不稳定性即斑块的破裂、斑块的溃疡、斑块部位的炎性反应是 TIA 或缺血性脑卒中的主要原因。斑块的脱落产生栓塞性 TIA，其特点是反复发作，但临床类型可能有所不同。在频发 TIA 的患者中不但狭窄程度严重，且有斑块形成，在影像上可见病变血管的形态极不规则，血管呈"虫蚀样"改变，狭窄血管内膜高低不平、隆起或充盈缺损，甚至可见溃疡形成。

（七）血液成分的改变

有学者认为在没有动脉壁病变的情况下血液成分的改变也可导致 TIA 发作。某些血液学疾病如真性红细胞增多症、血小板增多症、骨髓增生性疾病、白血病、异常蛋白血症以及其他原因，如长期口服避孕药、产后、手术后、癌症晚期等可使血液凝固性增高，导致动脉内血流缓慢，引起 TIA 发作。

二、病理生理分型

（一）大动脉狭窄性 TIA

因较大的脑动脉狭窄引起血流动力学改变所致，常为体循环血压下降所诱发。临床具有反复发作性、刻板性和短暂性（数分钟）等特点，这些特点在颈内动脉系统 TIA 最为典型，在椎动脉系统 TIA 中由于脑干的结构集中，缺血发作不具备典型刻板性特点。大动脉狭窄的患者可发生分水岭性脑梗死。

（二）栓塞性 TIA

心源性栓塞、动脉-动脉性栓塞和起源不明性栓塞等是栓塞性 TIA 的原因。临床具有发作呈稀疏性、较少刻板性和发作持续时间较长（>1 小时）的特点，可以遗留"静息"性梗死灶。颈内动脉粥样硬化性狭窄所致的 TIA 多数是动脉栓塞性 TIA，有别于颈内动脉、椎动脉和锁骨下动脉狭窄——多数为大动脉狭窄性 TIA。

（三）腔隙性 TIA

小的深穿支动脉狭窄可发生 TIA。穿支动脉狭窄主要与高血压玻璃样变有关，动脉粥样硬化也可引起穿支动脉狭窄。腔隙性 TIA 具有发作呈局灶性的特点，其他特点类似于大动脉狭窄性 TIA，需与之鉴别。

（四）分型的意义

分型有助于指导治疗。大动脉狭窄性 TIA 适宜于血管重建术，未进行血管重建术的大动脉狭窄性 TIA 应用扩血管药和降压药，可能增加 TIA 的发作次数，甚至发生分水岭性脑梗死。对于心源性栓塞性 TIA，抗凝治疗十分重要。对于动脉-动脉栓塞性 TIA，有较大的溃疡性斑块或狭窄率>50%者，可行抗血小板和颈内动脉剥脱术或支架成型术；对于狭窄率<50%

者,则以内科治疗为主。对腔隙性 TIA,则采用抗血小板和控制高血压为主,并纠正 TIA 危险因素。

三、临床表现

(一)一般临床特点

中老年(50~70 岁)多见,男性较多,随年龄增长发病率增高,常伴有高血压、糖尿病、高脂血症及冠心病等病史。多在体位改变、活动过度、颈部突然转动或屈伸等情况下发病。发病突然,迅速出现局灶性神经功能缺失症状及视力障碍,历时短暂,颈内动脉系统 TIA 多在 14 分钟内,椎-基底动脉系统 TIA 多在 8 分钟以内,数天发作 1 次或每天发作数次。局灶性症状符合某血管分布区,表现为相同的刻板样症状,症状可完全恢复,发作间歇期无神经系统阳性体征。

(二)颈内动脉系统 TIA

颈内动脉系统 TIA 为颈内动脉、眼动脉和大脑中动脉受累,表现为大脑中动脉症状、大脑中动脉与大脑前动脉或大脑后动脉分水岭区症状、眼部症状等。通常持续时间短,发作频率低,易于进展为脑梗死。

1. 常见症状

对侧单肢无力或轻偏瘫,可伴有对侧面部轻瘫,是大脑中动脉供血区或大脑中动脉与大脑前动脉皮质支分水岭区缺血表现。

2. 特征性症状

(1)眼部症状

①眼动脉交叉瘫:病变侧一过性黑矇,对侧偏瘫及感觉障碍。

②Horner 征交叉瘫:病变侧 Horner 征和对侧偏瘫。

(2)失语症:为优势大脑半球受累的表现。

①外侧裂周围失语综合征:包括 Broca 失语、Wernicke 失语和传导性失语,是大脑中动脉皮质支缺血累及大脑外侧裂周围区所致。

②分水岭区失语综合征:表现为运动性、感觉性或混合性失语,是大脑前与大脑中动脉皮质支分水岭区,或大脑中动脉与大脑后动脉皮质支分水岭区缺血表现。

(3)可能出现的症状

①对侧单肢或半身感觉异常,为大脑中动脉供血区或大脑中动脉与大脑后动脉皮质支分水岭区缺血表现。

②对侧同向性偏盲,较少见,为大脑前动脉、大脑中动脉、大脑后动脉皮质支分水岭区缺血,顶枕颞交界区受累所致。

(三)椎-基底动脉系统 TIA

椎-基底动脉系统 TIA 症状较颈内动脉系统复杂,持续时间长,发作频率高,进展至脑梗死者较少。发作方式较固定,有时有细小差异,发作可突然停止或消退。

1. 常见症状

眩晕、平衡失调,多不伴耳鸣,为脑干前庭系缺血表现;少数伴耳鸣,是内听动脉缺血累及内耳表现。

2. 特征性症状

(1)跌倒发作:患者转头或仰头时突然跌倒,无意识丧失,可很快自行站起,是椎动脉受压导致低位脑干网状结构缺血所致。

(2)短暂性全面性遗忘症(TGA):发作时出现短时间记忆丧失,持续数分钟到数十分钟,患者对此有自知力。发作时不能记忆新事物,对时间、地点定向障碍,但讲话、书写及计算能力可以保持,是大脑后动脉颞支缺血累及边缘系统颞叶内侧、海马、海马旁回和穹窿所致。

(3)双眼视力障碍:暂时性皮质盲,是双侧大脑后动脉距状支缺血累及枕叶视皮质所致。

3. 可能出现的症状

(1)吞咽困难、饮水呛咳和构音障碍:为脑干缺血导致延髓性麻痹或脑干以上双侧皮质脊髓束受损引起假性延髓性麻痹。

(2)小脑性共济失调:为椎动脉及基底动脉小脑支缺血导致小脑或小脑与脑干联系纤维受损所致。

(3)意识障碍:为高位脑干网状结构缺血累及网状激活系统及交感下行纤维所致。

(4)一侧或双侧面、口周麻木及交叉性感觉障碍:多见于延髓背外侧综合征,为病变侧三叉神经脊束核或脊束与对侧已交叉的脊髓丘脑束受损所致。

(5)眼外肌麻痹及复视:为中脑或脑桥的动眼、滑车或外展神经核缺血所致。

(6)交叉性瘫:是一侧脑干缺血的典型表现,如 Weber 综合征表现为动眼神经麻痹与对侧肢体瘫痪。

四、诊断与鉴别诊断

(一)临床表现

TIA 好发于 50~70 岁的中老年人,男性多于女性。常有高血压、心脏病、高脂血症和糖尿病病史。发病突然,迅速出现局限性脑、脊髓神经功能或视网膜功能障碍,持续时间短(一般在 5~10 分钟),多于 5 分钟左右达到高峰,症状一般不超过 1 小时,恢复快,不留后遗症状,可反复发作,每次发作的症状相对较固定。通常不会表现为症状仅持续数秒钟即消失的闪击样发作。

1. 颈内动脉系统 TIA

(1)常见症状:对侧轻偏瘫或单肢无力,可伴对侧面部轻瘫,为大脑中动脉与大脑前动脉皮质支的分水岭区或大脑中动脉供血区缺血的表现。

(2)特征性症状:霍纳征交叉瘫(病变侧霍纳征、对侧偏瘫);眼动脉交叉瘫(病变侧单眼一过性失明或黑矇、对侧感觉障碍及偏瘫);优势半球受累可出现失语症。

(3)可能出现的症状:对侧同向性偏盲,系大脑前动脉、中动脉、后动脉皮质支或大脑中动脉与大脑后动脉皮质支分水岭区缺血而使颞顶枕交界区受累所致;对侧偏身或单肢感觉异常,系大脑中动脉供血区缺血的表现。

2.椎-基底动脉系统TIA

(1)常见症状:眩晕、平衡障碍,不伴耳鸣,为脑干前庭缺血表现,少数伴耳鸣,累及内听动脉所致。

(2)特征性症状

①短暂性全面性遗忘症(TGA):短时间记忆丧失,对时间、地点定向障碍,患者有自知力,言语、书写和计算能力保留,是大脑后动脉颞支缺血累及边缘系统海马、海马旁回和穹窿所致。

②跌倒发作:表现为患者转头或仰头时,下肢突然失去张力而跌倒,无意识丧失,常可立刻自己站起来,为脑干网状结构缺血所致。

③双眼视力障碍发作:系双侧大脑后动脉距状支缺血而致枕叶视皮质受累,引起暂时性皮质盲。

3.可能出现的症状

共济失调、构音不清、吞咽困难、意识障碍伴或不伴瞳孔缩小、一侧或双侧面、口周麻木或交叉性感觉障碍、复视和眼外肌麻痹、交叉性瘫痪。

(二)辅助检查

1.影像学检查

MRI、CT检查大多正常,部分患者可见脑内有腔隙性梗死灶或缺血灶。MRI弥散加权或PET可见片状缺血区。DSA/MRA/CTA或颈部彩超可见血管狭窄、动脉粥样硬化斑。

2.TCD检查

TCD微栓子监测适合频繁发作的TIA患者,有助于对动脉粥样硬化的易损斑块进行评价。

3.血常规、生化、心电图及心脏彩超检查也是必要的。

(三)诊断要点

大多数TIA患者就诊时临床症状已消失,故TIA的诊断主要根据病史、临床表现(包括颈内动脉系统或椎-基底动脉系统神经功能缺失症状、持续时间、伴随症状)、既往史及相关检查结果进行综合判断不难诊断,但确定病因非常重要,大部分患者应当进一步完善某些辅助检查,有助于选择适当的治疗方法。

(四)鉴别诊断

1.部分性癫痫

尤其是单纯部分发作,常表现为从躯体一处开始并向周围扩展,持续数秒至数分钟的肢体抽搐,脑电图多有异常,CT/MRI检查可见脑内局灶性病变。

2.脑梗死

急性脑梗死超早期常表现为一侧偏瘫偏身感觉障碍或言语含糊不清,持续时间常超过30分钟,CT/MRI检查,尤其DWI可见脑内梗死病灶。

3.心脏疾病

严重心律失常如室上性心动过速、室性心动过速、多源性室性期前收缩、心房扑动、病态窦房结综合征等,阿-斯综合征,可因阵发性全脑供血不足,出现晕倒头晕和意识丧失,但常无神经系统局灶性症状和体征,心电图、超声心动图和X线检查常有异常发现。

4.梅尼埃病

发病年龄多小于50岁,发作性眩晕、恶心呕吐与椎-基底动脉TIA类似,但每次发作持续时间常超过24小时,且常伴耳鸣、耳阻塞感、听力减退等症状,除眼球震颤外,无其他神经系统定位体征。

5.其他

如脑脓肿、脑肿瘤、慢性硬膜下血肿、脑寄生虫病等亦可出现TIA发作相似症状,原发或继发性自主神经功能不全亦可因血压或心律的急剧变化出现短暂性全脑供血不足,出现发作性意识障碍,应注意排除。

五、治疗

治疗目的为消除病因、减少及预防复发、保护脑功能。

(一)病因治疗

1.针对病因治疗

对有明确病因者,如高血压患者应控制高血压,使Bp<18.7/12.0kPa(140/90mmHg),糖尿病患者伴高血压者血压宜控制在更低水平[Bp<17.3/11.3kPa(130/85mmHg)]。

2.有效地控制危险因素

治疗糖尿病、高脂血症(使胆固醇<6.0mmol/L,LDL<2.6mmol/L)、血液系统疾病、心律失常等。

3.颈动脉内膜剥离术、血栓内膜切除术、颅内外动脉吻合术或血管内介入治疗

对颈动脉有明显动脉粥样硬化斑块、狭窄(>70%)或血栓形成,影响脑内供血并有反复发作TIA者可试行。

(二)预防性药物治疗

1.抗血小板聚集剂

宜长期服用,治疗期间应监测临床疗效和不良反应,减少微栓子发生,减少TIA复发。

(1)阿司匹林:50~100mg/d,晚餐后服用。

(2)噻氯匹定:125~250mg,1~2次/天;不良反应如皮炎和腹泻,引起白细胞减少,在治

疗的前3个月定期检查白细胞计数。

(3)氯吡格雷:75mg/d,单独应用或与双嘧达莫联合应用。

2.抗凝药物

对频繁发作的TIA,特别是颈内动脉系统TIA较抗血小板药物效果好;对渐进性、反复发作和一过性黑矇的TIA可起预防卒中的作用。

(1)肝素:100mg加入5%葡萄糖或0.9%生理盐水500mL内,以20～30滴/分钟的滴速静脉滴注;若情况紧急可用肝素50mg静脉推注,再用50mg静脉滴注维持;或选用低分子肝素4000U,2次/天,腹壁皮下注射,较安全。

(2)华法林(苄丙酮香豆素钠):2～6mg/d,口服。

(三)脑保护治疗

钙拮抗剂(如尼莫地平、西比灵、奥力保克)具有脑保护作用,可用于频繁发作的TIA,影像学显示有缺血或脑梗死病灶者。

(四)其他

1.中医

中药丹参、川芎、红花、水蛭、葛根等单方或复方制剂。

2.血管扩张药

如脉栓通或烟酸占替诺静脉滴注,罂粟碱口服、扩容药物(如低分子右旋糖苷)。

第四节 高血压脑病

一、病因及发病机制

(一)病因

任何原因引起的血压急剧过度升高均可导致本病。

1.高血压

急进型恶性高血压最常见;其次为急性或慢性肾小球肾炎、肾盂肾炎、子痫、原发性高血压及嗜铬细胞瘤等,少见原发性醛固酮增多症及主动脉缩窄。

2.抑郁症及饮食不当

个别用单胺氧化酶抑制剂时可发生高血压脑病;食用含酪胺食物(干酪、扁豆、腌鱼、红葡萄酒、啤酒等)可诱发。

3.急性或慢性脊髓损伤

因膀胱充盈或胃肠潴留等过度刺激自主神经诱发。

(二)发病机制

发病机制尚不十分清楚,可能与下列因素有关。

1.脑血流自动调节崩溃

当平均动脉压迅速升高到180mmHg(24.0kPa)以上时,脑血流自动调节机制崩溃,血管被动扩张,脑血流量增加,血管内压超过脑间质压,使脑血管床液体外流,迅速出现脑水肿及颅内压增高。

2.小动脉痉挛

血压迅速升高,自动调节过强而致小动脉痉挛,血流量减少,血管壁缺血坏死,通透性增高,血管内液体外渗,也可使病情加重。

二、诊断与鉴别诊断

(一)临床表现

高血压脑病是常由血压急剧上升所致神经系统临床综合征,其临床表现主要为高血压、高颅压相关的症状和体征。

(1)起病急骤,迅速进展,中老年发病为主。

(2)血压升高:常常在起病前血压快速升高,收缩压＞200mmHg和(或)舒张压＞120mmHg;但少数患者,特别是有子痫、重症感染、脏器功能衰竭和有器官移植患者血压可能轻度升高。

(3)颅压升高:常表现为剧烈头痛、恶心、喷射状呕吐、黑矇、烦躁不安,部分患者可出现颈项强直,眼底检查可见视网膜小动脉痉挛,视盘水肿、眼底火焰状出血或渗出。严重者可出现癫痫发作,甚至意识障碍。

(4)局灶性神经功能缺损:高血压脑病所致血管源性脑损害常表现为多发性腔隙性脑梗死灶或点状出血灶,临床上表现为轻偏瘫、失语症以及快速进展的视力障碍。症状多为暂时性,如果持续不缓解或进行性加重,则往往提示可能出现了继发于高血压的较大范围的脑出血或脑梗死。查体可见局灶性神经功能缺损的体征。

(5)伴发症状:患者常伴发高血压(原发性或继发性)所致靶器官损害的相关症状、体征,如:肾脏、心脏等。

(二)辅助检查

(1)影像学检查

①头颅CT:多为低密度改变。

②头颅MRI:主要表现为长T_1、长T_2信号,DWI表现为等或稍高信号,ADC图高信号,增强T_1病灶区出现异常强化。病变以顶、枕叶白质为主,呈对称或非对称分布,边界不清,较少累及灰质,病变广泛时可累及颞叶、额叶、基底节、小脑和脑干,并可伴有点状出血征象。MRI对较小病变的显示优于CT,在确定病灶范围及皮质的显示上比CT敏感、清楚;MRI可以动态观察病变的发展过程,有助本病早期诊断、治疗及预后判断。

③血管成像:MRA或CTA等血管成像可见脑动脉节段性痉挛,呈串珠样改变,甚至可见

小动脉闭塞。晚期脑动脉可能出现弥散性扩张。

(2)眼底检查：可见不同程度的高血压性眼底，视网膜动脉痉挛、硬化甚至视网膜有出血、渗出物和视盘水肿。

(3)腰穿可见清澈透明的脑脊液，压力可正常或升高，蛋白也可能出现轻度升高，一般无白细胞增多。如患者出现蛛网膜下隙出血，则脑脊液呈血性。如已明确诊断，腰穿检查应禁忌。

(三)诊断要点

(1)起病前数日可有食欲减退、衰弱、失眠、不安、少尿等前驱症状。

(2)既往有恶性高血压、急性或慢性肾小球肾炎、肾动脉狭窄、子痫、嗜铬细胞瘤、醛固酮增多症病史，或使用氨茶碱或去甲肾上腺素等药物。

(3)急性起病，突发血压升高，收缩压＞200mmHg和(或)舒张压＞120mmHg。

(4)有颅内压增高症状和体征：如剧烈头痛、呕吐、黑矇、惊厥发作、意识障碍，或有颈强，眼底可有视盘水肿，视网膜出血与渗出以及动脉痉挛现象；常在血压升高12~48小时发生。

(5)可有脑局部损害的神经系统异常表现：可有一过性偏瘫及失语，或可引出病理反射。

(6)需排除脑出血及蛛网膜下隙出血，CT和(或)MRI检查提示特异性水肿位于顶枕叶白质。

(7)经紧急降压治疗后，症状和体征在血压下降数小时内明显减轻或消失，不遗留任何的脑损伤后遗症。

(四)鉴别诊断

结合临床特点应主要与以下疾病鉴别。

1.出血性卒中

脑出血或蛛网膜下隙出血(SAH)均可出现脑水肿及颅内压增高症状，如高血压、剧烈头痛、呕吐、癫痫发作，甚至昏迷等。高血压脑病以舒张压升高为主，神经功能缺失症状体征为一过性，脑出血神经功能缺失体征固定并可加重，SAH可见脑膜刺激征，CT检查有肯定的鉴别价值，高血压脑病显示弥散性脑水肿，脑卒中可见高密度或低密度病灶证据。

2.急性脑梗死

急性脑梗死病理基础为细胞毒性水肿，而高血压脑病的病理基础为血管源性水肿。MR发现急性脑梗死病灶要早于CT，通常发病1小时后脑组织会因为缺血缺氧，病变区主要以水肿增加，而缺血则根据T_1、弛豫时间不同，T_1加权像上主要呈低信号，T_2加权上主要呈高信号。

3.颅内静脉血栓

急性期发病小于1周，T_1、T_2加权像上静脉窦或静脉内正常血管流空现象消失，T_1等信号、T_2低信号；亚急性发病期1~2周，T_1、T_2均为高信号；慢性期是2周至3个月，T_1、T_2减弱，重新出现血管流空效应。有些患者发病4个月后，MRI示管腔内等密度信号，无正常流空现象，表明为持续闭塞。MRI的间接征象与CT一样出现脑水肿、出血以及梗死等影像学特点。

此外还需与病毒性脑炎、缺氧缺血性脑病、线粒体脑肌病以及颅内占位性病变等疾病鉴别。

三、治疗

(一)急性期治疗

1.一般处理

(1)绝对卧床休息,尽量避免搬动:起病24小时以内原则上以就地抢救为宜,避免做各种非必要的检查,直至患者病情平稳,衰竭状态消失为止。患者如烦躁不安,可用安定类药物,但剂量不宜太大,以免影响意识水平的观察,禁用抑制呼吸的吗啡类药物。

(2)维持呼吸道通畅,防止并发症:对意识不清的患者应及时清除口腔内和鼻腔内的黏液、呕吐物等,保持呼吸道通畅。如患者的痰较多又深,使肺的通气功能和氧分压降低,则进行及时的气管插管,加压给氧,或气管切开用人工呼吸机辅助呼吸。

(3)保持尿路的通畅:对有尿潴留者进行导尿管导尿,定时冲洗膀胱。

(4)防止压疮和角膜溃疡:对昏迷患者,要定时翻身,一般每2小时一次;眼睛不能闭合者,保护眼睛。

(5)保持水、电解质平衡及营养支持:急性期如患者意识障碍,呕吐频繁者给予禁食1~2天,可通过静脉途径补充,每天给予液体总量2000mL,合并心脏病者应限制在1500mL左右,记录出入量,监测电解质含量。48小时后,如无消化道出血,尽早经口进食,减少空腹时间,对预防消化道出血有积极意义。对不能经口进食的患者,可给予鼻饲。

2.非手术治疗

脑出血急性期非手术治疗的主要目的在于制止继续出血和防止再出血、减轻脑水肿、降低颅内压力、改善脑缺氧以及预防和治疗各种并发症,使患者能安全渡过出血的急性期,降低病死率和致残率。

(1)控制血压:高血压病患者在脑出血后的急性期,血压往往处在高水平,除固有的高血压因素外,颅内压升高也可引起机体的代偿性血压升高。研究证明,高血压性脑出血后急性期血压与颅内压的变化相一致,在颅内压升高阶段,血压也维持在高水平上,随着颅内压的下降,血压随之下降并逐渐趋于稳定。一般认为,高血压性脑出血后,发病早期的血压增高主要是机体为了克服颅内压升高,保持充分脑灌注的代偿性反应。

高血压性脑出血后对高血压的降压治疗需十分慎重。过高的血压会增加脑水肿和再次出血的危险,但不适当地降压则会导致患者脑灌注不良。长期高血压患者脑血管本身存在继发性改变,其脑血管自体调节功能多不健全,即使小幅度的血压波动也可能造成脑组织的灌注不良。高血压病患者维持正常rCBF所需的血压下限值远高于正常血压的患者。因此,对高血压脑出血患者的血压控制,既应考虑发病后的血压增高程度,又要考虑到患者发病前的血压波动范围,同时还要考虑到出血后颅内压力增高的程度。一般来说,要降血压首先应该降低颅内压,只有降低颅内压力后血压仍明显高于发病前血压水平时,才考虑使用降压药物,且使血压维持在略高于发病前的水平,避免出现因脑灌注压不良而导致脑缺氧。一般建议在急性期平均动脉压不低于130mmHg。在使用降压药物时,应使血压较缓慢、平稳地下降,避免血压下降过快、过低。因此,对降压药物的选择既要考虑到药物的降压效果,又要考虑到药物对脑循环的影响,对能显著扩张脑血管,使脑血流量明显增加,从而诱发颅内压明显增高的药物不应作为首选药物。常用的药物可根据情况选用。

①硝苯地平:可舌下含服或咬碎咽下或直肠给药,一次用药后能迅速奏效者达80%,可使平均动脉压下降25%。每次口服或含20mg,不能口服或口含者可静脉注射1mg,持续作用3～5小时,不良反应较轻。

②25%硫酸镁:10mL肌内注射,每6～12小时一次。使用上述降压药物仍不能有效降低血压时,可使用以下强力降压药物,但必须严密监护。

③硝普钠:为强力外周血管扩张剂,作用迅速,能同时扩张小动脉和小静脉,使静脉回心血量减少,降低左心室的前后负荷,对有左心衰竭的患者比较适用。但此药剂量不易精确掌握,需严密监护,避免使血压降低太快、太低。一般用量为50mg加入5%葡萄糖注射液500mL中,根据血压下降程度和幅度调节滴速和药量。

④尼卡地平:为第2代新型二氢吡啶类钙拮抗剂。因使用后不易使血压降至正常以下,故又称为"生物降压药物"。能选择性抑制血管平滑肌Ca^{2+}内流,并能抑制环磷腺苷磷酸二酯酶,直接作用于血管平滑肌使血管扩张,强度可达罂粟碱的100倍。静脉注射后的半衰期为50～70分钟,起效快,可静脉注射2mg,或10mg加入250mL生理盐水中静脉滴注维持。该药不良反应较少,可能出现面红、头痛、头晕、嗜睡、血压低及胃肠道症状。大剂量使用可致心动过缓及传导阻滞。

(2)降低颅内压:由于血肿的占位效应、脑水肿和脑脊液循环梗阻导致的急性梗阻性脑积水均可导致颅内高压。颅内压增高是高血压性脑出血患者死亡的重要原因,同时也是出血后引起血压持续升高的主要原因。为了缓解颅内高压和高血压,常用的手段包括抬高头位及脱水剂治疗。一般来说,对出血量不多,临床症状较轻的患者,往往不需使用脱水剂治疗。出血量较大,或血肿周围脑组织水肿比较明显者,需给予脱水处理。常用脱水剂如下。

①甘露醇:最常用且脱水效果最肯定的药物为20%甘露醇。静脉注射后,使血浆渗透压迅速增高从而达到组织脱水的目的。甘露醇进入体内后,绝大部分经肾小球滤过,每克甘露醇可带出约100mL水,其脱水作用快而强,按体质量成人每次1～2g/kg,在30分钟内快速静脉滴注完毕,用药10分钟后出现降压作用,30分钟降压作用达到最高峰,可维持4～8小时。甘露醇与呋塞米(速尿)合用可增强其脱水效果。长期大量使用甘露醇对肾功能有影响,老年患者和肾功能障碍者需监测肾功能。

②尿素:强力渗透性脱水剂,可与甘露醇混合使用(30%尿素和10%甘露醇混合液),也可单独使用。但尿素的不良反应较明显,严重肝、肾功能障碍者应慎重使用。目前,尿素已很少

使用,在严重颅内压增高或已出现脑疝的患者术前准备时可使用。

③甘油:降低颅内压的机制与甘露醇类似,通过提高血浆渗透压而除去细胞内和细胞间隙的水分。当大量使用时,不能全部被机体代谢,一部分随尿排出。由于甘油与水的亲和力较强,排出时也同时带出体内的水分。此药无不良反应,在体内大部分转化为葡萄糖,代谢过程不需胰岛素参与,故对糖尿病患者有对抗酮体生成作用。长期使用不容易引起水、电解质紊乱。目前临床上常用的制剂有甘油盐水和甘油果糖。甘油盐水用于口服,每次50～60mL,每天3～4次,服药30～60分钟出现作用,维持3～4小时。甘油果糖为目前常用的静脉注射制剂,成人用量每次500mL缓慢静脉滴注,每天1次。

④白蛋白:往往需要较大的单次剂量,可用25%白蛋白溶液40～100mL,静脉滴注。每天或隔天1次。

⑤其他:对颅内压增高不太明显的急性期患者或病情持续时间较长的恢复期患者,可采用口服脱水剂、利尿剂和抑制脑脊液生成的药物,如氢氯噻嗪、乙酰唑胺等制剂。

(3)止血剂的应用:多数高血压脑出血的血肿是血管破裂后一次形成的,持续出血或再出血的患者很少,对大部分患者来说,使用止血剂实际上收效不大,但出血倾向的患者和并发消化道出血的患者可适当应用止血剂,常用止血药物有6-氨基己酸、止血环酸、止血敏、安络血、立止血等,尚可口服云南白药、三七粉等。

(4)抗癫痫治疗:高血压脑出血可合并癫痫发作,特别是接近皮质的出血,颞叶和顶叶出血更易导致癫痫发作。癫痫发作主要发生在出血后2周内,大部分脑出血患者不会发生反复的癫痫发作,而晚期出现的癫痫则更易反复,可预防性应用苯妥英钠1个月。

(5)激素的应用:激素对脑水肿的防治作用仍有争论,有学者认为在脑出血后的急性期,应激反应强烈,大剂量使用激素可能会加重应激反应。但也有学者认为早期给予激素治疗,对缓解脑水肿有一定效果。常用的激素制剂有地塞米松和甲基强的松龙等。

3.外科治疗

外科治疗的目的是:①降低颅内压力,改善脑血流。②清除血肿,解除对周围脑组织的压迫,除去引起脑水肿和脑缺血的原因,减轻后遗症。③解除急性梗阻性脑积水。④解除或防止威胁生命的脑疝。但目前对于高血压性脑出血的手术指征、手术效果仍未完全明确。但对不同患者,究竟应该采取内科治疗还是进行手术治疗、如何选择最佳手术时机、采取何种治疗方式最为有利等问题,仍缺乏共识。

影响手术效果的因素除术者的手术技巧外,与出血量的多少、出血部位、患者的神经功能状况、手术距离发病的时间以及患者的年龄、有无严重的心血管疾病和代谢性疾病、是否合并有严重的并发症等,均对手术疗效有一定影响。一般来讲,血肿量越大,患者年龄越大,基础病越多,并发症越多、越重,手术效果就越差。皮层出血和壳核出血较丘脑、脑干出血效果要好。

(1)手术适应证和禁忌证:一般来说,手术适应证和禁忌证的选择应建立在对患者整体状况周密考虑的基础上,根据患者的意识状况、出血部位、出血量、是否存在严重的继发性损害(如急性梗阻性脑积水、脑疝)和发病时间等,并结合患者的全身情况进行综合考虑。过去对高血压性脑出血手术适应证的掌握较为严格,随着手术方法的改进和多样化,尤其是血肿碎吸术、血肿溶解术的开展,使得一些手术操作变得简单易行,甚至在床边即可进行,对患者的创伤很小,对高血压性脑出血外科治疗的指征有放宽的趋势。对出血量属于临界状态,介于既可手术治疗又可进行非手术治疗的患者,经采用简单的方法清除部分血肿后,确实能改善部分患者的临床症状,缩短恢复过程。

①适应证:根据病情分级,Ⅰ级患者多为皮质下或壳核出血,且出血量不多,一般不需手术。当幕上出血量大于30mL时可考虑手术,以加速或有利恢复;Ⅴ级患者由于已处于晚期,即使手术,也很难奏效,故很少考虑;Ⅲ级患者最适合手术治疗;Ⅱ级、Ⅳ级患者多数也适宜手术治疗。病情分级如下。

Ⅰ级:清醒或错乱。

Ⅱ级:嗜睡。

Ⅲ级:昏睡。

Ⅳ级a:浅昏迷,无脑疝征。

Ⅳ级b:浅昏迷,有脑疝征。

Ⅴ级:深昏迷。

发病后意识障碍轻微,其后缓慢加深者,应积极手术治疗。

浅部出血,如皮层下、壳核出血,要优先考虑手术。

丘脑出血其部位深,开颅清除血肿时内囊纤维将受到破坏,应较壳核出血更为慎重,多可采用钻孔血肿引流。

小脑出血病情变化快,且恢复前景相对较好,因此,手术治疗较其他部位出血更应积极,对出血量少于10mL的出血,靠近小脑半球外侧,患者意识清楚,没有脑干受压和急性脑积水征象,可在严密观察下进行非手术治疗。患者出现不同程度的意识障碍,或出现急性脑干受压症状或进行性脑积水的患者,应采取手术治疗。

脑干出血,微小的出血非手术治疗;血肿位置偏向外侧,采用经四脑室底入路清除血肿,有时会有良好效果。

脑室出血或破入脑室者,有堵塞脑脊液循环通路可能者,应积极行脑室穿刺引流。

②禁忌证 a.血肿小,病情稳定,无颅内压增高征象者;b.非手术治疗病情好转,血肿已开始吸收者。c.起病迅速,发生脑干、下视丘严重损害者。d.脑疝晚期,双瞳孔散大固定,血压下降,自主呼吸停止者。e.有心、肺、肾等全身严重疾病者。

(2)手术时机:脑出血患者的手术时机直接影响手术效果,现多主张早期甚至超早期进行手术,在出血6小时内行血肿清除术。理由是出血数小时后血肿周围的脑组织即开始出现有害的组织学改变,脑水肿也逐渐加重,24小时后血肿周围脑组织即可发生不可逆性的继发性损害,即使患者能够渡过出血的打击而存活,脑功能的恢复也会受到影响。

(3)手术方法

①开颅血肿清除术:根据血肿所在部位选择相应的开颅入路。

A.如为壳核或丘脑出血可采用如下入路

a.经颞部入路清除血肿:在患侧颞部做骨瓣,如硬脑膜张力过高,可先在硬脑膜上切开一小口,用脑针穿刺血肿,抽出部分血液减压后再打开硬脑膜。沿颞中回或颞上回前部切开脑皮质,也可根据 CT 所显示的血肿距皮质最表层处切开皮质,但在优势半球侧应避开位于颞上回后部的语言区。用吸引器将血肿吸除。而血肿周围的神经组织功能一般都很重要,尤其是血肿内侧与内囊邻近处的脑组织,如附着薄层血块,不需要清除非常彻底,以避免增加损伤。血肿清除后妥善止血,以防术后再出血。

b.经额颞部入路清除血肿:经额颞骨瓣开颅,在颞上回的前部切开脑皮质,切口长约 1cm,显露出岛叶,在岛叶皮质上切开同样大小的切口,避免损伤大脑中动脉,用显微技术清除血肿,遇豆纹动脉出血时,应在其分支处电凝止血,避免阻断其主干。

c.经外侧裂入路清除血肿:以外侧裂为中点的翼点开颅或额颞开颅。在显微镜下分开外侧裂,注意避免损伤位于外侧裂内的大脑中动脉及其主要分支。显露出岛叶后,在岛叶表面的大脑中动脉分支之间的无血管区,切开岛叶皮质,切口 0.5～1.0cm。用窄的脑压板分开岛叶进入血肿腔,用吸引器将血肿吸除。对已发生脑疝或颅内压增高严重者,应慎用此入路,因分开外侧裂较困难,易造成脑组织的牵拉性损伤。

B.开颅清除血肿术中应注意的几个问题

a.减压问题:血肿周围的脑组织都有不同程度的水肿,即便清除了血肿,水肿仍将持续一段时间后才能逐渐消退,故一般减压术较为安全。尤其是已发生脑疝的患者,或清除血肿后脑压仍较高的患者。星形切开硬脑膜,去除骨瓣。除非术前患者意识清醒,血肿清除后颅内压很低,可以不做减压术。但术后仍必须严密观察病情,注意颅内压的变化,进行脱水治疗,一旦出现危象立即做减压术。

b.血肿腔引流:清除血肿后在血肿腔内放置引流,引流血肿腔内的血性渗出物,对减轻手术后反应是有帮助的。如血肿清除彻底,止血可靠,或小型血肿,清除血肿后其空腔已近于封闭,可不必进行引流。

c.脑室引流:血肿破入脑室者,开颅前应穿刺对侧侧脑室,放置引流管,不仅可降低颅内压,便于操作,而且手术后还可继续引流数天。对脑室铸型血块不能冲洗出来者,手术后可通过引流管注入溶栓剂溶解血块。对手术中因追踪清除血肿而进入脑室者,也可经脑室的破口放入引流管,手术后继续引流。

②锥孔或钻孔血肿引流:此法操作简便、创伤小,在局部麻醉下就可进行,在紧急情况下可在急诊室或病房内施行,抽出血肿腔内的液体成分,解除部分占位效应,可以缓解症状。但单纯钻孔血肿引流术难以抽出固体血块,由于溶栓剂的应用,使单纯钻孔引流术的血肿清除效果大为提高,尤其是年老体弱不能耐受手术的患者。对已经渡过急性期的患者,为了加速神经功能的恢复和缩短恢复过程,也可采取此种方法将血肿吸出。病情严重,或已发生脑疝的患者不宜采用此种方法治疗。

溶栓剂可激活血块内的纤维蛋白溶解酶原,使之变成纤溶酶将血块溶解。血肿的溶解治疗可作为脑内血肿穿刺抽吸后的辅助治疗,由于创伤小,使用较为安全,血肿溶解的效果比较可靠,已显示出其优越性。目前使用的纤溶药物已发展到第 3 代,第 1 代为尿激酶和链激酶;

第2代为组织型纤溶酶原激活剂(tPA)、重组单链尿激酶型纤溶酶原激活剂(rscu-PA)、乙酰纤溶酶原-链激酶复合物(APSAC);第3代溶栓剂尚未在临床上正式推出,主要代表制剂如将tPA和rscu-PA二级结构基因嵌合所得的嵌合型溶栓剂,和从南美叶口蝠唾液中分离出的纤溶酶原激活剂等。

a.尿激酶:尿激酶是由人尿或人肾培养物制成的一种蛋白酶,是一种非选择性纤溶酶原激活剂,能快速消耗血肿内的纤维蛋白原以溶解血肿,目前为临床较为普遍使用的一种。使用方法:先经导管将血肿的液态成分抽出,然后将尿激酶6000~20000U溶于2mL生理盐水中注入血肿腔,夹管1~2小时,然后开放引流。由于尿激酶的半衰期只有14分钟左右,因此需反复给药,直到血肿被完全溶解排出。不良反应:使用大剂量尿激酶溶解血管内血栓时,可发生继发性脑内出血。但在治疗脑内血肿时,由于尿激酶直接注入血肿腔内,而且定时开放引流,吸收到血液中的有效成分不多,因此,即使大剂量(每次10000~20000U)使用,也较为安全。

b.链激酶:由β-溶血性链球菌产生,链激酶也是非选择性的溶栓制剂,但它首先需与无活性的纤溶酶原结合形成复合物,然后才能将纤溶酶原转化为有活性的纤溶酶,过去链激酶是从溶血性链球菌中直接提取,纯化度低,临床使用后容易出现寒战、高热等过敏反应,部分患者出现出血倾向,因此使用的较少。近年来,通过基因重组技术生产的基因重组链激酶纯度有了明显的提高,已用于临床。使用方法同尿激酶,一般用量为链激酶5mg,溶于少量生理盐水中,通过置入血肿腔内的导管注入,夹管2~4小时,然后开放引流。每天1~2次;不良反应基本与尿激酶相似。

c.组织型纤溶酶原激活剂:组织型纤溶酶原激活物(tPA),与心脏、子宫和肺等组织中的纤溶酶原激活物相似,主要在人体血管内皮细胞合成,半衰期很短,tPA与纤维蛋白聚合物有很强的亲和力,能选择性地激活与纤维蛋白结合的纤溶酶原,形成纤溶酶,使纤维蛋白裂解而使血栓溶解。目前用于临床的是用重组核糖核酸技术合成的重组tPA(rt-PA)。rt-PA的血浆半衰期为3.6~4.6分钟,极限半衰期为39~53分钟,主要在肝脏灭活。使用方法同尿激酶,使用的剂量按血肿的最大径计算:直径每1cm的血肿用量为1mg,溶于少量生理盐水中,通过置入血肿腔内的导管注入,夹管2~4小时,然后开放引流,每天1~2次。不良反应:rt-PA为第2代纤维蛋白溶解剂,它与纤溶酶原的结合具有特异性,除非剂量过大,一般不会出现全身性的纤维蛋白溶解作用。另外,由于tPA是人体内生型酶,缺乏抗原性,不存在免疫反应问题。因此,其作用优于尿激酶,但其价格目前仍较昂贵,使用受到限制。

③立体定向血肿清除术:它实际上是在CT定位和立体定向引导下进行的钻孔血肿引流术,可提高穿刺的精确性。这种方法的缺点是需要特殊设备,操作较繁杂,因而手术时间也较长。对需要紧急处理的颅内压增高患者仍不适用。

④内镜血肿清除术:内镜具有冲洗、吸引以及可以直视下观察等优点。与内镜配套的止血技术,为血肿清除后的止血提供方便。有学者利用内镜进行壳核和丘脑的血肿清除术取得了满意效果。

4.并发症预防和治疗

高血压性脑出血患者往往年龄较大,高血压病程较长,常伴有不同程度的其他全身性疾患,加上出血发病急骤、病情危重、长期卧床以及全身应激反应多较严重,因此,高血压性脑出血患者常出现各种严重的并发症。并发症的出现不仅增加处理的复杂性,也是加重病情或导致死亡的重要原因。常见的并发症有消化道出血、肺部感染、泌尿系感染、压疮、癫痫以及神经源性肺水肿。

(1)消化道出血:消化道出血是高血压性脑出血最常见的并发症之一,重症的高血压性脑出血易出现神经源性胃肠道出血,尤以应用大剂量的肾上腺皮质激素或曾有溃疡病史者,更易发生。消化道出血是疾病严重、预后不良的征象。出血可发生在发病后数小时内,但多数在脑出血后5~7天甚至更长的时间。出血量有多有少,亦可反复发生。常在鼻饲前抽吸胃内容物时发现有咖啡色的液体,或出现柏油样便、腹胀、肠鸣音亢进。严重者可出现呕血或大量便血,并出现面色苍白、脉搏快速、血压下降等失血性休克征象。文献报道脑出血患者导致消化道出血的病死率高达47%~87%。

目前,对消化道出血的病因和病理生理尚未完全阐明。正常胃黏膜具有对抗损伤的保护机制。胃黏膜有丰富的血供,胃黏膜表面还有黏液-碳酸氢钠保护层和H^+屏障。持续的空腹状态和使用皮质激素,可破坏胃黏膜表面黏液-碳酸氢钠保护层,导致氢离子反流,引起胃黏膜的破坏;在应激状态下,胃黏膜的血管呈收缩状态,血流减少,黏膜上皮细胞内的以三磷酸腺苷形式的能量储备被迅速耗竭,脱氧核糖核酸的合成减少,从而导致黏膜上皮细胞的更新降低,黏膜缺血还可导致黏膜层中断,胃黏膜渗透性增加,引起胃黏膜的直接破坏;颅内疾病的患者易产生胃酸过多,中枢神经损伤后3~5天,胃酸和胃蛋白酶的分泌达到高峰,在胃黏膜受到缺血和胃酸损害的情况下,胃蛋白酶内所含的几种蛋白溶解酶可使已受到损害的胃黏膜进一步加重;危重患者还常见胆汁反流,也会破坏胃黏膜的屏障作用。因此,应激状态下,在胃黏膜保护机制受到破坏和胃酸、胃蛋白酶分泌增加以及胆汁反流等因素的共同作用下,黏膜出现广泛性的糜烂和溃疡,是应激性溃疡和出血的病理学基础。另外,实验和临床观察发现,间脑尤其是丘脑下部的损伤很容易发生消化道出血。与调节丘脑下部功能有关的边缘系统、额叶眶面和海马等区的损害,发生消化道出血的机会也高于其他部位,可能与这些部位损伤后自主神经功能出现严重紊乱,使胃黏膜血管发生痉挛,导致广泛性胃黏膜缺血,最终出现胃黏膜的糜烂和出血有关。

①预防:预防消化道出血,应首先从治疗原发病入手,同时采取措施避免此种并发症的发生。预防措施主要是对抗胃酸分泌或中和已分泌的胃酸,提高胃内的pH值,保护胃黏膜免遭进一步的损害。清醒患者应尽早进食,避免长期处于空腹状态。昏迷患者也应尽早采用鼻饲饮食。

②治疗:一旦出现消化道应激性溃疡,应及时处理,包括胃肠减压,停止鼻饲食物和停用肾上腺皮质激素类药物;及时输血、补液预防失血性休克;冰盐水洗胃,必要时加入去甲肾上腺素4~8mg/100mL;应用云南白药等止血剂。另外还有抗酸、保护胃黏膜、减少胃酸分泌以及手术等措施。具体如下。

A.抗酸治疗:将胃内pH值提高到3.5,可降低胃出血的发生率,提升到4.5可使胃蛋白酶失活,提升到5以上则能够中和99.9%的胃酸。临床上用于中和胃酸的药物很多,其中氢氧化镁的作用更快,作用比铝制剂更有效。但是大剂量给药,可能会产生腹泻、便秘、电解质紊乱、代谢性碱中毒等不良反应。

B.胃黏膜保护剂:常用的药物有:a.硫糖铝,与胃黏膜的黏蛋白结合,形成一层保护膜,有利于胃黏膜的再生;在溃疡形成后,与溃疡面带正电的蛋白质渗出物结合,形成一层保护膜覆盖溃疡面,促进溃疡愈合;硫糖铝还能与胃蛋白酶结合,抑制其分解蛋白的活性。很少有不良反应。b.前列腺素E,正常胃黏膜内含有高浓度的前列腺素E,它可干扰壁细胞制造cAMP,减少基础胃酸的分泌;使胃黏膜的血管扩张,增加胃黏膜血流量和黏膜的免疫力,有利于胃黏膜的再生和创面的愈合。

C.组织胺受体拮抗剂:常用制剂有西咪替丁、雷尼替丁和法莫替丁,这些药物能够可逆性抑制胃黏膜中壁细胞的H_2受体,从而减少胃酸的分泌。持续静脉给药的作用优于分次口服给药,因为持续给药可消除胃酸的分泌高峰。少数患者在应用西咪替丁后出现剂量依赖性的中枢神经系统毒性症状,尤其是有肝肾功能障碍者和老年患者易于发生。西咪替丁和雷尼替丁都可通过血脑屏障,血清浓度大于$1.25\mu g/mL$时可出现情绪激动、定向障碍、幻视等症状;血清浓度大于$2.0\mu g/mL$时,少数患者可能出现肌肉颤动、癫痫发作和呼吸暂停等现象。

D.质子泵抑制剂:构成胃酸主要成分的H^+最终由胃黏膜壁细胞的H^+-K^+-ATP酶(质子泵)以主动转运的方式从细胞内分泌到胃腔内,质子泵抑制剂可与该酶结合使其失去活性,达到抑制H^+分泌的作用。目前国内常用的质子泵抑制剂有奥美拉唑。可口服或静脉给药。脑出血患者多采用静脉给药,一般每次40mg,每天1~2次。临用前先用10mL专用溶剂溶解,溶解后立即加入100mL生理盐水或5%葡萄糖注射液中静脉滴注,静脉滴注时间不少于20分钟。大量使用抗酸制剂和抑制胃酸分泌的药物也可产生不良反应,因为应激性溃疡患者胃黏膜的弥散性损害多与胃黏膜的血液供应减少有关,大量长期使用抑制胃酸分泌的药物不仅不能改善胃黏膜血供,而且可能由于胃内酸度降低,对胃内细菌的杀伤力降低,在胃肠道屏障功能减退的情况下,可能促使肠道菌群的易位繁殖。

E.内镜:内镜可发现大量胃出血患者的出血来源,并可利于热凝或激光等方法止血。

F.血管内栓塞:经动脉造影证实出血部位,然后采用栓塞治疗,能快速而安全地达到止血目的,但有发生胃、脾等脏器坏死的可能。

G.手术:采取各种措施后均不能控制出血,在患者情况允许的条件下,可行手术探查,以控制出血。

(2)肺部感染:此种并发症在脑出血患者较为常见,由于患者多属高龄,全身免疫力差,而且出血后常伴有不同程度的意识障碍和神经功能障碍,颅内压增高引起的呕吐物误吸,以及患者的排痰能力减弱等因素,很易引发吸入性和坠积性肺炎。肺部感染应早期预防,加强呼吸道的护理管理。对昏迷时间较长、排痰困难者,应及时进行气管切开术,以利于吸痰;如果痰液黏稠,可定时向气管内滴入溶解和稀释痰液的药液;对卧床时间较长的患者,应加强护理,注意口腔卫生;经常翻身捶背,鼓励患者咳嗽或定时吸除口咽腔和呼吸道分泌物。一旦出现肺部感染,应给予抗生素治疗,同时进行痰液的细菌培养,寻找敏感抗生素。

(3)压疮的处理方法:凡有红肿、水疱或疮面的部位,应定时更换体位,如病情不允许改变体位时,可用气圈或气垫以减少疮面的受压;局部红肿者,用50%硫酸镁溶液或70%乙醇湿敷,以促进其吸收和消散;已发生水疱者,可在无菌条件下,用注射器抽出泡内渗液,涂用适当的消毒剂,覆盖无菌纱布包扎;较大的疮面如已发生感染,可用20%卤碱或其他抗菌药液清洗,然后用5%甲磺灭脓,或用凡士林纱布包扎,每天至少换药1次;对肉芽水肿可用3%高渗盐水或50%硫酸镁溶液湿敷,每天1~2次;肉芽生长不良者可用温盐水纱布湿敷,或外敷葡萄糖粉、凡士林纱布、生肌散等,以促进肉芽生长;疮面分泌物多者不宜用凡士林软膏,以免妨碍脓液引流;若发生真菌感染时,宜选用克霉唑、制霉菌素及碱性溶液处理;肉芽面生长过多不平整时可修剪后清洗、上药;若疮面大,且较深,难于愈合者,待疮面干净新鲜后行岛状或点状植皮;压疮可辅以理疗,如红外线烤灯,每天2次,每次10~15分钟,照射时应随时调节距离以免烫伤皮肤。此外,还可用激光治疗。

(4)癫痫的防治:出血后患者局部脑组织有不同程度的缺血和缺氧,可诱发癫痫,可表现为肢体和口角不自主的抽搐小发作;也可表现为伴有意识丧失的大发作。因此,可酌情应用抗癫痫药物,防止发生癫痫。一旦术后出现癫痫,应立即给予鲁米那、安定或水合氯醛等有效控制发作,以免癫痫频繁发作加重脑细胞缺氧和脑水肿。

(5)急性肺水肿:脑出血后急性肺水肿较少见,临床表现为呼吸困难、两肺布满湿啰音和大量泡沫痰。由于肺水肿时气体交换受到限制,患者有低氧血症的表现。脑出血后并发的急性肺水肿多为神经源性肺水肿,其发生机制尚不完全清楚,与特殊脑区受到原发性或继发性损伤有关。应用大剂量甲基强的松龙处理是比较可靠的方法。

(二)康复治疗

高血压性脑出血的致残率很高,在严重或要害部位的出血,神经功能障碍恢复非常困难,有时则根本不可能恢复。脑出血最常见的神经功能障碍是对侧运动和感觉功能障碍,优势侧半球出血可导致不同类型的语言功能障碍。另外,由于患者长期严重残疾,往往存在着心理、情感和精神创伤。长期昏迷卧床的患者,如果护理不当可造成肌肉的废用性萎缩和关节挛缩。

神经生理学研究发现,中枢神经系统损伤后,神经系统会产生一系列的修复过程,其中最重要的是,代偿。最容易出现的代偿是低位中枢的活动增强,由于高级中枢对低位中枢的抑制减弱或丧失,其结果表现为异常的姿势反射和肌张力亢进。此外,由于神经细胞轴突的再生、树突的发芽以及突触阈值的改变,在中枢神经系统内重新组织一个功能细胞集团的网络系统,这就是神经系统的"可塑性"原理。神经肌肉本体感觉易化技术就是在这种理论指导下建立起来的一种康复方法,它通过刺激身体的本体感受器来促进神经肌肉功能。大量研究证明,在病后3个月内,受损的神经功能恢复最快,这种快速恢复可能持续到出血后6个月。6个月后神经功能缺失继续恢复的可能性已较小,超过1年后恢复的希望更为渺茫。因此,脑血管病的康复治疗应从早期开始,重点放在神经功能恢复的黄金时期,即发病后的3个月内,同时也不放弃6个月后的缓慢恢复阶段。临床上确有少数患者在发病6个月后仍然取得可喜的康复效果。

1. 急性期

在脑出血的急性期，应做好康复治疗。轻型出血的患者，在出血稳定后，应鼓励患者在床上进行主动的轻微活动；偏瘫患者应每天进行瘫痪肢体的按摩和被动活动，并鼓励患者主动活动健侧肢体；一旦瘫痪肢体功能有恢复，应积极进行主动锻炼；不能恢复者，应锻炼健侧肢体，发挥代偿作用。

2. 恢复期

高血压性脑出血在血肿完全吸收后，绝大多数患者均留有不同程度的后遗症，除应注意控制血压及避免再次诱发高血压性脑出血的因素外，还应积极进行康复训练，使患者在适当的条件下恢复自主的生活和工作。

(1) 药物治疗：目的是控制血压，减少再次出血机会，同时治疗糖尿病等可加重脑血管病变的疾病，可长期服用改善脑部微循环药物和神经营养药物。

(2) 高压氧治疗：高压氧能够增加脑组织和脑脊液中的氧分压，有利于脑缺血症状的改善，同时，由于氧分压提高，脑血管收缩，脑血流量减少，所以又有降低颅内压、消除脑水肿的作用。对于高血压性脑出血患者，没有明显呼吸道感染和活动性出血，血压控制在 160/100mmHg 以下，即可进行高压氧治疗。

(3) 功能锻炼：病情稳定后尽早开始，早期在护理人员的帮助下进行，并逐渐开始主动活动。坚持不懈的功能锻炼，不但可以改善代谢机能，促进血液循环，增进食欲，防止压疮、肺炎和泌尿系统感染等并发症，且能加速功能的代偿和重建。功能锻炼应由易到难，循序渐进，尽早开始，有计划、有步骤、坚持不懈地进行。成功的康复取决于患者的肌肉力量、平衡能力和自主活动功能。对功能完好的那些肌肉要加强锻炼，使其代偿瘫痪肢体或肌肉功能。

(4) 语言训练：优势半球侧出血后，常出现不同程度的失语症状。一般来说，运动性失语比感觉性失语的恢复相对容易，语言训练从令患者发"啊"音开始，到练习患者熟悉的简单数字或单词的发音，逐步进行训练。

(5) 物理疗法、体育疗法及按摩：应及早进行，配合功能锻炼，以预防肢体挛缩。

(6) 职业训练：安排及训练掌握新的职业技能，使之认识到自己是有用的人。

(7) 社会心理康复：患者残疾后，精神及心理都受到打击，对失去工作能力和独立生活能力有恐惧心理。对前途、家庭可能会丧失信心及产生悲观情绪。这时，社会及家庭应共同努力，进行安慰和鼓励，使患者正确对待伤残，正确对待未来的生活和工作，对前途充满信心，激发其主观能动性，以坚强的毅力配合各方面的康复工作，争取全面康复的良好效果。

参考文献

[1] 曾和松,汪道文.心血管内科疾病诊疗指南[M].北京:科学出版社,2019.

[2] 王晨,王捷.内科疾病学[M].北京:高等教育出版社,2019.

[3] 赵冰.循环系统疾病[M].北京:中国医药科技出版社,2019.

[4] 陈江华.肾内科疾病临床诊疗[M].北京:人民卫生出版社,2018.

[5] 郏时民.呼吸系统疾病合理用药[M].上海:华东理工大学出版社,2017.

[6] 陈亚红,杨汀.慢性阻塞性肺疾病[M].北京:人民卫生出版社,2017.

[7] 王刚,宋涛.呼吸系统疾病防与治[M].北京:中国中医药出版社,2017.

[8] 陈卫文.内科学[M].北京:高等教育出版社,2017.

[9] 杨长青,许树长.消化内科常见病用药[M].2版.北京:人民卫生出版社,2016.

[10] 王伟岸.胃肠病学手册[M].北京:人民卫生出版社,2016.

[11] 曾和松,汪道文.心血管内科疾病诊疗指南[M].3版.北京:科学出版社,2016.

[12] 马爱群,王建安.心血管系统疾病[M].北京:人民卫生出版社,2015.

[13] 张雅慧.心血管系统疾病[M].北京:人民卫生出版社,2015.

[14] 徐欣昌,田晓云.消化系统疾病[M].北京:人民卫生出版社,2015.

[15] 樊新生.实用内科学[M].北京:科学出版社,2015.

[16] 苏惠萍.呼吸疾病安全用药手册[M].北京:科学出版社,2015.

[17] 何权瀛.基层常见呼吸疾病诊疗常规[M].北京:人民军医出版社,2015.

[18] 林寿宁,朱永苹,林树元.消化内科新医师手册[M].2版.北京:化学工业出版社,2015.

[19] 姜泊.胃肠病学[M].北京:人民卫生出版社,2015.

[20] 孟靓靓,韩丽萍.呼吸系统疾病防治手册[M].北京:金盾出版社,2014.

[21] 李云霞,王静.呼吸系统疾病[M].北京:人民卫生出版社,2014.

[22] 钱家鸣.消化内科[M].2版.北京:人民卫生出版社,2014.

[23] 陈晓锋,梁健,唐友明.神经内科医师手册[M].北京:化学工业出版社,2014.